新编

奇方妙治

药王孙思邈

李春深◎主编

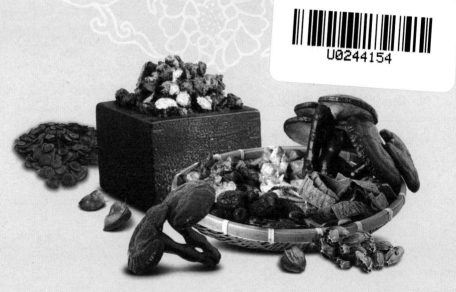

天津出版传媒集团

天津科学技术出版社

U0244154

图书在版编目（CIP）数据

新编药王孙思邈奇方妙治 / 李春深主编 . -- 天津：
天津科学技术出版社 , 2024.8

ISBN 978-7-5742-1777-5

Ⅰ.①新… Ⅱ.①李… Ⅲ.①孙思邈（581—682）—
验方 Ⅳ.①R289.5

中国国家版本馆 CIP 数据核字 (2024) 第 023611 号

新编药王孙思邈奇方妙治
XINBIAN YAOWANG SUNSIMIAO QIFANGMIAOZHI
责任编辑：张建锋

出　　版：天津出版传媒集团

天津科学技术出版社

地　　址：天津市西康路 35 号
邮　　编：300051
电　　话：（022）23332400
网　　址：www.tjkjcbs.com.cn
发　　行：新华书店经销
印　　刷：天津泰宇印务有限公司

开本 710×1000　1/16　印张 20　字数 400 000
2024 年 8 月第 1 版第 1 次印刷
定价：78.00 元

　　孙思邈，唐代医学家。幼年体弱多病，汤药之资罄尽家产。由于幼年多病，他18岁立志学医，20岁即为乡邻治病。他认真研读古代医书，对民间验方十分重视，一生致力于临床医学研究，对内、外、妇、儿、五官、针灸等各科都很精通，有24项医学成果，开创了我国医药学史上的先河。特别是倡导妇科、儿科、针灸穴位等一些治法，多是先人未有。

　　孙思邈是我国医德思想的创始人，被西方称为"医学论之父"。他医德高尚，认为医者须以解除病人痛苦为唯一职责，其他则"无欲无求"。对病人应一视同仁——"皆如至尊""华夷愚智，普同一等"。对此，他身体力行。面对病人，他一心赴救，不慕名利。

　　孙思邈自幼聪明过人，日诵千言，西魏大将独孤信赞其为"圣童"。他通晓诸子百家，博涉经史学术，兼通佛典。晚年隐居于京兆华原五台山（今陕西省铜川市耀州区药王山）专心立著，未尝释卷。一生勤于著书，共著书八十多种。

　　本书收集了孙思邈治病奇方近千余种，以供读者参阅。另外，本书所列奇方力求还原孙思邈奇方之原貌，这就造成奇方之名重复出现的情况。其药物组成不同，功效也就不同。读者在查阅时须依据具体健康状况，辨证看待。又，中医讲究"辨证施治"，因个体差异不同，奇方未必适合所有人，建议配合医院的诊断并遵医嘱使用。重大疾病请及时就医。

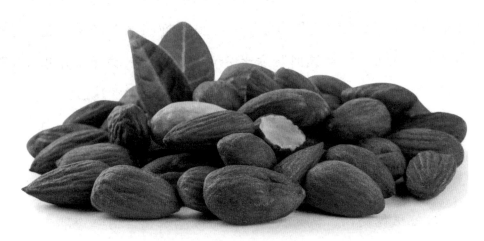

C目录 ontents

目录

新编
药王孙思邈
奇方妙治

目录

新编
药王孙思邈
奇方妙治

目录

第二章 儿科方

目录

目录

目录

目录

第六章 胆腑方

目录

第八章 小肠腑方

目录

第九章 脾脏方

新编
药王孙思邈
奇方妙治

目录

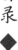

新编

药王孙思邈

奇方妙治

第十四章 膀胱腑方

第十五章　消渴淋闭方

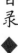

第十六章　消痈肿毒方

第十七章 痔漏方

目录

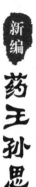

新编
药王孙思邈
奇方妙治

第十八章 解毒杂治方

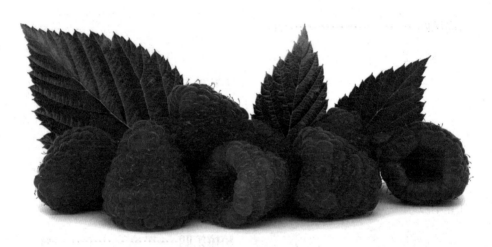

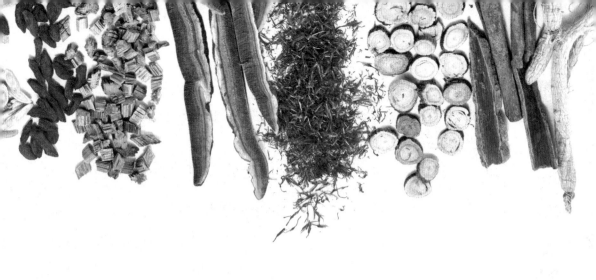

第一章 妇科方

求子第一

七子散

【处方】 五味子、钟乳粉、牡荆子、菟丝子、车前子、菥蓂子、石斛、干地黄、薯蓣、杜仲、鹿茸、远志各17克，附子、蛇床子、川芎各13克，山茱萸、天雄、人参、茯苓、黄芪、牛膝各6克，桂心、苁蓉各21克，巴戟天25克。

【用法用量】 上二十四味，研为细末。治下筛，酒服方寸匕，日二，不知，增至二匕，以知为度，禁如药法。

【功能主治】 治男子风虚目暗，精气衰少无子，补不足方。

朴硝荡胞汤

【处方】 朴硝、牡丹、当归、大黄、桃仁生用各6克，细辛、厚朴、桔梗、赤芍药、人参、茯苓、桂心、甘草、牛膝、橘皮各2克，虻虫、水蛭各10枚，附子13克。

【用法用量】 上十八味㕮咀，以酒5升，水5升合煮，取三升。分四服，日三夜一服，每服相去三时，更服如常，覆被取少汗，汗不出，冬日著火笼。必下积血，及冷赤脓如赤小豆汁，本为妇人子宫内有此恶物令然，或天阴脐下痛，或月水不调，为有冷血不受胎。若斟酌下尽，气力弱大困，不堪更服，亦可二三服即止；如大闷不堪，可食酢饭冷浆，一口即止，然恐去恶物不尽，不大得药力，若能忍服尽大好，一日后仍着导药。（《千金翼》更有桔梗、甘草各100克。）

【功能主治】　主妇人断绪二三十年，及生来无子并数数失子，服此皆有子长命无病方。

紫石门冬丸

【处方】　紫石英、天门冬各150克，当归、芎䓖、紫葳、卷柏、桂心、乌头、干地黄、牡蒙《千金翼》作牡荆，《外台》作牡蒙、禹余粮、石斛、辛夷各100克，人参、桑寄生、续断、细辛、厚朴、干姜、食茱萸、牡丹、牛膝各42克，柏子仁50克，薯蓣、乌贼骨、甘草各75克。

【用法用量】　上二十六味为末，蜜和丸如梧子大，酒服10丸，日三，渐增至30丸，以腹中热为度。不禁房室，夫行不在，不可服。禁

如药法。比来服者，不至尽剂即有娠。

【功能主治】　治全不产及断绪方。

白薇丸

【处方】　白薇、细辛、防风、人参、秦椒、白蔹一作白芷、桂心、牛膝、秦艽、芜荑、沙参、芍药、五味子、白僵蚕、牡丹、蛴螬各50克，干漆、柏子仁、干姜、卷柏、附子、芎䓖各42克，桃仁、紫石英各75克，钟乳、干地黄、白石英各100克，鼠妇25克，水蛭、虻虫各15枚，吴茱萸38克，麻布叩幞头一尺烧。

【用法用量】　上三十二味为末，蜜和丸如梧子大，酒服15丸，日再，稍加至30丸，当有所去。小觉有异即停服。

【功能主治】　主令妇人有子方。

金城太守白薇丸

【处方】　白薇、细辛各63克，人参、杜蘅、牡蒙、厚朴、半夏、白僵蚕、当归、紫菀各38克，牛膝、沙参、干姜、秦艽各25克，蜀椒、附子、防风各75克。

【用法用量】　上十七味为末，蜜和丸如梧子大，先食服3丸，不知可

增至4～5丸。此药不可常服，觉有娠即止，用之大验。（崔氏有桔梗、丹参各38克。）

【功能主治】 治月水不利，闭塞绝产十八年，服此药二十八日有子方。

庆云散

【处方】 覆盆子、五味子各1升，天雄50克，石斛、白术各150克，桑寄生200克，天门冬450克，紫石英100克，菟丝子1升。

【用法用量】 上九味治下筛，先食，酒服方寸匕，日三。素不耐冷者，去寄生，加细辛200克。阳气不少而无子者，去石斛加槟榔15枚，良。

【功能主治】 治丈夫阳气不足，不能施化，施化无成方。

承泽丸

【处方】 梅核仁、辛夷各1升，葛上亭长7枚，溲疏100克，藁本50克，泽兰子0.5升。

【用法用量】 上六味为末，蜜丸如大豆，先食服2丸，日三。不知稍增之。若腹中无坚癖积聚者，去亭长，加通草50克。恶甘者，和药先以苦酒搜散，乃纳少蜜和为丸。

【功能主治】 治妇人下焦三十六疾，不孕绝产方。

大黄丸

【处方】 大黄破如米豆，熬令黑、柴胡、朴硝熬、干姜各1升，芎藭250克，蜀椒100克，茯苓如鸡子大1枚。

【用法用量】 上七味为末，蜜和丸，如梧桐子大，先食，服7丸，米饮下，加至10丸，以知为度，五日微下。

【功能主治】治带下百病无子。

吉祥丸

【处方】 天麻、柳絮、牡丹、茯苓、干地黄、桂心各50克，五味子、桃花、白术、芎藭各100克，覆盆子1升，桃仁100枚，菟丝子、楮实子各1升。

【用法用量】 上十四味为末，蜜和丸如豆大，每服空心，饮苦酒下5丸，日中一服，晚一服。

【功能主治】治女人积年不孕方。

硝石大黄丸

【处方】 硝石300克朴硝亦得，大黄400克，人参、甘草各100克。

第一章 妇科方

【用法用量】 上四味，末之，以3年苦酒3升，置铜器中，以竹箸柱器中。1升作一刻，凡3升作三刻，以置火上，先纳大黄，常搅不息，使微沸尽一刻，乃纳余药，又尽一刻，有余一刻，极微火使可丸，如鸡子中黄。欲合药，当先斋戒一宿，勿令小儿、女人、奴婢等见之。欲下病者，用2丸。若不能服大丸者，可分作小丸，不可过4丸也。欲令大不欲令细，能不分为善。若人羸者可少食，强者不需食，20日五度服，其和调半日乃下。若妇人服之下者，或如鸡肝，或如米汁，正赤黑，或1升或3升。下后慎风冷，作一杯粥食之，然后作羹，自养如产妇法，六月则有子，禁生鱼、猪肉、辛菜，若寒食散者自如药法，不与此同日一服。

【功能主治】 治十二瘕癖及妇人带下，绝产无子，并服寒食药而腹中有癖者，当先服大丸下之，乃服寒食药耳。大丸不下水谷，但下病耳。不至令人虚极。

🌱 秦椒丸

【处方】 秦椒、天雄各38克，人参、元参、白薇、鼠妇、白芷、黄芪、桔梗、露蜂房、白僵蚕、桃仁、蛴螬、白薇、细辛、芫荑各50克，牡蒙、沙参、防风、甘草、牡丹皮、牛膝、卷柏、五味子、芍药、桂心、大黄、石斛、白术各42克，柏子仁、茯苓、当归、干姜各75克，泽兰、干地黄、芎藭各88克，干漆、紫石英、白石英、附子各100克，钟乳125克，水蛭70枚，虻虫百枚，麻布叩幞头七寸烧。

【用法用量】 上四十四味为末，蜜和丸，如梧子大，酒服10丸，日再，稍加至20丸。若有所去如豆汁鼻涕，此是病出。觉有异即停。

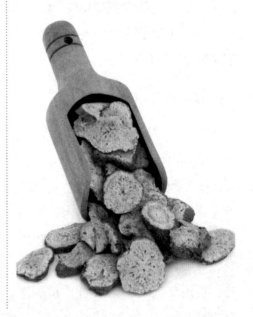

【功能主治】 治妇人绝产，生来未产，荡涤腑脏，使玉门受子精方。

灸 法

妇人绝子，灸然谷五十壮。在内踝前直下一寸。妇人绝嗣不生，胞门闭塞，灸关元三十壮，报之。妇人妊子不成，若堕落，腹痛，漏见赤，灸胞门五十壮，在关元左边二寸是也。右边二寸妇人绝嗣不生，灸气门穴，在关元旁三寸，各百壮。妇人子脏闭塞，不受精，疼，灸胞门五十壮。妇人绝嗣不生，漏赤白，灸泉门十壮，三报之，穴在横骨当阴上际。

妊娠恶阻第二

半夏茯苓汤

【处方】 半夏、生姜各63克，干地黄、茯苓各37克，橘皮、旋覆花、细辛、人参、芍药、芎䓖、桔梗、甘草各25克。

【用法用量】 上十二味咬咀，以水10升，煮取3升，分三服，若病阻积月日不得治，及服药冷热失候，病变客热烦渴，口生疮者，去橘皮、细辛，加前胡、知母各25克。若

变冷下痢者，去干地黄，入桂心25克。若食少，胃中虚，生热，大便闭塞，小便赤少者，宜加大黄37.5克，去地黄，加黄芩12.5克。余依方服一剂得下后，消息，看气力、冷热增损方调定，更服一剂汤，便急服茯苓丸，能食便强健也。忌生冷、醋滑、油腻、菘菜、海藻。

【功能主治】 治妊娠阻病，心中愦闷，空烦吐逆，恶闻食气，头眩体重，四肢百节疼烦沉重，多卧少起，恶寒，汗出，疲极黄瘦方。

茯苓丸

【处方】 茯苓、半夏、桂心熬、干姜、橘皮、人参各50克，白术、葛根、甘草、枳实各100克。

【用法用量】 上十味末之，蜜和

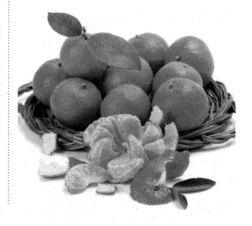

第一章 妇科方

为丸，如梧子，饮服 20 丸，渐加至 30 丸，日三。

【功能主治】治妊娠阻病，患心中烦闷，头眩体重，憎闻饮食气，便呕逆吐闷颠倒，四肢垂弱，不自胜持，服之即效。先服半夏茯苓汤两剂，后服此方。

青竹茹汤

【处方】青竹茹、橘皮各37克，茯苓、生姜各50克，半夏63克。

【用法用量】上五味㕮咀，以水6升煮取2.5升，分三服，不瘥频作。

【功能主治】治妊娠恶阻，呕吐不下食方。

橘皮汤

【处方】橘皮、竹茹、人参、白术各37克，生姜50克，厚朴25克。

【用法用量】上六味㕮咀，以水7升煮取2.5升，分三服，不瘥重作。

【功能主治】治妊娠呕吐不下食方。

养胎第三

乌雌鸡汤方

【处方】乌母鸡1只，治如食法，茯苓、阿胶各100克，吴茱萸1升，麦门冬 0.5升，人参、芍药、白术各

150克，甘草、生姜各 50 克。

【用法用量】上十味㕮咀，以水 12 升煮鸡，取汁 6 升，去鸡下药，煎取 3 升，纳酒 3 升，并胶烊尽，取 3 升，放温，每服 1 升，日三。

补胎汤

【处方】细辛50克，防风100克，干地黄、白术各150克，生姜200克，吴茱萸、大麦各0.5升，乌梅1升。

【用法用量】上八味㕮咀，以水7升，煮取2.5升，分三服，先食服。多寒者，倍细辛、茱萸。热多，渴者，去之，加天花粉100克。若有所思去大麦，加柏子仁0.3升。

【功能主治】若曾伤一月胎者，当预服此方。

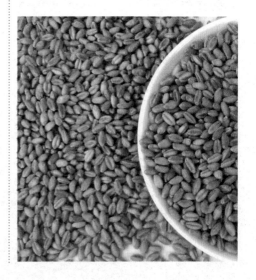

杏仁汤

【处方】 杏仁、甘草各100克，紫菀50克，钟乳、干姜各100克，麦冬、吴茱萸各1升，粳米、五味子各0.5升。

【用法用量】 上九味哎咀，以水8升，煮取3.5升，分四服，日三夜一，中间进食，七日服一剂。

【功能主治】 若曾伤七月胎者，当预服此方。

芍药汤

【处方】 芍药、生姜各200克，厚朴100克，甘草、当归、白术、人参各150克，薤白切1升。

【用法用量】 上八味哎咀，以水5升，清酒4升，合煮取3升，分三服，日再夜一。（一方用乌母鸡煮汁以煎药。）

【功能主治】 产后虚热头痛，或腹中拘急痛。

葵子汤

【处方】 葵子2升，甘草、厚朴各100克，白术、柴胡各150克，芍药200克，生姜300克，大枣20枚。

【用法用量】 上八味哎咀，以水9升，煮取3升，分三服，日三。

十日一剂。（一方用乌雌鸡一只，煮水以煎药。）

【功能主治】 若曾伤八月胎者，当预服此方。

猪肾方

【处方】 猪肾1具，茯苓、桑寄生、干姜、干地黄、川芎各150克，白术200克，麦冬1升，附子中者1枚，大豆0.3升。

【用法用量】 上十味哎咀，以水10升，煮肾令熟，去肾纳诸药，煎取3.5升，分四服，日三夜一，十日更一剂。

【功能主治】 若曾伤九月胎者，当预服此方。

丹参膏

【处方】 丹参250克，川芎、当归各150克，蜀椒0.5升有热者以大麻仁0.5升代。

【用法用量】 上四味哎咀，以清酒溲湿停一宿以成，煎猪膏4升，微火煎，膏色赤如血，膏成，新布绞去滓，每日取如枣许，纳酒中服之，不可逆服。至临月乃可服。

【功能主治】 养胎临月服，令滑而易产方。

第一章 妇科方

🌾 千金丸

【处方】甘草、贝母、秦椒、大豆黄卷、干姜、桂心、黄芩、粳米一作糯米、石斛、石膏各13克，当归27克，麻子0.3升。

【用法用量】上十二味为末，蜜和丸如弹子大，每服1丸，日三，用枣汤下。（一方用蒲黄50克。）

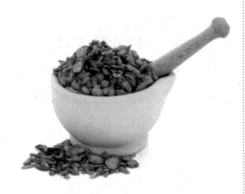

【功能主治】主养胎，及产难颠倒胞不出，服1丸，伤毁不下，产余病汗不出，烦满不止，气逆满，以酒服1丸，良。

🌾 蒸大黄丸

【处方】大黄63克蒸，枳实、川芎、白术、杏仁各37克，芍药、干姜、厚朴各26克，吴茱萸50克。

【用法用量】上九味为末，蜜和丸如梧子大，空腹酒下2丸，日三，

不知稍加之。

【功能主治】治妊娠养胎令易产方。

🌾 滑胎令易产方

【处方】阿胶400克，滑石100克，车前子1升。

【用法用量】上三味治下筛，饮服方寸匕，日再，至生月乃服。药利九窍，不可先服。

妊娠诸病第四

🌾 葱白汤

【处方】葱白切1升，阿胶100克，当归、续断、川芎各150克。

【用法用量】上五味㕮咀，以水10升，先煮银300~350克，取7升，去银纳药，煎取2.5升，下胶令烊，分三服，不瘥重作。

【功能主治】治妊娠胎动不安腹痛方。

🌾 旋覆花汤

【处方】旋覆花50克，半夏、芍药、生姜各100克，枳实、厚朴、白术、黄芩、茯苓各150克。

【用法用量】上九味㕮咀，以水10升煮取2.5升，分五服，日三夜二，

先食服。

【功能主治】 妊娠六七月胎不安常服之方。

 竹沥汤

【处方】 竹沥1升，麦冬、防风、黄芩各150克，茯苓200克。

【用法用量】 上五味㕮咀，以水4升，合竹沥煮取2升，分三服，不瘥再作。

【功能主治】 治妊娠常苦烦闷。

 马通汤

【处方】 马通汁1升，干地黄、阿胶各200克，当归、艾叶各150克。

【用法用量】 上五味㕮咀，以水5升，煮取2.5升，去滓，纳马通汁及胶，令烊，分三服，不瘥重作。

【功能主治】 治妊娠猝惊奔走，或从高堕下，暴出血数升。

 胶艾汤

【处方】 艾叶150克，阿胶、川芎、白芍、甘草、当归各100克，干地黄200克。

【用法用量】 上七味㕮咀，以水5升，好酒3升，合煮取3升，去滓纳

胶，更上火令消尽，分三服，日三，不瘥更作。

【功能主治】 治妊娠二三月，上至七八月，其人顿仆失踞，胎动不下，伤损，腰腹痛欲死，若有所见，及胎奔上抢心，短气方。

 蟹爪汤

【处方】 蟹爪1升，甘草、桂心各二尺，阿胶100克。

【用法用量】 上四味㕮咀，以东流水10升煮取3升，去滓，纳胶烊尽，能为一服佳，不能者食顷再服。若口急不能饮者，格口灌之，药下便活也，与母俱生。若胎已死，独母活也。若不僵仆，平安妊娠无有所见，下血服此汤即止。

【功能主治】 治妊娠僵仆失据，胎动转上抢心，甚者血从口出，逆不得息，或注下血15升，胎不出，子死则寒熨人腹中，急如产状，虚乏少气，困顿欲死，烦闷反复，服

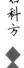

药母即得安，下血亦止，其当产者立生方。

 香豉汤

【处方】香豉1.5升。

【用法用量】用水300毫升，煮三沸，漉去滓，纳鹿角末1克，顿服之。须臾血自下。

【功能主治】治半产，下血不尽，苦来去烦满欲死方。

 鲤鱼汤

【处方】鲤鱼1千克，白术250克，生姜150克，芍药、当归各150克，茯苓200克。

【用法用量】上六味㕮咀，以水12升先煮鱼，熟澄清，取8升，纳药煎，取3升，分五服。

【功能主治】治妊娠腹大，胎间有水气方。

产难第五

 羚羊角散

【处方】羚羊角1枚。

【用法用量】烧作灰，治下筛，以东流水服方寸匕，若不瘥，须臾再服。取闷瘥乃止。

【功能主治】治产后心闷，是血气上冲心所致者方。

子死腹中第六

 真珠汤

【处方】熟真珠50克，榆白皮切

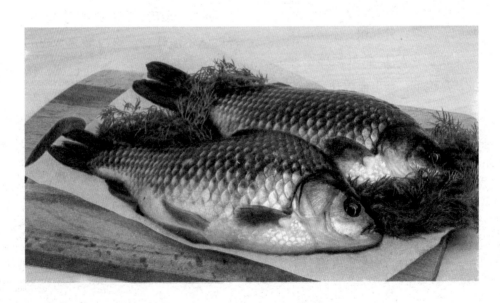

1升。

【用法用量】上二味，以苦酒3升，煮取1升，顿服之立出。

【功能主治】治胎死腹中方。

胞胎不出第七

牛膝汤

【处方】牛膝、瞿麦各50克，当归、通草各75克，滑石100克一作桂心100克，葵子0.5升。

【用法用量】上六味㕮咀，以水9升，煮取3升，分三服。

【功能主治】治产儿胞衣不出、令胞烂方。

下乳第八

钟乳汤

【处方】石钟乳、硝石一用滑石、白石脂各13克，通草26克，桔梗25克切。

【用法用量】上五味㕮咀，以水5升煮三沸，三上三下，去滓，纳硝石，令烊，分服。

【功能主治】治妇人乳无汁方。

漏芦汤

【处方】漏芦、通草各100克，

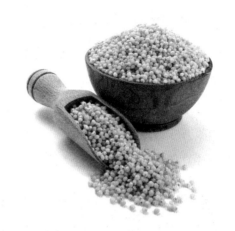

石钟乳50克，黍米1升。

【用法用量】上四味㕮咀，米宿渍揩挞，取汁3升，煮药三沸，去滓。作饮饮之，日三。

【功能主治】治妇人乳无汁方。

漏芦散

【处方】漏芦25克，石钟乳、栝楼根各50克，蛴螬0.3升。

【用法用量】上四味治下筛，先食糖水，服方寸匕，日三。

【功能主治】治妇人乳无汁方。

单行石膏汤

【处方】石膏200克。

【用法用量】研细，以水2升，煮三沸，稍稍服，一日令尽。

【功能主治】治妇人乳无汁方。

🌱 麦门冬散

【处方】麦门冬、石钟乳、通草、理石各等分。

【用法用量】上四味治下筛,先食,酒服方寸匕,日三。

【功能主治】治妇人乳无汁方。

🌱 单行鬼箭汤

【处方】鬼箭250克。

【用法用量】以水6升,煮取4升,每服0.8升,日三。亦可烧作灰,水服方寸匕,日三。

【功能主治】治妇人乳无汁方。

🌱 甘草散

【处方】甘草50克,通草63克,石钟乳63克,云母125克,屋上散草二把烧成灰。

【用法用量】上五味治下筛,食后温漏芦汤服方寸匕,日三,乳下止。

【功能主治】治妇人乳无汁方。

🌱 鲫鱼汤

【处方】鲫鱼一尾长七寸,猪肪250克切,漏芦、石钟乳各400克。

【用法用量】上四味,切猪肪,鱼不须洗治,以清酒12升合煮,鱼熟药成,绞去滓,适寒温,分五服。

【功能主治】治妇人乳无汁方。

虚损第九

🌱 四顺理中丸

【处方】甘草、人参、白术、干姜各50克。

【用法用量】上四味为末,蜜和丸如梧子大,服10丸,稍增至20丸,新生脏虚,所以养脏气也。

【功能主治】产讫可服此方。

🌱 桃仁煎

【处方】桃仁1 200枚。

【用法用量】捣令细熟,以上好酒15升,研滤三四遍,如作麦粥法,以极细为佳,纳长颈瓷瓶中,密塞以面封之,纳汤中煮一伏时不停火,亦勿令火猛,使瓶口常出在汤上,无令沉没,熟讫出,温酒服0.1升,日再服。虽丈夫亦可服也。

【功能主治】治妇人产后百疾,诸气补益悦泽方。

🌱 石斛地黄煎

【处方】石斛、甘草、紫菀各200克,桃仁0.5升,桂心100克,大黄400克,麦门冬2升,茯苓

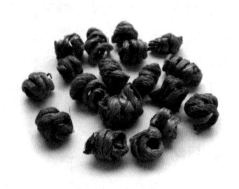

500 克，生地黄汁、醇酒各 8 升。

【用法用量】 上十味为末，于铜器中炭火上熬，纳鹿角胶 500 克，耗得 10 升，次纳饴 1.5 千克，白蜜 3 升和调，更于铜器中釜上煎，微耗，以生竹搅，无令着，耗令相得，药成先食酒服，如弹子 1 丸，日三，不知稍加至 2 丸。（一方用人参 150 克。）

【功能主治】 治妇人虚羸短气、胸逆满闷，风气方。

🌿 地黄羊脂煎

【处方】 生地黄汁 10 升，生姜汁、白蜜各 5 升，羊脂 1 千克。

【用法用量】 上四味，先煎地黄，令得 5 升，次纳羊脂合煎，减半，纳姜汁复煎，令减，合蜜着铜器中。

【功能主治】 治妇人产后欲令肥白，饮食平调方。

🌿 地黄酒

【处方】 地黄汁 1 升，好曲 10 升，好米 2 升。

【用法用量】 上三味，先以地黄汁渍曲令发，准家法酝之，至熟，封七日，取清服之，常使酒气相接，勿令断绝，慎蒜、生冷，酢滑猪鸡鱼，一切妇人皆须忌之。但夏三月热不可合，春秋冬并得合服地黄，并淬纳米中炊合用之。100 升、1 000 升一准，此 1 升为率。先服羊肉当归汤，三剂，乃服之，佳。

【功能主治】 治产后百病。未产前一月，当预酿之。产讫，褥中服之方。

🌿 羊肉汤

【处方】 肥羊肉去脂 1.5 千克，当归 50 克姚氏用葱白，桂心 100 克，甘草 100 克，芎藭 150 克《子母秘录》作豉 1 升，芍药《子母秘录》作葱白、生姜各 200 克，干地黄 250 克。

【用法用量】 上八味哎咀，以水 15 升先煮肉，取 7 升，去肉，纳余药，煮取 3 升，去滓，分三服，不瘥重作。（《翼方》有葱白 500 克。《子母秘录》有胸中微热加黄芩、麦门冬各 50 克，头痛加石膏 50 克，中风加防风 50 克，

第一章 妇科方

大便不利加大黄 50 克,小便难加葵子 50 克,上气咳逆加五味子 50 克。)

【功能主治】治产后虚赢,喘乏,自汗出,腹中绞痛方。

🌿 猪肾汤

【处方】猪肾去脂, 剖 1 具,香豉绵裹、白粳米、葱白各 10 升。

【用法用量】上四味,以水 30 升,煮取 5 升,去滓,任情服之,不瘥更作。

【功能主治】治产后虚赢,喘乏,乍寒乍热,如疟状,名褥劳方。

🌿 羊肉黄芪汤

【处方】羊肉 1.5 千克,生地黄 150 克,大枣 30 枚,茯苓、甘草、当归、桂心、麦门冬、干地黄各 50 克。

【用法用量】上九味咬咀,以水 20 升煮羊肉,取 10 升,去肉,纳诸药,煎取 3 升,去滓,分三服,日三。

【功能主治】治产后虚乏,补益方。

🌿 鹿肉汤

【处方】鹿肉 2 千克,干地黄、甘草、芎劳各 150 克,黄芪、芍药、麦门冬、茯苓各 100 克,人参、当归、生姜各 100 克,半夏 1 升,大枣 20 枚。

【用法用量】上十三味咬咀,以水 25 升,煮肉,取 13 升,去肉,纳药,煎取 5 升,去滓,分四服,日三夜一。

【功能主治】治产后虚赢劳损补乏方。

🌿 獐骨汤

【处方】獐骨 1 具,远志、黄芪、芍药、干姜、防风、茯苓、厚朴各 150 克,当归、橘皮、甘草、独活、芎劳各 100 克,桂心、生姜各 200 克。

【用法用量】上十五味咬咀,以水 30 升煮獐骨,取 20 升,去骨,纳药煎取 5 升,去滓分五服。

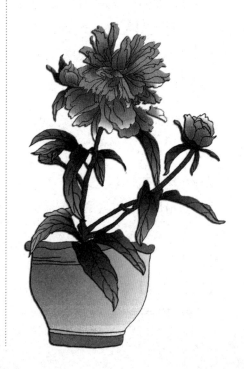

【功能主治】治产后虚乏，五劳七伤，虚损不足，脏腑冷热不调方。

当归芍药汤

【处方】当归75克，芍药、人参、桂心、生姜、干地黄、甘草各50克，大枣20枚。

【用法用量】上八味咬咀，以水7升，煮取3升，去滓，分三服，日三。

【功能主治】治产后虚损，逆害饮食。

杏仁汤

【处方】杏仁、橘皮、白前、人参各150克，苏叶、半夏各1升，桂心200克，生姜500克，麦门冬50克。

【用法用量】上九味咬咀，以水12升煮取3.5升，去滓，分五服。

【功治主治】产后气虚。

乳蜜汤

【处方】牛乳7升无，则用羊乳，白蜜1.5升，当归、人参、独活各150克，大枣20枚、甘草、桂心各100克。

【用法用量】上八味咬咀，诸药以乳蜜中煮取3升，去滓，分四服。

【功能主治】治产后七伤，虚损，少气不足，并主肾劳寒冷补气。

五石汤

【处方】紫石英、钟乳、白石英、赤石脂、石膏、茯苓、白术、桂心、芎䓖、甘草各100克，薤白300克，人参、当归各150克，生姜400克，大枣20枚。

【用法用量】上十五味，500升并为末，诸药各咬咀，以水12升，煮取3.6升，去滓，分六服。若中风，加葛根、独活各100克，下痢加龙骨50克。

【功能主治】治产后虚冷七伤，时寒热，体痛乏力，补肾。

三石汤

【处方】紫石英、生姜、当归、人参、甘草各100克，白石英、钟乳各125克，茯苓、干地黄、桂心各150克，半夏250克，大枣15枚。

【用法用量】上十二味，三石为末，咬咀诸药，以水12升煮取3升，去滓，分四服。若中风，加葛根200克。

【功能主治】治产后虚冷七伤，时寒热，体痛乏力，补肾。

第一章 妇科方

🌿 内补黄芪汤

【处方】 黄芪、当归、芍药、干地黄、半夏各150克，茯苓、人参、桂心、远志、麦门冬、甘草、五味子、白术、泽泻各100克，干姜200克，大枣30枚。

【用法用量】 上十六味哎，以水15升，煮取3升，去滓，一服0.5升，日三夜一服。

【功能主治】 治妇人七伤，身体疼痛，小腹急满，面目黄黑，不能饮食并诸虚乏不足，少气，心悸不安。

🌿 吴茱萸汤

【处方】 吴茱萸150克。

【用法用量】以清酒3升渍一宿，煮如蚁鼻沸，大约减得2升许，半分之顿服1升，日再，间日再作服。

【功能主治】治产后虚羸，盗汗，涩恶寒。

🌿 猪膏煎

【处方】 猪膏、生姜汁、白蜜各1升，清酒0.5升。

【用法用量】上四味，煎令调和，

五上五下，膏成随意以酒服方寸匕，当炭火上熬。

【功能主治】 治产后体虚，寒热自汗出。

🌿 鲤鱼汤

【处方】鲤鱼1千克，豉、葱白切各1升，干姜、桂心各100克。

【用法用量】 上五味哎咀四物，以水10升煮鱼，取6升，去鱼，纳诸药，微火煮取2升，去滓，分二服。取微汗即愈，勿用生鱼。

【功能主治】 治妇人体虚，流汗不止，或时盗汗。

🌿 桂枝加附子汤

【处方】 桂枝、芍药、生姜各150克，甘草75克，附子2枚，大枣12枚。

【用法用量】 上六味哎咀，以水7升，煎取3升，分三服。

【功能主治】 治产后风虚，汗出不止，小便难，四肢微急，难以屈伸者。

 虚烦第十

🌿 薤白汤

【处方】薤白、半夏、甘草、人参、

知母各 100 克，石膏 200 克，栝楼根 150 克，麦门冬 0.5 升。

【用法用量】 上八味哎咀，以水 13 升，煮取 4 升，去滓，分五服，日三夜二，热甚即加石膏、知母各 50 克。

【功能主治】 治产后胸中烦热，逆气方。

人参当归汤

【处方】 人参、当归、麦门冬、干地黄、桂心各 50 克，大枣 20 枚，粳米 1 升，芍药 200 克，淡竹叶 3 升。

【用法用量】 上九味哎咀，以水 12 升，先煮竹叶及米，取 8 升，去滓，纳药煮取 3 升，去滓，分三服。若烦闷不安者，当取豉 1 升，以水 3 升煮取 1 升，尽服之，甚良。

【功能主治】 治产后烦闷不安。

甘竹茹汤

【处方】甘竹茹 1 升，人参、茯苓、甘草各 50 克，黄芩 150 克。

【用法用量】 上五味哎咀，以水 6 升，煮取 2 升，去滓，分三服，日三。

【功能主治】 治产后内虚、烦热短气。

知母汤

【处方】 知母 150 克，芍药、黄芩各 100 克，桂心、甘草各 50 克。

【用法用量】 上五味哎咀，以水 5 升，煮取 2.5 升，分三服。（一方不用桂心加生地。）

【功能主治】 治产后乍寒乍热，通身温壮，胸心烦闷。

竹叶汤

【处方】生淡竹叶、麦门冬各 1 升，甘草 100 克，生姜、茯苓各 150 克，大枣 14 枚，小麦 0.5 升。

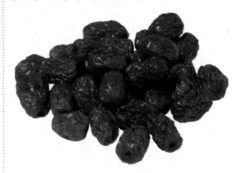

【用法用量】 上七味哎咀，以水 10 升，先煮竹叶、小麦，取 8 升，纳诸药，煮取 3 升，去滓，分三服。若心中虚悸者，加人参 100 克；其人食少无谷气者，加粳米 0.5 升；气逆者，加半夏 100 克。

【功能主治】 治产后心中烦闷不解。

第一章 妇科方

🌱 淡竹茹汤

【处方】生淡竹茹1升，麦门冬、小麦各0.5升，甘草50克，生姜150克《产宝》用干葛，大枣14枚《产宝》用石膏150克。

【用法用量】上六味咬咀，以水10升煮竹茹、小麦，取8升，去滓，纳诸药，煮取1升，去滓，分二服，羸人分作三服。若有人参入50克；若无人参，纳茯苓75克亦佳。人参、茯苓皆治心烦闷及心虚惊悸，安定精神，有则为良，无自根据方服一剂，不瘥更作。若气逆者加半夏100克。

【功能主治】治产后虚烦，头痛、短气欲绝，心中闷乱不解。

🌱 赤小豆散

【处方】赤小豆三七枚。

【用法用量】烧作末，以冷水和，顿服之良。

【功能主治】治产后虚烦，不能食，虚满。

🌱 蜀漆汤

【处方】蜀漆叶、桂心、甘草、黄芩各50克，黄芪250克，知母、

芍药各100克，生地黄500克。

【用法用量】上八味咬咀，以水10升，煮取3升，分三服。治寒热不伤人。

【功能主治】治产后虚热往来，心胸烦满，骨节疼痛及头痛壮热，晡时辄甚，又如微疟。

🌱 芍药汤

【处方】白芍药、干地黄、牡蛎各250克，桂心150克。

【用法用量】上四味咬咀，以水10升，煮取2.5升，去滓，分三服，日三。此汤不伤损人，无毒，亦治腹中拘急痛。若通身发热，加黄芩100克。

【功能主治】治产后虚热头痛。

中风第十一

🌱 大豆紫汤

【处方】大豆5升，清酒10升。

【用法用量】上二味，以铁铛猛火熬豆，令极热，焦烟出，以酒沃之，去滓，服1升，日夜数服，服尽，更合小汗则愈。一以去风，二则消血结。如妊娠伤折，胎死在腹中三日，服此酒即瘥。

【功能主治】 治产后百病及中风痱痉，或背强口噤，或但烦热苦渴，或头身皆重，或身痒，剧者呕逆直视，此皆因虚风冷湿及劳伤所为。

独活紫汤

【处方】 独活 500 克，大豆 5 升，酒 13 升。

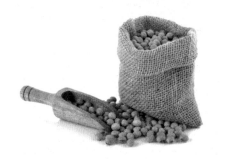

【用法用量】 上三味，先以酒渍独活，再宿。若急，须微火煮之，令减 3 升，去滓。别熬大豆极焦，使烟出，以独活酒沃之，去豆服 1 升，日三夜二。

【功能主治】 治产后百日中风痉口噤不开，并治血气痛，劳伤，补肾。

小独活汤

【处方】 独活 400 克，葛根、生姜各 300 克，甘草 100 克。

【用法用量】 上四味咬咀，以水

9 升，煮取 3 升，去滓，分四服，微汗佳。

【功能主治】 治产后百日中风痉口噤不开，并治血气痛，劳伤，补肾。

甘草汤

【处方】 甘草、干地黄、麦门冬、麻黄各 100 克，栝楼根、芍药、黄芩各 150 克，杏仁 50 枚，葛根 250 克。

【用法用量】 上九味咬咀，以水 15 升，酒 5 升合煮葛根，取 8 升，去滓，纳诸药，煮取 3 升，去滓，分再服，一剂不瘥，更合良。（《千金翼》崔氏有前胡 150 克。）

【功能主治】 治在褥中风，背强不得转动。

独活汤

【处方】 独活、生姜各 250 克，防风、秦艽、桂心、白术、甘草、当归、附子各 100 克，葛根 150 克，防己 50 克。

【用法用量】 上十一味咬咀，以水 12 升，煮取 3 升，去滓，分三服。

【功能主治】 治产后中风，口噤不能言。

第一章 妇科方

🌱 鸡粪酒

【处方】鸡粪1升熬令黄，乌豆1升熬令声绝，勿焦。

【用法用量】上二味，以清酒3.5升，先淋鸡粪，次淋豆取汁，一服1升，温服取汗，病重者凡四五日服之，无不愈。

【功能主治】治产后中风及百病，并男子中一切风。

🌱 竹叶汤

【处方】淡竹叶一握，葛根150克，防风100克，桔梗、甘草、人参、桂心各50克，大附子1枚，生姜250克，大枣15枚。

【用法用量】上十味咬咀，以水

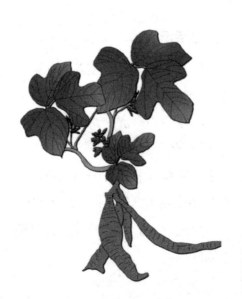

10升，煮取2.5升，去滓，分三服，日三，温覆，使汗出。若颈项强者，用大附子；若呕者加半夏200克。

【功能主治】治产后中风，发热面正赤，喘气头痛。

🌱 防风汤

【处方】防风、独活、葛根各250克，当归、芍药、人参、甘草、干姜各100克。

【用法用量】上八味咬咀，以水9升，煮取3升，去滓，分三服，日三。

【功能主治】治产后中风，背急短气（《千金翼》作里急短气）。

🌱 鹿肉汤

【处方】鹿肉1.5千克，芍药、独活、秦艽、黄芩、黄芪各150克，半夏1升，干地黄100克，桂心、芎䓖各50克，生姜300克，甘草、阿胶各50克，茯苓《千金翼》作茯神、人参各200克。

【用法用量】上十五味咬咀，以水20升，煮肉得12升，去肉，纳药，煎取3升，去滓，纳胶令烊，分四服，日三夜一。

【功能主治】治产后风虚，头痛壮热，言语邪僻。

独活汤

【处方】独活 500 克,桂心 150 克,秦艽 250 克。

【用法用量】上三味㕮咀,以酒 15 升,渍三日,饮 0.5 升,稍加至 1 升,不能多饮,随性服。

【功能主治】治产后中风。

大豆汤

【处方】大豆 5 升炒令微焦,葛根、独活各 400 克,防己 300 克。

【用法用量】上四味㕮咀,以酒 12 升,煮豆取 8 升,去滓,纳药,煮取 4 升,去滓,分六服,日四夜二。

【功能主治】治产后卒中风,发病倒闷不知人,及妊娠挟风,兼治在褥诸疾。

五石汤

【处方】紫石英 150 克,钟乳、赤石脂、石膏、白石英、牡蛎、人参、黄芩、白术、甘草、栝楼根、芎䓖、桂心、防己、当归、干姜各 100 克,独活 150 克,葛根 200 克。

【用法用量】上十八味末五石,㕮咀诸药,以水 14 升煮取 3.5 升,分五服,日三夜二。(一方有滑石、寒

水石各 100 克,枣 20 枚。)

【功能主治】治产后卒中风,发疾口噤,倒闷吐沫,瘛疭眩冒不知人,及湿痹缓弱,身体痉。

四石汤

【处方】紫石英、白石英、石膏、赤石脂各 150 克,独活、生姜各 300 克,葛根 200 克,桂心、芎䓖、甘草、芍药、黄芩各 100 克。

【用法用量】上十二味㕮咀,以水 12 升,煮取 3.5 升,去滓,分五服,日三夜二。

【功能主治】治产后卒中风,发疾口噤,瘛疭闷满不知人,并缓急诸风,毒痹,身体痉强,及挟胎中风。

小柴胡汤

【处方】柴胡 250 克,黄芩、人参、甘草各 150 克,生姜 100 克,大枣 12 枚,半夏 0.5 升。

【用法用量】上七味㕮咀,以水 12 升,煮取 6 升,去滓,服 1 升,日三服。

【功能主治】治妇人在褥得风,盖四肢苦烦热,皆自发露所为,若头不痛但烦热,与三物黄芩汤,头痛与小柴胡汤。

甘草汤

【处方】 甘草、芍药各250克，通草150克《产宝》用当归，羊肉1.5千克。

【用法用量】 上四味㕮咀，以水16升，煮肉，取10升，去肉纳药，煮取6升，去滓，分五服，日三夜二。

【功能主治】 治产后腹中伤绝，寒热恍惚，此病中风内绝，脏气虚所为。

羊肉汤

【处方】 羊肉1千克，成择大蒜去皮，切、香豉各3升。

【用法用量】上三味，以水13升，煮取5升，去滓，纳酥1升，更煮取3升，分温三服。

【功能主治】 治产后中风，久绝不产，月水不利，乍赤乍白，及男子虚劳冷甚。

葛根汤

【处方】 葛根、生姜各300克，独活200克，当归150克，甘草、桂心、茯苓、石膏、人参、白术、川芎、防风各100克。

【用法用量】 上十二味㕮咀，以水12升，煮取3升，去滓，分三服，日三。

【功能主治】 治产后中风，口噤痉痹，气息迫急，眩冒困顿，并产后诸疾。

防风酒

【处方】 防风、独活各500克，女萎、桂心各100克，茵芋50克，石斛250克。

【用法用量】 上六味㕮咀，以酒20升渍三宿，初服0.1升，稍加至三四合，日三。

【功能主治】 治产后中风。

木防己膏

【处方】 木防己250克，茵芋250克。

【用法用量】 上二味㕮咀，以苦酒9升渍一宿，猪膏4升，煎三上三下膏成，炙手摩千遍瘥。

【功能主治】 治产后中风。

浴 汤

【处方】 盐5升熬令赤，鸡毛一把烧作灰。

【用法用量】 上二味，以水100升煮盐作汤，纳鸡毛灰着汤中，适冷暖以浴，大良。又浴妇人阴冷肿痛，凡风肿，面欲裂破者，以紫汤一服，瘥，神效。

【功能主治】治产后中风流肿。

茯神汤

【处方】茯神200克，人参、茯苓各150克，芍药、甘草、当归、桂心各50克，生姜400克，大枣30枚。

【用法用量】上九味咬咀，以水10升，煮取3升，去滓，分三服，日三良。

【功能主治】治产后忽苦，心中忡悸，或志意不定，恍恍惚惚，言语错谬，心虚所致。

远志汤

【处方】远志、麦门冬、人参、甘草、当归、桂心各100克，芍药50克，茯苓250克，生姜300克，

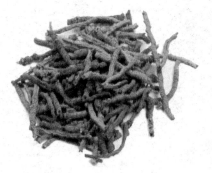

大枣20枚。

【用法用量】上十味咬咀，以水10升煮取3升，去滓，分三服，日三。羸者分四服。产后得此，正是心虚所致。无当归用芎劳，若其人心胸逆气，加半夏150克。

【功能主治】治产后忽苦心中忡悸不定，志意不安，言语错误，惚惚愦愦，情不自觉。

茯苓汤

【处方】茯苓250克，甘草、芍药、桂心、当归各100克，生姜300克，麦门冬1升，大枣30枚。

【用法用量】上八味咬咀，以水10升，煮取3升，去滓，分三服，日三。无当归可用芎劳。若苦心志不安，加人参100克，亦可纳远志100克。若苦烦闷短气，加生竹叶1升，先以水13升，煮竹叶取10升，纳药。若有微风，加独活150克，麻黄、桂心各100克，用水15升。若颈强苦急，背膊强者，加独活、葛根各150克，麻黄、桂心各100克，生姜200克，用水15升。

【功能主治】治产后暴苦心悸不安，言语错谬，恍恍惚惚，心中愦愦。

第一章 妇科方

🌿 安心汤

【处方】 远志、甘草各 100 克，人参、茯神、当归、芍药各 150 克，麦门冬 1 升，大枣 30 枚。

【用法用量】 上八味咬咀，以水 10 升，煮取 3 升，去滓，分三服，日三。若苦虚烦短气者，加淡竹叶 2 升，水 12 升，煮竹叶取 10 升，纳药；若胸中少气者，加甘草为 150 克善。

【功能主治】治产后心忡悸不定，恍恍惚惚，不自知觉，言语错误，虚烦短气，志意不定。

🌿 甘草丸

【处方】 甘草、远志、菖蒲各 150 克，人参、麦门冬、干姜、茯苓各 100 克，泽泻、桂心各 50 克，大枣 50 枚。

【用法用量】 上十味为末，蜜和丸如大豆，酒服 20 丸，日四五服，夜再服，不知稍加。若无泽泻，以白术代之。若胸中冷，增干姜。

【功能主治】 治产后心虚不足，虚悸，心神不安，吸吸乏气，或若恍恍惚惚，不自知觉者。

🌿 人参丸

【处方】 人参、甘草、茯苓各 150 克，麦门冬、菖蒲、泽泻、薯蓣、干姜各 100 克，桂心 50 克，大枣 50 枚。

【用法用量】 上十味为末，以蜜枣膏和丸如梧子，未食酒服 20 丸，日三夜一，不知稍增。

【功能主治】 治产后大虚，心悸，志意不安，不自觉恍惚恐畏，夜不得

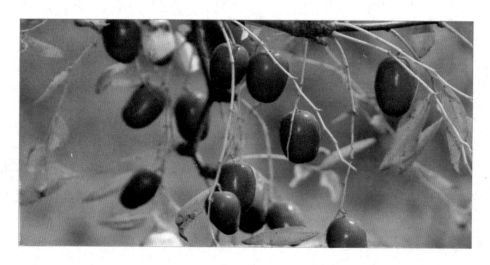

眠，虚烦少气。

大远志丸

【处方】远志、甘草、桂心、茯苓、麦门冬、人参、当归、白术、泽泻、独活、菖蒲各150克，薯蓣、阿胶各100克，干姜200克，干地黄250克。

【用法用量】上十五味为末，蜜和丸如大豆，未食温酒服20丸，日三，不知稍增，至50丸。若大虚，身体冷，少津液，加钟乳150克为善。

【功能主治】治产后心虚不足，心下虚悸，志意不安，恍恍惚惚，腹中拘急痛，夜卧不安，胸中吸吸少气，内补伤损，益气，安定心神，亦治虚损。

心腹痛第十二

蜀椒汤

【处方】蜀椒0.2升，芍药50克，当归、半夏、甘草、桂心、人参、茯苓各100克，蜜1升，生姜汁0.5升。

【用法用量】上十味㕮咀，以水9升，煮椒令沸，然后纳诸药，煮取2.5升，去滓，纳姜汁及蜜煎取

3升，一服0.5升，渐加至0.6升，禁勿冷食。

【功能主治】治产后心痛，此大寒冷所为。

大岩蜜汤

【处方】干地黄、当归、独活、甘草、芍药、桂心、细辛、小草各100克，吴茱萸1升，干姜150克。

【用法用量】上十味㕮咀，以水9升，煮取3升，纳蜜0.5升重煮，分三服，日三。

【功能主治】治产后心痛。

干地黄汤

【处方】干地黄、芍药各150克，当归、蒲黄各100克，生姜250克，桂心300克，甘草50克，大枣20枚。

【用法用量】上八味㕮咀，以水10升，煮取2.5升，去滓，分三服，日三。

【功能主治】治产后两胁满痛。

芍药汤

【处方】芍药300克，桂心、生姜各150克，甘草100克，胶饴400克，大枣12枚。

第一章　妇科方

【用法用量】 上六味咬咀，以水 7 升，煮取 4 升，去滓，纳饴令烊，分三服，日三。

【功能主治】 治产后苦少腹痛。

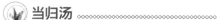 当归汤

【处方】 当归、芍药各 100 克《子母秘录》作甘草，生姜 250 克，羊肉 500 克。

【用法用量】 上四味咬咀，以水 8 升煮羊肉，熟取汁煎药，得 3 升，适寒温服 0.7 升，日三。(《金匮要略》《胡洽》不用芍药，名小羊肉汤。)

【功能主治】 治妇人寒疝，虚劳不足，产后腹中绞痛。

桃仁芍药汤

【处方】 桃仁 0.5 升，芍药、川芎、当归、干漆、桂心、甘草各 100 克。

【用法用量】 上七味咬咀，以水 8 升，煮取 3 升，分三服。

【功能主治】 治产后腹中疾痛。

羊肉汤

【处方】 肥羊肉 1 千克无羊肉用獐鹿肉代、茯苓、黄芪、干姜各 150 克，甘草、独活、桂心、人参各 100 克，麦门冬 0.7 升，生地黄 250 克，大枣 12 枚。

【用法用量】 上十一味咬咀，以

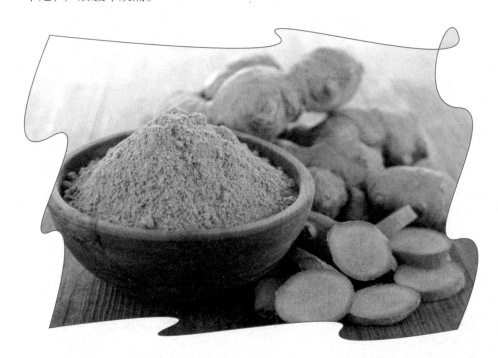

水 20 升，煮肉，取 10 升，去肉纳药，煮取 3.5 升，分四服，日三夜一。（《千金翼》无干姜。）

【功能主治】治产后及伤寒，大虚上气，腹痛，兼微风。

羊肉杜仲汤

【处方】羊肉 2 千克，杜仲、紫菀、当归、白术、桂心各 150 克，五味子、细辛、款冬花、人参、厚朴、芎䓖、附子、萆薢、甘草、黄芪各 100 克，生姜 400 克，大枣 30 枚。

【用法用量】上十八味㕮咀，以水 25 升煮肉，取汁 15 升，去肉纳药，煎取 3.5 升，去滓，分五服，日三夜二。

【功能主治】治产后腰痛咳嗽。

羊肉地黄汤

【处方】羊肉 1.5 千克，生地黄切 2 升，桂心、当归、甘草、芎䓖、人参各 100 克，芍药 150 克。

【用法用量】上八味㕮咀，以水 20 升煮肉，取 10 升，去肉纳药煎取 3 升，分四服，日三夜一。

【功能主治】治产后三日腹痛，补中益脏，强气力消血。

内补当归建中汤

【处方】当归 200 克，芍药 300 克，甘草 100 克，生姜 300 克，桂心 150 克，大枣 10 枚。

【用法用量】上六味㕮咀，以水 10 升，煮取 3 升，去滓，分三服，一日令尽。若大虚纳饴糖 300 克，汤成纳之于火上暖，令饴消；若无生姜则以干姜 150 克代之；若其人去血过多，崩伤内竭不止，加地黄 300 克，阿胶 100 克。合八种作汤，或去滓，纳阿胶。若无当归以芎䓖代之。

【功能主治】治产后虚羸不足，腹中痛不止，吸吸少气，或苦小腹拘急，痛引腰背，不能饮食，产后一月，日得服四五剂为善，令人力壮。

内补芎䓖汤

【处方】芎䓖、地黄各 200 克，芍药 250 克，桂心 100 克，甘草、干姜各 150 克，大枣 40 枚。

【用法用量】上七味㕮咀，以水 12 升，煮取 3 升，去滓，分三服，日三。不瘥，复作，至三剂。

【功能主治】治妇人产后虚羸及崩伤过多，虚竭，腹中绞痛。

第一章 妇科方

大补中当归汤

【处方】当归、续断、桂心、芎䓖、干姜、麦门冬各150克，芍药200克，吴茱萸1升，干地黄300克，甘草、白芷各100克，大枣40枚。

【用法用量】上十二味哎咀，以酒10升，渍药一宿，明旦以水10升合煮，取5升，去滓，分五服，日三夜二，加黄芪100克益佳。

【功能主治】治产后虚损不足，腹中拘急或溺血，少腹苦痛，或从高堕下犯内，及金疮血多，内伤男子亦服。

桂心酒

【处方】桂心150克。

【用法用量】以酒3升，煮取2升，去滓，分三服，日三。

【功能主治】治产后小腹痛及猝心腹痛。

生牛膝酒

【处方】生牛膝250克。

【用法用量】以酒5升，煮取2升，分二服。

【功能主治】治产后腹中苦痛。

吴茱萸汤

【处方】吴茱萸100克，防风、桔梗、干姜、甘草、细辛、当归各25克，干地黄38克。

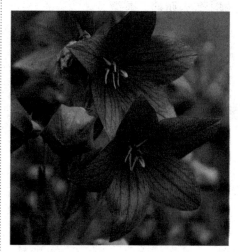

【用法用量】上八味哎咀，以水4升煮取1.5升，去滓，分再服。

【功能主治】治妇人先有寒冷，胸满痛，或心腹刺痛，或呕吐食少，或肿，或寒，或下痢，气息绵欲绝，产后益剧。

蒲黄汤

【处方】蒲黄、生地黄、生姜各250克，芎䓖、桂心各50克，芒硝50克，桃仁20枚，大枣15枚。

【用法用量】上八味哎咀，以水9升，煮取2.5升，去滓，纳芒硝，分三服，日三，良。

【功能主治】 治产后余疾，胸中少气，腹痛，头疼，余血未尽，除腹中胀满欲死。

🌾 败酱汤

【处方】 败酱 150 克，桂心、芎 劳各 75 克，当归 50 克。

【用法用量】 上四味㕮咀，以清酒 2 升，水 4 升，微火煮取 2 升，去滓，适寒温服 0.7 升，日三，食前服之。

（《千金翼》只用败酱一味。）

【功能主治】 治产后疹痛引腰，腹中如锥刀所刺。

🌾 芎劳汤

【处方】 芎劳、甘草各 100 克，蒲黄、女萎各 75 克，芍药、大黄各 63 克，当归 38 克，桂心、桃仁、黄芪《千金翼》作黄芩、前胡各 50 克，生地黄 1 升。

【用法用量】 上十二味㕮咀，以水 10 升，酒 3 升，合煮取 2 升，去滓，分四服，日三夜一。

【功能主治】 治产后腹痛。

🌾 独活汤

【处方】独活、当归、桂心、芍药、生姜各 150 克，甘草 100 克，大枣

20 枚。

【用法用量】 上七味㕮咀，以水 8 升，煮取 3 升，去滓，分三服，服后相去如人行十里久再进。

【功能主治】 治产后腹痛引腰痛拘急痛。

🌾 芍药黄芪汤

【处方】芍药 200 克，黄芪、白芷、桂心、生姜、人参、芎劳、当归、干地黄、甘草各 100 克，茯苓 150 克，大枣 10 枚。

【用法用量】 上十二味㕮咀，以酒水各 5 升，合煮取 3 升，去滓，先食服 1 升，日三。

【功能主治】 治产后心腹痛。

恶露第十三

🌾 干地黄汤

【处方】 干地黄 150 克，芎劳、桂心、黄芪、当归各 100 克，人参、防风、茯苓、细辛、芍药、甘草各 50 克。

【用法用量】 上十一味㕮咀，以水 10 升，煮取 3 升，去滓，分三服，日再夜一。

【功能主治】 治产后恶露不尽，除诸疾，补不足。

第一章 妇科方

桃仁汤

【处方】桃仁250克，吴茱萸2升，黄芪、当归、芍药各150克，生姜、醍醐百炼酥、柴胡各400克。

【用法用量】上八味㕮咀，以酒10升，水2升，合煮取3升，去滓，适寒温，先食服1升，日三。

【功能主治】治产后往来寒热、恶露不尽。

泽兰汤

【处方】泽兰、当归、生地黄各100克，生姜150克，甘草75克，芍药50克，大枣10枚。

【用法用量】上七味㕮咀，以水9升，煮取3升，去滓，分三服，日三。堕身欲死，服亦瘥。

【功能主治】治产后恶露不尽，腹痛不除，小腹急痛，痛引腰背，少气力。

甘草汤

【处方】甘草、芍药、桂心、阿胶各150克，大黄200克。

【用法用量】上五味㕮咀，以东流水10升煮取3升，去滓，纳阿胶令烊，分三服，一服入腹中，面即有

颜色，一日一夜尽此3升，即下腹中恶血1~2升，立瘥。

【功能主治】治产乳余血不尽，逆抢心胸，手足逆冷，唇干，腹胀短气。

大黄汤

【处方】大黄、当归、甘草、生姜、牡丹、芍药各150克，吴茱萸1升。

【用法用量】上七味㕮咀，以水10升，煮取4升，去滓，分四服，一日令尽。

【功能主治】治产后恶露不尽。

柴胡汤

【处方】柴胡、生姜各400克，桃仁50枚，当归、黄芪、芍药各150克，吴茱萸2升。

【用法用量】上七味㕮咀，以水13升，煮取3升，去滓，先食服1升，日三。（《千金翼》以清酒10升煮。）

【功能主治】治产后往来寒热，恶露不尽。

蒲黄汤

【处方】蒲黄25克，大黄、芒硝、甘草、黄芩各50克，大枣30枚。

【用法用量】上六味㕮咀，以水5升，煮取1升，清朝服至日中。下若

不止，进冷粥半盏即止。

【功能主治】 治产后余疾，有积血不去，腹大短气，不得饮食，上冲胸胁，时时烦愦逆满，手足惵疼，胃中结热。

 铜镜鼻汤

【处方】 铜镜鼻38克烧末，大黄125克，芍药、干地黄、芎劳、干漆、芒硝各100克，乱发如鸡子大，烧，大枣30枚。

【用法用量】 上九味㕮咀，以水7升，煮取2.2升，去滓，纳发灰，铜镜鼻末，分三服。

【功能主治】 治产后余疾，恶露不除，积聚作病，血气结搏，心腹疼痛。

 小铜镜鼻汤

【处方】 铜镜鼻21克烧末，大黄、甘草、黄芩、芒硝、干地黄各100克，桃仁50枚。

【用法用量】 上七味㕮咀，以酒6升，煮取3升，去滓，纳镜鼻末，分三服。亦治遁尸心腹痛，及三十六尸疾。

【功能主治】 治产后余疾，恶露不除，积聚作病，血气结搏，心腹疼痛。

 栀子汤

【处方】 栀子30枚。

【用法用量】以水10升，煮取6升，纳当归、芍药各100克，蜜0.5升，生姜250克，羊脂50克，于栀子汁中煎取2升，分三服，日三。

【功能主治】 治产后儿生处空，流血不尽，小腹绞痛方。

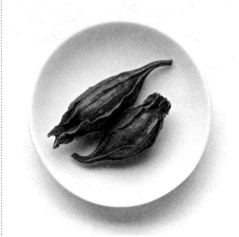

 生地黄汤

【处方】 生地黄250克，生姜150克，大黄、芍药、茯苓、细辛、桂心、当归、甘草、黄芩各75克，大枣20枚。

【用法用量】 上十一味㕮咀，以水8升，煮取2.5升，去滓，分三服，日三。

第一章 妇科方

【功能主治】治产后三日至七日腹中余血未尽，绞痛强满，气息不通。

大黄干漆汤

【处方】大黄、干漆、干地黄、桂心、干姜各100克。

【用法用量】上五味哎咀，以水3升，清酒5升，煮取3升，去滓，温服1升，血当下。若不瘥，明旦服1升，满三服，病无不瘥。

【功能主治】治新产后有血，腹中切痛。

麻子酒

【处方】麻子5升。

【用法用量】捣，以酒10升，渍一宿，明旦去滓，温服1升，先食服。

【功能主治】治产后血不去。

升麻汤

【处方】升麻150克。

【用法用量】以清酒5升渍，煮取2升，去滓，分再服，当吐下恶物，勿怪，良。

【功能主治】治产后恶物不尽，或经一月、半岁、一岁。

下痢第十四

胶蜡汤

【处方】阿胶、黄柏各50克，蜡如博棋3枚，当归75克，黄连100克，陈廪米1升。

【用法用量】上六味哎咀，以水8升煮米，蟹目沸，去米，纳药，煮取2升，去滓，纳胶蜡，令烊，分四服，一日令尽。

【功能主治】治产后三日内下诸杂五色痢。

桂蜜汤

【处方】桂心、干姜、甘草各100克，附子50克，蜜1升，当归100克，赤石脂500克。

【用法用量】上七味哎咀，以水6升，煮取3升，去滓，纳蜜，煎50

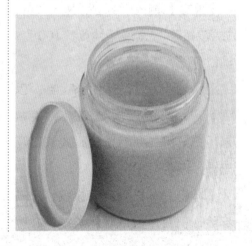

克沸，分三服，日三。

【功能主治】 治产后余寒下痢，便脓血赤白，日数十行，腹痛，时时下血。

当归汤

【处方】 当归、龙骨各150克，干姜、白术各100克，芎䓖125克，甘草、白艾熟者、附子各50克。

【用法用量】 上八味㕮咀，以水6升，煮取2升，去滓，分三服，一日令尽。

【功能主治】 治产后下痢赤白，腹痛。

白头翁汤

【处方】白头翁、阿胶、秦皮、黄连、甘草各100克，黄柏150克。

【用法用量】 上六味㕮咀，以水7升，煮取2.5升，去滓，纳胶令烊，分三服，日三。

【功能主治】治产后下痢兼虚极。

鳖甲汤

【处方】 鳖甲如手大，当归、黄连、干姜各100克，黄柏长一尺、广三寸。

【用法用量】 上五味㕮咀，以水7

升，煮取3升，去滓，分三服，日三。

（《千金翼》加白头翁一两。）

【功能主治】治产后早起中风冷，泄痢及带下。

龙骨丸

【处方】龙骨200克，干姜、甘草、桂心各100克。

【用法用量】上四味为末，蜜和丸，暖酒服20丸，如梧子，日三。

【功能主治】 治产后虚冷下血及谷下昼夜无数，兼治产后恶露不断。

阿胶丸

【处方】阿胶200克，人参、甘草、龙骨、桂心、干地黄、白术、黄连、当归、附子各100克。

【用法用量】 上十味为末，蜜丸如梧子大，温酒服20丸，日三服。

【功能主治】 治产后虚冷洞下，心腹绞痛兼泄泻不止。

泽兰汤

【处方】 泽兰、石膏各50克，当归、甘草、厚朴各38克，远志63克，藁本、芎䓖各31克，干姜、人参、桔梗、干地黄各25克，白术、

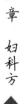

第一章 妇科方

蜀椒、白芷、柏子仁、防风、山茱萸、细辛各 19 克，桑白皮、麻子仁各 0.5 升。

【用法用量】 上二十一味哎咀，以水 15 升，先纳桑白皮，煮取 7.5 升，去之，纳诸药，煮取 3.5 升，去滓，分三服。

【功能主治】 治产后余疾，寒下冻脓，里急，胸胁满痛，咳嗽、呕血，寒热，小便赤黄，大便不利方。

干地黄汤

【处方】 干地黄 150 克，白头翁、黄连各 50 克，蜜蜡一方寸，阿胶手掌大 1 枚。

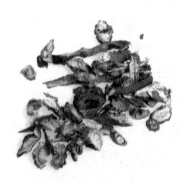

【用法用量】 上五味哎咀，以水 5 升，煮取 2.5 升，去滓，纳胶、蜡令烊，分三服，日三。（《千金翼》有干姜 50 克。）

【功能主治】 治产后下痢。

生地黄汤

【处方】 生地黄 250 克，甘草、黄连、桂心各 50 克，大枣 20 枚，赤石脂 100 克，淡竹叶 2 升一作竹皮。

【用法用量】 上七味哎咀，以水 10 升煮竹叶，取 7 升，去滓，纳药，煮取 2.5 升，分三服，日三。

【功能主治】治产后忽着寒热下痢。

蓝青丸

【处方】 蓝青熬、附子炮、鬼臼、蜀椒各 75 克，厚朴、阿胶炙、甘草各 100 克，艾叶、龙骨、黄连、当归各 150 克，黄柏、茯苓、人参各 50 克。

【用法用量】 上十四味为末，蜜和丸如梧子，空腹，每服以饮下 20 丸。

（一方用赤石脂 200 克。）

【功能主治】 治产后下痢方。

赤石脂丸

【处方】 赤石脂 150 克，当归、白术、黄连、干姜、秦皮、甘草各 100 克，蜀椒、附子炮各 50 克。

【用法用量】 上九味为末，蜜丸如梧子大，酒服 20 丸，日三。（《千金翼》作散，空腹饮服方寸匕。）

【功能主治】治产后虚冷下痢。

 赤　散

【处方】赤石脂、代赭各150克，桂心50克。

【用法用量】上三味治下筛，酒服方寸匕，日三，十日愈。

【功能主治】治产后下痢。

 黑　散

【处方】麻黄、贯众、桂心各50克，细辛100克，甘草、干漆各150克。

【用法用量】上六味治下筛，酒服五撮，日再。五日愈。麦粥下尤佳。

【功能主治】治产后下痢。

 黄　散

【处方】黄连100克，黄芩、䗪虫、干地黄各50克。

【用法用量】上四味治下筛，酒服方寸匕，日三，十日愈。

【功能主治】治产后下痢方。

 龙骨散

【处方】五色龙骨、代赭、赤石脂、黄柏根皮蜜炙令焦、艾各75克，黄连100克。

【用法用量】上六味治下筛，饮

服方寸匕，日三。

【功能主治】治产后痢方。

 淋渴第十五

 栝楼汤

【处方】栝楼根、麦门冬、甘草、黄连各100克，人参、生姜各150克，大枣15枚，桑螵蛸20枚。

【用法用量】上八味㕮咀，以水7升煮取2.5升，分三服。

【功能主治】治产后小便数兼渴。

 鸡　汤

【处方】鸡20具，鸡肠3具，洗，干地黄、当归、甘草各100克，浓朴、人参各150克，蒲黄200克世本作麻，生姜250克，大枣20枚。

【用法用量】上十味㕮咀，以水10升煮及肠、大枣，取7升，去滓，纳诸药，煎取3.5升，分三服。

【功能主治】治产后小便数方。

 石苇汤

【处方】石苇、黄芩、通草、甘草各100克，榆皮250克，大枣30枚，葵子2升，白术《产宝》用芍

第一章　妇科方

药、生姜各 150 克。

【用法用量】 上九味哎咀，以水 8 升煮取 2.5 升，分三服。（《集验》无甘草、生姜。崔氏同《产宝》不用姜、枣。）

【功能主治】治产后卒淋、气淋、血淋、石淋。

葵根汤

【处方】葵根 100 克，车前子 1 升，乱发烧灰、大黄、桂心、滑石各 50 克，通草 150 克，生姜 300 克，冬瓜练一作汁 0.7 升。

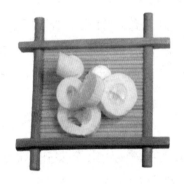

【用法用量】 上九味哎咀，以水 7 升，煮取 2.5 升，分三服。（《千金翼》不用冬瓜练。）

【功能主治】治产后淋涩。

茅根汤

【处方】 白茅根 500 克，瞿麦、茯苓各 200 克，地脉、人参各 100 克，生姜 150 克，桃胶、甘草各 50 克，鲤鱼齿 100 枚。

【用法用量】 上九味哎咀，以水 10 升，煮取 2.5 升，分三服。

【功能主治】 治产后淋。

滑石散

【处方】 滑石 250 克，通草、车前子、葵子各 200 克。

【用法用量】 上四味治下筛，酢浆水服方寸匕，稍加至二匕。

【功能主治】 治产后淋。

竹叶汤

【处方】 竹叶 3 升，生姜、半夏各 150 克，大枣 14 枚，小麦 0.5 升，甘草、茯苓、人参各 50 克，麦门冬 250 克。

【用法用量】 上九味哎咀，以水 9 升，煮竹叶、小麦取 7 升，去滓、纳诸药，更煎取 2.5 升，一服 0.5 升，日三夜一。

【功能主治】治产后虚渴少气力。

杂治第十六

破积乌头丸

【处方】乌头、黄芩、巴豆各25克，半夏150克，大黄400克，戎盐75克，䗪虫、桂心、苦参各37克，人参、硝石各50克。

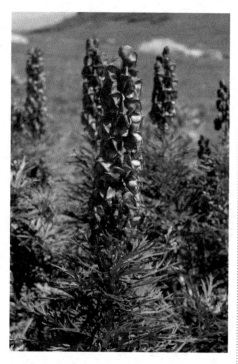

【用法用量】上十一味为末，以白蜜、青牛胆拌和，捣30 000杵，丸如梧子，隔宿勿食，酒服5丸，安卧须臾当下，下黄者，小腹积也；青者，疝也；白者，内风也；如水者，留饮也；青如粥汁，膈上邪气也；血如腐肉者，伤也；赤如血者，产乳余

疾也；如虫刺者，蛊也。既下必渴，渴饮粥汤，饥食酥糜，三日后当温食，食必肥浓，三十日平复。

【功能主治】治妇人心腹积聚，气闷胀，疝瘕，内伤瘀血，产乳余疾及诸不足。劳气食气，胃满吐逆，其病头重结痛，小便赤黄，大下气方。

竹茹汤

【处方】竹茹2升，人参、芍药、桔梗、芎藭、当归、甘草、桂心各50克，干地黄200克。

【用法用量】上九味哎咀，以水10升，煮取3升，分三服。

【功能主治】治妇人汗血、吐血、尿血、下血。

厚朴汤

【处方】厚朴如手大，长四寸。

【用法用量】以酒5升，煮两沸，去滓，取桂一尺为末，纳汁中调和，一宿勿食，旦顿服之。

【功能主治】治妇人下焦劳冷，膀胱肾气损弱，白汁与小便俱出。

温经汤

【处方】茯苓300克，土瓜根、

第一章 妇科方

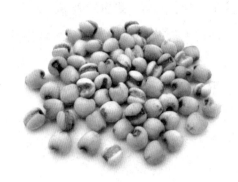

芍药各 150 克，薏苡仁 0.5 升。

【用法用量】上四味咀，以酒 3 升渍一宿，旦加水 7 升，煎取 2 升，分再服。

【功能主治】治妇人小腹痛。

半夏厚朴汤

【处方】半夏 1 升，厚朴 150 克，茯苓 200 克，生姜 250 克，苏叶 100 克。

【用法用量】上五味咀，以水 7 升，煮取 4 升，分四服，日三夜一，不瘥频服。

【功能主治】治妇人胸满心下坚，咽中帖帖，如有炙肉脔，吐之不出，咽之不下。

昆布丸

【处方】昆布、海藻、芍药、桂心、白石英、款冬花、桑白皮、人参各

100 克，柏子仁、茯苓、钟乳各 125 克，紫菀、甘草各 50 克，干姜 62 克，吴茱萸、五味子、细辛各 75 克，杏仁 100 枚，橘皮、苏子各 0.5 升。

【用法用量】上二十味为末，蜜丸，如梧子，酒服 20 丸，日再，加至 40 丸。

【功能主治】治妇人胸中伏气。

五加酒

【处方】五加皮 2 升，蛇床子 1 升，杜仲 500 克，乳床 250 克即孔公孽，干地黄 100 克，枸杞子 2 升，丹参 100 克，干姜 150 克，天门冬 200 克。

【用法用量】上九味咀，以绢袋子盛，酒 30 升，渍三宿，一服 0.5 升，日再，稍加至 1 升佳。

【功能主治】治产后癖瘦，玉门冷。

黄芩散

【处方】黄芩、蝟皮、当归各 25 克，芍药 50 克，牡蛎、竹皮各 125 克，狐茎 1 具《千金翼》用松皮。

【用法用量】上七味治下筛，饮服方寸匕，日三。禁举重、房劳，冷食。

【功能主治】治妇人阴脱。

硫黄散

【处方】硫黄、乌贼骨各25克，五味子6克。

【用法用量】上三味治下筛，以粉其上良，日再三粉之。

【功能主治】治妇人阴脱。

当归散

【处方】当归、黄芩各100克，蝟皮25克，牡蛎125克，芍药62克。

【用法用量】上五味治下筛，酒服方寸匕。日三服，禁举重良。

【功能主治】治妇人阴脱。

当归洗汤

【处方】当归、独活、白芷、地榆各150克，败酱《千金翼》不用、矾石各100克。

【用法用量】上六味㕮咀，以水15升，煮取5升，适冷暖，稍稍洗阴，日三。

【功能主治】治产后脏中风冷阴肿痛。

阴疮膏

【处方】米粉一酒杯，芍药、黄芩、牡蛎、附子、白芷各37克。

【用法用量】上六味㕮咀，以不

中水猪膏500克，微火上煎，三上三下，候白芷黄膏成，绞去滓，纳粉和令相得，敷疮上，并治口疮。

【功能主治】治男女阴疮膏。

白玉汤

【处方】白玉75克，白术、当归各250克，泽泻、苁蓉各100克。

【用法用量】上五味㕮咀，以酒10升，煎玉五十沸，去玉纳药，煎取2升，分再服，相去一炊顷。

【功能主治】治妇人阴阳过度，玉门疼痛，小便不通。

桑白皮汤

【处方】桑白皮25克，干姜100克，桂心五寸，大枣20枚。

【用法用量】上四味㕮咀，以水10升，煮取3升，去滓，分三服，适衣无令汗出。

【功能主治】治伤于丈夫，苦头痛，欲呕，心闷。

灸 法

月水不利，奔豚上下并无子，灸四满三十壮，穴在丹田两边，相去各开寸半。丹田在脐下二寸是也。妇人胞落颓，灸脐中三百壮。又灸身交

第一章 妇科方

五十壮，三报，在脐下横纹中。又灸背脊当脐五十壮。又灸玉泉五十壮，三报。又灸龙门二十壮，三报，在玉泉下，女人入阴内外之际。此穴卑今废不针灸。妇人胞下垂注，阴下脱，灸挟玉泉三寸，随年壮，三报。妇人阴冷肿痛，灸归来三十壮，三报，挟玉泉五寸是其穴。妇人欲断产，灸右踝上一寸，两壮即断。

补益第十七

✤ 柏子仁丸

【处方】柏子仁、黄芪、干姜、白石英、紫石英、钟乳各100克，蜀椒75克，杜仲、当归、甘草、芎藭各87克，厚朴、桂心、桔梗、赤石脂、苁蓉、五味子、白术、细辛、独活、人参、石斛、白芷、芍药各50克，泽兰112克，藁本、芜荑各37克，干地黄、乌头一方作牛膝、防风各62克。

【用法用量】上三十味为末，蜜和，酒服20丸如梧子，不知加至30丸。

【功能主治】治妇人五劳七伤，赢冷瘦削，面无颜色，饮食减少，貌失光泽，及产后断绪无子，能久服，令人肥白补益。

✤ 大五石泽兰丸

【处方】钟乳、禹余粮、紫石英、甘草、黄芪各125克，石膏、白石英、蜀椒、干姜各100克，泽兰112克，当归、桂心、川芎、厚朴、柏子仁、干地黄、细辛、茯苓、五味子、龙骨各75克，石斛、远志、人参、续断、白术、防风、乌头各62克，山茱萸、紫菀各50克，白芷、藁本、芜荑各37克。

【用法用量】上三十二味为末，蜜丸梧子大，酒服20丸加至20丸。

（《千金翼》有阳起石100克。）

【功能主治】治妇人风虚寒中，腹内雷鸣，缓急风头痛寒热，月经不调，绕脐恻恻痛，或心腹痃坚，逆害饮食，手足常冷，多梦纷纭，身体痹痛，荣卫不和，虚弱不能动摇，及产后虚损，并宜服方。

✤ 小五石泽兰丸

【处方】钟乳、紫石英、矾石各75克，白石英、赤石脂、当归、甘草各87克，石膏、阳起石、干姜各100克，泽兰112克，苁蓉、龙骨、桂心各125克，白术、芍药、厚朴、人参、川椒、山茱萸各62克，柏子仁 50 克，芜荑 37 克。

【用法用量】 上二十二味为末，蜜和丸如梧子大酒服 20 丸，加至 30 丸，日三。

【功能主治】 治妇人劳冷虚损，饮食减少，面无光色，腹中冷痛，经候不调，呼吸少气无力。补益温中。

增损泽兰丸

【处方】 泽兰、甘草、当归、川芎各 87 克，附子、干姜、白术、白芷、桂心、细辛各 50 克，防风、人参、牛膝各 62 克，柏子仁、干地黄、石斛各 75 克，厚朴、芜荑各 25 克，麦门冬 100 克。

【用法用量】 上十九味为末，蜜丸如梧子大，空心酒下 15~20 丸。

【功能主治】治产后百病，理血气，补虚劳。

大补益当归丸

【处方】当归、川芎、续断、干姜、阿胶、附子、白术、吴茱萸、芍药各 100 克，白芷 150 克，桂心、干地黄各 500 克，甘草 200 克。

【用法用量】 上十三味为末，蜜和丸如梧子大，酒服 20 丸，日三夜一，不知加至 50 丸。若有真蒲黄加 1 升

绝妙。

【功能主治】 治产后虚羸不足，胸中少气，腹中拘急疼痛，或引腰背痛，或所下过多，血不止，虚极乏气，昼夜不得眠，及崩中，面目脱色，唇干口燥。

白芷丸

【处方】 白芷 250 克，干地黄 200 克，续断、干姜、当归、阿胶各 150 克，附子 50 克。

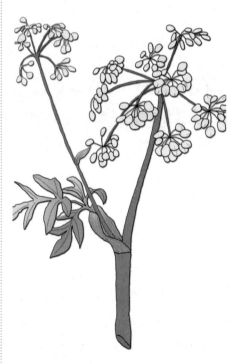

【用法用量】 上七味为末，蜜丸如梧子大，酒服 20 丸，日四五服。无当归川芎代，入蒲黄 50 克妙，无

第一章 妇科方

续断，大蓟根代。

【功能主治】治产后所下过多，及崩中伤损，虚竭少气，面目脱色，腹中痛。

紫石英柏子仁丸

【处方】紫石英、柏子仁各 150 克，乌头、桂心、当归、山茱萸、泽泻、川芎、石斛、远志、寄生、苁蓉、干姜、甘草各 100 克，川椒、杜蘅一作杜仲、辛夷各 50 克，细辛 75 克。

【用法用量】上十八味为末，蜜和丸如梧子，酒服 20 丸，渐加至 30 丸，日三服。

【功能主治】治女子遇冬天时行温风，至春夏病热头痛，热毒风虚，百脉沉重，下赤白，不思饮食，而头眩心悸，酸惭恍惚，不能起居。

大泽兰丸

【处方】泽兰 112 克，藁本、当归、甘草各 87 克，紫石英 150 克，川芎、干地黄、柏子仁、五味子各 75 克，桂心、石斛、白术各 62 克，白芷、苁蓉、厚朴、防风、薯蓣、茯苓、干姜、禹余粮、细辛、卷柏各 50 克，川椒、人参、杜仲、牛膝、蛇床子、续断、艾叶、芜荑各 37 克，赤石脂、石膏各 100 克。

【用法用量】上三十二味为末，蜜和丸如梧子大，酒服 20~40 丸。久赤白痢，去干地黄、石膏、麦门冬、柏子仁，加大麦、陈曲、龙骨、阿胶、黄连各 75 克，有钟乳加 150 克良。（一方有枳实 38 克，麦冬 75 克。）

【功能主治】治妇人虚损及中风余病疝瘕，阴中冷痛；或头风入脑，寒痹筋挛缓急，血闭无子，面上游风去来，目泪出多涕唾，忽忽如醉；或胃中冷逆胸中呕不止，及泄痢淋沥；或五脏六腑寒热不调，心下痞急，邪气咳逆；或漏下赤白，阴中肿痛，胸胁支满；或身体皮肤中涩如麻豆，苦痒，痰癖结气；或四肢拘挛，风行周身，骨节疼痛，目眩无所见；或上气恶寒洒淅如疟；或喉痹鼻，风痫癫疾；或月水不通，魂魄不定，饮食无味，并产后内衄，无所不治，服之

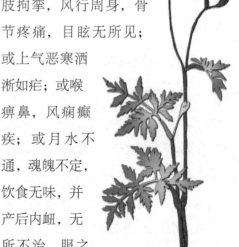

令人有子。

小泽兰丸

【处方】 泽兰112克,当归、甘草各87克,川芎、柏子仁、防风、茯苓各50克,白芷、川椒、藁本、细辛、白术、桂心、芜荑、人参、茱萸、厚朴各37克,石膏100克。

【用法用量】 上十八味为末,蜜和丸如梧子大,酒服20丸,日三服,稍加至40丸。无疾者,根据此方春秋二时常服一剂,甚良。有病虚赢黄瘦者服如前。(一方无茯苓、石膏,有芍药、干姜。)

【功能主治】 治产后虚赢劳冷,身体尪瘦。

紫石英天门冬丸

【处方】 紫石英、天门冬、禹余粮各150克,芜荑、乌头、苁蓉、桂心、甘草、五味子、柏子仁、石斛、人参、泽兰、远志、杜仲各100克,川椒、卷柏、寄生、石南、云母、当归、乌贼骨各50克。

【用法用量】 上二十二味为末,蜜丸如梧子,酒服20丸,日二服,加至40丸。

【功能主治】 治风冷在子宫、有

子常堕落,或始为妇便患心痛,仍成心疾,月水都未曾来,服之肥充,令人有子。

大平胃泽兰丸

【处方】 泽兰、细辛、黄芪、钟乳各150克,柏子仁、干地黄各125克,大黄、前胡、远志、紫石英各100克,川芎、白术、川椒各75克,白芷、丹参、枳实一作栀子、芍药、桔梗、秦艽、沙参、桂心、厚朴、石斛、苦参、人参、麦门冬、干姜各50克,附子1枚,吴茱萸、麦蘖各0.5升,陈曲1升,枣50枚作膏。

【用法用量】 上三十二味为末,蜜丸梧子大,酒服20丸,加至30丸,令人肥健。

【功能主治】 治男子女人五劳七伤诸不足,定志意,除烦满,手足虚冷赢瘦,及月水往来不调,体不能动等病。

泽兰散

【处方】泽兰2.5克,禹余粮、防风、石膏、白芷、干地黄、赤石脂、肉苁蓉、鹿茸、川芎各4克,藁本、蜀椒、白术、柏子仁各2.5克,桂心、甘草、当归、干姜各3.5克,芜荑、细辛、

第一章 妇科方

厚朴各2克，人参1.5克。

【用法用量】上二十二味为末，治下筛，酒服方寸匕，日三。

【功能主治】治产后风虚方。

月水不通第十八

干姜丸

【处方】干姜、川芎、茯苓、硝石、杏仁、水蛭、虻虫、桃仁、蛴螬、柴胡各50克，芍药、人参、大黄、川椒、当归各100克，䗪虫50克。

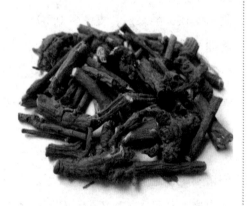

【用法用量】上十六味为末，蜜丸梧子大，空心饮下3丸，不知加至10丸。

【功能主治】治妇人寒热羸瘦，酸消怠惰，胸中支满，肩背脊重痛，腹里坚满积聚，或痛不可忍，引腰小腹痛，四肢烦疼，手足厥逆，寒至肘膝，或烦满，手足虚热，

意欲投水中，百节尽痛，心下常苦悬痛，时寒时热，恶心，涎唾喜出，每爱咸酸甜苦之物，身体或如鸡皮，月经不通，大小便苦难，食不生肌。（《千金翼》以疗妇人瘕结，胁肋下疾。）

桃仁汤

【处方】桃仁、朴硝、牡丹皮、射干、土瓜根、黄芩各150克，芍药、大黄、柴胡各200克，牛膝、桂心各100克，水蛭、虻虫各70枚。

【用法用量】上十三味㕮咀，以水9升煮取2.5升，去滓分三服。

【功能主治】治妇人月水不通方。

芒硝汤

【处方】芒硝、丹砂末、当归、芍药、土瓜根、水蛭各100克，大黄150克，桃仁1升。

【用法用量】上八味㕮咀，以水9升煮取3升，去滓纳丹砂、芒硝，分三服。

【功能主治】治妇人月水不通。

干漆汤

【处方】干漆、葳蕤、芍药、细辛、附子、甘草各50克，当归、桂心、

芒硝、黄芩各100克，大黄150克，吴茱萸1升。

【用法用量】上十二味㕮咀，以清酒10升浸一宿，煮取3升，去滓，纳硝烊尽，分三服，相去如一炊顷。

【功能主治】治月水不通，小腹坚痛不得近。

前胡牡丹汤

【处方】前胡、牡丹、元参、桃仁、黄芩、射干、旋覆花、栝楼根、甘草各100克，芍药、茯苓、大黄、枳实各150克。

【用法用量】上十三味㕮咀，以水10升煮取3升，分三服。

【功能主治】治妇人盛实，有热在腹，月经瘀闭不通，及劳热热病后。

黄芩牡丹汤

【处方】黄芩、牡丹、桃仁、瞿麦、川芎各100克，芍药、枳实、射干、海藻、大黄各150克，虻虫70枚，蛴螬10枚，水蛭50枚。

【用法用量】上十三味㕮咀，以水10升，煮取3升，分三服，服两剂后，灸乳下一寸黑圆际，各五十壮。

【功能主治】治妇人从小至大，

月经未尝来，颜色萎黄，气力衰少，饮食无味。

牡丹丸

【处方】牡丹150克，芍药、元参、桃仁、当归、桂心各100克，虻虫、水蛭各50枚，蛴螬30枚，瞿麦、川芎、海藻各50克。

【用法用量】上十二味为末，蜜和丸如梧子大，酒下15丸，加至20丸，血盛者作散，服方寸匕，腹中当转如沸，血自化成水去。如小便赤少，除桂心用地肤子50克。

【功能主治】治妇人女子诸病后，月经闭绝不通，及从小来不通，并新产后瘀血不消，服诸汤利血后，余未平，宜服之，取平复。

干地黄当归丸

【处方】干地黄150克，当归、甘草各75克，牛膝、芍药、干姜、泽兰、人参、牡丹各62克，丹参、蜀椒、白芷、黄芩、桑耳、桂心各50克，䗪虫40枚，川芎87克，桃仁100克，水蛭、虻虫各70枚，蒲黄0.2升。

【用法用量】上二十一味为末，蜜丸如梧子，每日空心酒下15丸，渐加至30丸，以知为度。

【功能主治】治月水不通，或一月再来，或隔月不至，或多或少或淋沥不断，或来而腰腹刺痛不可忍，四体嘘吸不欲饮食，心腹坚痛，有青黄黑色水下，或如清水，不欲行动，举体沉重，唯思眠卧，欲食酸物，虚乏黄瘦。

 当归丸

【处方】当归、葶苈、附子、吴茱萸、大黄各100克，黄芩、桂心、干姜、牡丹、川芎各50克，细辛、秦椒、柴胡、厚朴各62克，牡蒙一方无、甘草各50克，虻虫、水蛭各50枚。

【用法用量】上十八味为末，蜜丸如梧子，空心酒下15丸，日再，有胎勿服之。

【功能主治】治女人脐下结刺痛，如虫所啮，及如锥刀所刺，或赤白带下十二疾，腰背疼痛，月水或在月前，或在月后。

 鳖甲丸

【处方】鳖甲、桂心各75克，蜂房25克，元参、川椒、细辛、人参、苦参、丹参、沙参、吴茱萸各37克，䗪虫、水蛭、干姜、牡丹、附子、皂荚、当归、芍药、甘草、防葵各50克，

蛴螬20枚，虻虫、大黄各62克。

【用法用量】上二十四味为末，蜜丸如梧子大，酒下7丸，日三，稍加之以知为度。

【功能主治】治女人小腹中积聚，大如七八寸盘面，上下周流，痛不可忍，手足苦冷，咳噫腥臭，两胁热如火炙，玉门冷如风吹，经水不通，或在月前，或在月后，服之一月便瘥，有孕。

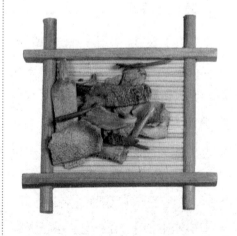 禹余粮丸

【处方】禹余粮、乌贼骨、吴茱萸、桂心、川椒各125克，当归、白术、细辛、干地黄、人参、芍药、川芎、前胡各62克，干姜150克，矾石12克，白薇、紫菀、黄芩各37克，䗪虫50克。

【用法用量】上十九味为末，蜜和丸如梧子大，空心酒下，若饮下20丸，日二，不知则加之。

【功能主治】治妇人产后积冷坚癖。

牡蒙丸

【处方】紫盖、牡蒙、厚朴、硝石、前胡、干姜虫、牡丹、川椒、黄芩、桔梗、茯苓、细辛、葶苈、人参、川芎、吴茱萸、桂心各37克，大黄125克，附子62克，当归25克。

【用法用量】上二十味为末，蜜和，更捣万杵，丸如梧子大，空心酒服2丸，日三服，不知则加之至5~6丸，下青白黄赤如鱼子者，病根出矣。

【功能主治】治妇人产后十二病，带下无子，皆是冷风寒气，或产后未满百日，胞络恶血未尽，便利于悬圃上，及久坐，湿寒入胞里，结在小腹，牢痛为之积聚，小如鸡子，大者如拳，按之跳手隐隐然，或如虫啮，或如针刺，气时抢心，两胁支满，不能食，饮食不消化，上下通流，或守胃脘，痛连玉门背膊，呕逆，短气，汗出，少腹苦寒，胞中创，咳引阴痛，小便自出，子门

不正，令人无子，腰胯疼痛，四肢沉重淫跃，一身尽肿，乍来乍去，大便不利，小便淋沥，或月经不通，或下如腐肉，青黄赤白黑等如豆汁，梦想不祥。

大虻虫丸

【处方】虻虫400枚，蛴螬1升，干地黄、牡丹、干漆、芍药、牛膝、土瓜根、桂心各200克，吴茱萸、桃仁、黄芩、牡蒙各150克，茯苓、海藻各250克，水蛭300枚，芒硝50克，人参75克，葶苈0.5升。

【用法用量】上十九味为末，蜜丸梧子大，每日空心酒下7丸，不知加之，日三服。

【功能主治】治月经不通五七年，或肿满气逆，腹胀瘕痛。

虎杖煎

【处方】高地虎杖根细锉二斛。

【用法用量】以水250升，煮取一大斗半，去滓，澄滤令净，取好醇酒5升和煎，令如饧，每服0.1升，消息为度，不知则加之。

【功能主治】治腹内积聚，虚胀雷鸣，四肢沉重，月经不通。

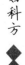

第一章 妇科方

五京丸

【处方】干姜、川椒各150克，附子50克，吴茱萸1升，当归、野狼毒、黄芩、牡蛎各100克。

【用法用量】上八味为末，蜜和丸如梧子，初服3丸，日二，加至10丸。

【功能主治】治妇人腹中积聚，九痛七害，及腰中冷引小腹，害食，得冷便下。

鸡鸣紫丸

【处方】皂荚5克，藜芦、甘草、矾石、乌喙、杏仁、干姜、桂心、巴豆各10克，前胡、人参各20克，代赭25克，阿胶30克，大黄40克。

【用法用量】上十四味为末，蜜丸如梧子，鸡鸣时服1丸，日益1~5丸止，仍从一起。

【功能主治】妇人瘕积聚。

辽东都尉所上丸

【处方】恒山、大黄、巴豆各0.5克，天雄2枚，苦参、白薇、干姜、人参、细辛、野狼牙、龙胆、沙参、玄参、丹参各1.5克，芍药、附子、牛膝、茯苓各2.5克，牡蒙2克，藋芦3克。

【用法用量】上二十味为末，蜜丸，

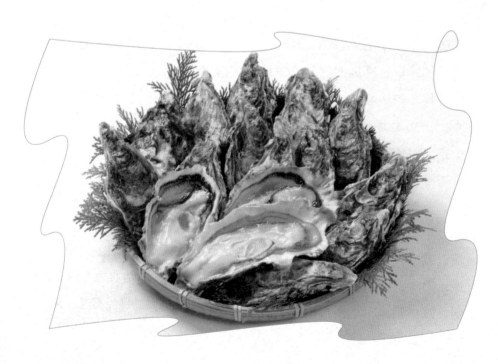

宿勿食，服五丸，日三。

【功能主治】治脐下坚癖。

 牡蛎丸

【处方】 牡蛎200克，大黄500克，柴胡250克，干姜150克，川芎、茯苓各125克，川椒500克，葶苈子、芒硝、杏仁各0.5升，水蛭、虻虫各25克，桃仁70枚。

【用法用量】 上十三味为末，蜜丸如梧子大，饮服7丸，日三。

【功能主治】 治经闭不通，不欲饮食。

●赤白带下崩中漏下第十九

 赤石脂丸

【处方】 赤石脂、半夏各63克，川椒、干姜、吴茱萸、当归、桂心、丹参、白蔹、防风各50克。

【用法用量】 上十味为末，蜜和丸如梧子大，每日空心酒服10丸，日三，不知稍加，以知为度。

【功能主治】治女人腹中十二疾：一曰经水不时，二曰经来如清水，三曰经水不通，四曰不周时，五曰生不乳，六曰绝无子，七曰阴阳减少，八曰腹苦痛如刺，九曰阴中冷，

十曰子门相引痛，十一曰经来冻如葵汁状，十二曰腰急痛。凡此十二病，得之时，因与夫卧起，月经不去，或卧湿冷地，及以冷水洗浴，当时取快，而后生百病，或疮痍未瘥，便合阴阳，及起早作劳，衣单席薄，寒从下入。

 白石脂丸

【处方】白石脂、乌贼骨、禹余粮、牡蛎各37克，赤石脂、干地黄、干姜、龙骨、桂心、石苇、白蔹、细辛、芍药、黄连、附子、当归、黄芩、川椒、钟乳、白芷、川芎、甘草各25克。

【用法用量】 上二十二味为末，蜜和丸如梧子大，每日空心酒下15丸，日再。

【功能主治】 治妇人三十六疾，胞中痛，漏下赤白。

小牛角䚡散

【处方】牛角䚡1枚烧令赤，鹿茸、禹余粮、当归、干姜、续断各100克，阿胶150克，乌贼骨、龙骨各50克，赤小豆2升。

【用法用量】 上十味治下筛，空腹以酒服方寸匕，日三。（《千金翼》

无鹿茸、乌贼骨。)

【功能主治】治带下五贲：一曰热病下血；二曰寒热下血；三曰经脉未断，为房事则血漏；四曰经来举重，伤任脉下血；五曰产后脏开经利。五贲之病，外实内虚。

白马蹄丸

【处方】白马蹄、鳖甲、附子、龟甲、川椒各50克，磁石、甘草、杜仲、当归、续断、萆薢、禹余粮、桑耳、川芎、鲤鱼甲各100克。

【用法用量】上十五味为末，蜜和丸如梧子大，以酒服10丸，加至30丸，日三服。

【功能主治】治女人下焦寒冷，成带下赤白浣。

白马骓散

【处方】白马骓100克，龟甲200克，鳖甲37克，牡蛎87克。

【用法用量】上四味下筛，空心酒下方寸匕，日三服，加至一匕半。

【功能主治】治带下方。

云母芎䓖散

【处方】云母、芎䓖、代赭、东门边木烧各50克，白僵蚕、乌贼骨、白垩、蜡皮各13克，鳖甲一作龟甲、桂心、伏龙肝、生鲤鱼头各37克。

【用法用量】上十二味治下筛，酒服方寸匕，日三夜一。

【功能主治】治五崩身瘦，咳逆烦满少气，心下痛，面生疮，腰痛不可俯仰，阴中肿如有疮状，毛中痒，时痛与子脏相通，小便不利，常拘急，头眩，颈项急痛，手足热，气逆冲急，心烦不得卧，腹中急痛，食不下，吞醋噫苦，上下肠鸣，漏下赤白青黄黑汁，大臭如胶污衣状，皆是内伤所致。中寒即下白，热即下赤，多饮即下黑，多食即下黄，多药即下青，或喜或怒，心中常恐，或忧劳便发动，大恶风寒。

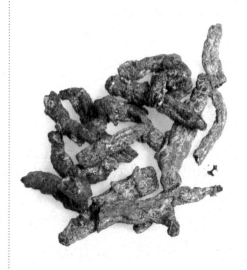

慎火草散

【处方】慎火草、白石脂、鳖甲炙、黄连、细辛、石斛、芎䓖、干姜、芍药、当归、熟艾、牡蛎熬、禹余粮各100克，桂心50克，蔷薇根皮、干地黄各200克。

【用法用量】上十六味治下筛，空腹酒服方寸匕，日三，稍加至二匕。

【功能主治】治崩中漏下赤白青黑，腐臭不可近，令人面黑无颜色，皮骨相连，月经失度，往来无常，小腹弦急，或苦绞痛上至心，两胁肿胀，食不生肌肤，令人偏枯，气息乏少，腰背痛连胁，不能久立，嗜卧困懒。

禹余粮丸

【处方】禹余粮250克，白马蹄500克，龙骨150克，鹿茸100克，乌贼骨50克。

【用法用量】上五味为末，蜜丸如梧子大，酒服20丸，日再，以知为度。

【功能主治】治崩中赤白不绝困笃。

增损禹余粮丸

【处方】禹余粮、龙骨、人参、桂心、紫石英、乌头、寄生、杜仲、五味子、远志各100克，泽泻、当归、石斛、苁蓉、干姜各150克，川椒、牡蛎、甘草各50克。

【用法用量】上十八味为末，蜜丸梧子大，空心酒下10丸，渐加至20丸，日三服。

【功能主治】治女人劳损因成崩中状，如月经来去多不可禁止，积日不断，五脏空虚，失色黄瘦，崩竭暂止，少日复发，不耐动摇，小劳辄剧，治法且宜与汤，未宜与此丸也。

当归汤

【处方】当归、川芎、黄芩、芍药、甘草各100克，生竹茹2升。

【用法用量】上六味㕮咀，以水10升煮，竹茹取6升，去滓，纳诸药煎取3.5升，分三服。

【功能主治】治崩中去血虚羸。

伏龙肝汤

【处方】伏龙肝如弹丸大7枚，生姜250克，生地黄4升一方250克，甘草、艾叶、赤石脂、桂心各100克。

【用法用量】上七味㕮咀，以水1升煮取3升，分四服，日三夜一。

【功能主治】治崩中去赤白，或如豆汁。

第一章 妇科方

大牛角中仁散

【处方】 牛角仁 1 枚烧，续断、干地黄、桑耳、白术、赤石脂、矾石、干姜、附子、龙骨、当归各 150 克，人参 50 克，蒲黄、防风、禹余粮各 100 克。

【用法用量】上十五味治下筛，以温酒末食服方寸匕，日三，不知稍加。

【功能主治】治积冷崩中，去血不止，腰背痛，四肢沉重，虚极。

生地黄汤

【处方】 生地黄 500 克，细辛 150 克。

【用法用量】上二味㕮咀，以水 10 升煮取 6 升，服 0.7 升，久服佳。

【功能主治】治崩中漏下，日去数升。

丹参酒

【处方】丹参、艾叶、地榆、忍冬、地黄各 2.5 千克。

【用法用量】上五味锉，先洗白熟舂，以水渍三宿，出滓，煮取汁，以黍米一斛炊饭酿酒，酒熟，榨之，初服 0.4 升，后稍稍添之。

【功能主治】治崩中去血，及产后余疾。

牡丹皮汤

【处方】 牡丹皮、干地黄、斛脉各 150 克，禹余粮、艾叶、龙骨、柏叶、厚朴、白芷、伏龙肝、青竹茹、川芎、地榆各 100 克，阿胶 50 克，芍药 200 克。

【用法用量】上十五味㕮咀，以水 15 升，煮取 5 升，分五服，相去如人行十里久，再服。

【功能主治】 治崩中血盛，并服三剂即瘥方。

白垩丸

【处方】 白垩、禹余粮、白芷、白石脂、干姜、龙骨、桂心、瞿麦、大黄、石苇、白蔹、细辛、芍药、甘草、黄连、附子、当归、茯苓、钟乳、川椒、牡蛎、乌贼骨、黄芩各 25 克。

【用法用量】上二十三味为末，蜜丸如梧子大，空心酒服五丸，日再服，不知加至 10 丸。

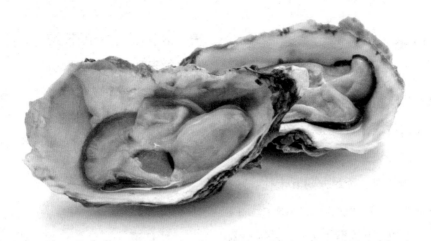

【功能主治】 治女人三十六疾，胞中病，漏下不绝。

鹿茸散

【处方】鹿茸、阿胶各 150 克，乌贼骨、当归各 100 克，蒲黄 50 克。

【用法用量】 上五味治下筛，空心酒服方寸匕，日三，夜再服。

【功能主治】治妇人漏下不止。

芎䓖汤

【处方】 芎䓖、干地黄、黄芪、芍药、吴茱萸、甘草各 100 克，当归、干姜各 150 克。

【用法用量】 上八味咀，以水 10 升，煮取 3 升，分三服。若月经后因有赤白不止者，除地黄、吴茱萸，加杜仲、人参各 100 克。

【功能主治】治带下漏血不止方。

马蹄屑汤

【处方】白马蹄、赤石脂各 250 克，禹余粮、乌贼骨、龙骨、牡蛎各 200 克，附子、干地黄、当归各 150 克，甘草 100 克，白僵蚕 50 克。

【用法用量】 上十一味咀，以水 20 升，煮取 9 升，分六服，日三，即愈。

【功能主治】治白漏不绝。

马蹄丸

【处方】 白马蹄、禹余粮各 200 克，龙骨 150 克，乌贼骨、白僵蚕、赤石脂各 100 克。

【用法用量】 上六味为末，蜜丸如梧子大，酒服 10 丸，不知加至 30 丸。

【功能主治】治白漏不绝。

第一章 妇科方

灸 法

女人胞漏下血不可禁止，灸关元两旁相去三寸。女人阴中痛引心下，及小腹绞痛，腹中五寒，灸关仪百壮。穴在膝外边上一寸宛宛中是。女人漏下赤白及血，灸足太阴五十壮。穴在内踝上三寸，足太阴经内踝上三寸，名三阴交。女人漏下赤白，月经不调，灸交仪三十壮。穴在内踝上五寸，女人漏下赤白，灸营池四穴三十壮。穴在内踝前后两边，池中脉上，一名阴阳是。女人漏下赤白，四肢酸削，灸漏阴三十壮。穴在内踝下五分，微动脚脉上。女人漏下赤白泄注，灸阴阳，随年壮，三报。穴在足趾下屈里表头白肉际是。

月经不调第二十

 白垩丸

【处方】 白垩、白石脂、牡蛎、禹余粮、龙骨、细辛、乌贼骨各75克，当归、芍药、黄连、茯苓、干姜、桂心、人参、瞿麦、石苇、白芷、白薇、附子、甘草各50克，川椒25克。

【用法用量】 上二十一味为末，蜜丸梧子大，空心酒下20丸，日三。至月候来时，日四五服为佳。

【功能主治】 治妇人月经一月再来，或隔月不来，或多或少，淋沥不断，或来而腰腹痛，嘘吸不能食，心腹痛，或青黄黑色，或如水，举体沉重。

 桃仁汤

【处方】 桃仁50枚，泽兰、甘草、川芎、人参各100克，牛膝、桂心、牡丹皮、当归各150克，芍药、生姜、半夏各200克，地黄400克，蒲黄0.7升。

【用法用量】 上十四味㕮咀，以水20升，煮取6.5升，分六服。

【功能主治】 治产后及堕身，月水不调，或淋沥不断，断后复来，状如泻水，四体嘘吸不能食，腹中坚痛，不可行动，月水或前或后，或经月不来，举体沉重，唯欲眠卧，多思酸物。

 杏仁汤

【处方】 杏仁100克，桃仁50克，大黄150克，水蛭、虻虫各30枚。

【用法用量】 上五味㕮咀，以水6升，煮取2升，分三服。一服当有物随大小便有所下，下多者止之，少者勿止，尽三服。

【功能主治】治月经不调，或一月再来，或两月三月一来，或月前或月后，闭塞不通。

 大黄朴硝汤

【处方】大黄、牛膝各250克，朴硝、牡丹、甘草、紫菀各150克一作紫葳，代赭50克，桃仁、虻虫、水蛭、干姜、细辛、焰硝旧本作芒硝各100克，麻仁0.5升。

【用法用量】上十四味哎咀，以水15升，煮取5升，去滓，纳硝令烊，分五服，五更为首，相去一炊顷，自下后将息。忌见风。

【功能主治】治经年月水不利，胞中有风冷所致，宜下之。

 抵当汤

【用法用量】虎掌《千金翼》作虎杖、大黄各100克，桃仁30枚，水蛭20枚。

【用法用量】上四味以水3升，煮取1升，尽服之，当下恶血为度。

【功能主治】治月经不利，腹中满，时自减，并男子膀胱满急。

 七熬丸

【处方】大黄75克，前胡一作柴胡、芒硝熬各250克，葶苈、川椒并熬各13克，生姜、川芎、茯苓各31克，杏仁19克熬，桃仁20枚熬，虻虫熬、水蛭各0.05升熬。

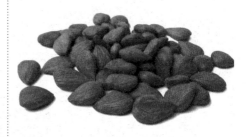

【用法用量】上十二味为末，蜜丸梧子大，空腹饮服7丸，日三，不知加一倍。

【功能主治】治月经不利，手足烦热，腹满默默不欲窜，心烦。

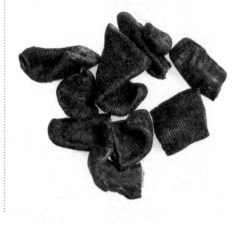

桃仁散

【处方】 桃仁50枚，䗪虫20枚，桂心五寸，茯苓50克，薏苡仁、牛膝、代赭各100克，大黄400克。

【用法用量】 上八味治下筛，隔宿勿食，温酒服一钱匕，日三。

【功能主治】 治月经来绕脐痛，上冲心胸，往来寒热，如疟痃状。

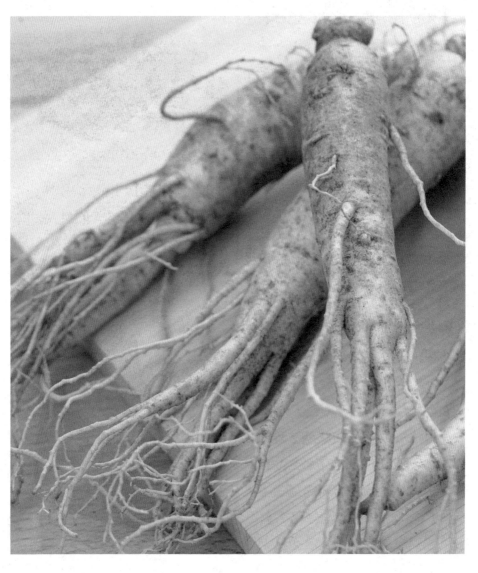 牡丹大黄汤

【处方】 大黄、朴硝各200克，牡丹150克，桃仁1升，人参、阳起石、茯苓、甘草、水蛭、虻虫各100克。

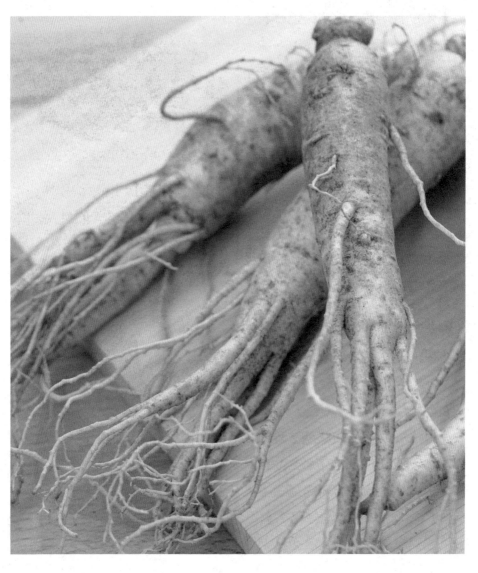

【用法用量】上十味哎咀，以水 9 升，煮取 3 升，去滓，纳朴硝令烊尽，分三服，相去如一饭顷。

【功能主治】治月经不调，或月前或月后，或如豆汁，腰痛如折，两脚疼，胞中风寒。

 阳起石汤 ∿∿∿∿∿∿∿∿∿∿∿∿∿∿

【处方】阳起石、甘草、续断、干姜、人参、桂心各 100 克，附子 50 克，赤石脂 150 克，伏龙肝 250 克，生地黄 1 升。

【用法用量】上十味，以水 10 升，煮取 3.2 升，分四服，日三夜一。

【功能主治】治月水不调，或前或后，或多或少，或赤或白。

 牛膝丸 ∿∿∿∿∿∿∿∿∿∿∿∿∿∿∿

【处方】牛膝、芍药、人参、大黄各 150 克，牡丹皮、甘草、当归、川芎各 100 克，桂心 50 克，虻虫、蛴螬、蜚蠊各 40 枚，虻虫、水蛭各 70 枚。

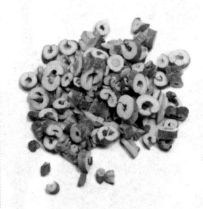

【用法用量】上为研末，蜜丸梧子大，酒服五丸，日三，不知稍增。

【功能主治】治产后月水往来，乍多乍少，仍复不通，时时疼痛，小腹里急，下引腰身重。

第一章 妇科方

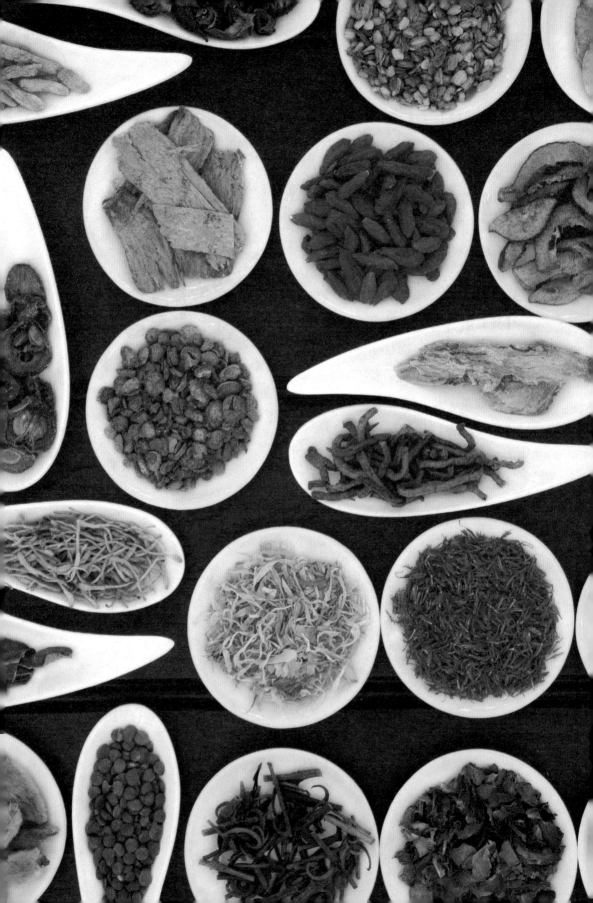

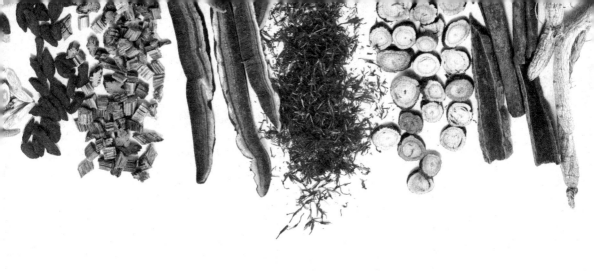

第二章 儿科方

惊痫第一

龙胆汤

【处方】龙胆钩、藤皮、柴胡、黄芩、桔梗、芍药、茯苓一作茯神、甘草各13克，蜣螂2枚，大黄50克。

【用法用量】上十味哎咀，以水1升，煮取0.5升为剂也，服之如后节度。

【功能主治】治婴儿出腹，血脉盛实，寒热温壮，四肢惊掣，发热大吐呔者。

大黄汤

【处方】大黄、人参、细辛、干姜、当归、甘皮各6克。

【用法用量】上六味哎咀，以水1

升煮取0.4升，服之如枣许大，日三。

【功能主治】治少小风痫，积聚，腹痛夭矫，二十五痫。

白羊鲜汤

【处方】白羊鲜6克即白鲜皮，蚱蝉2枚，大黄8克，甘草、钩藤皮、细辛各4克，牛黄如大豆4枚，蛇蜕皮一寸。

【用法用量】上八味哎咀，以水2.5升，煮取1.2升，分五服，日三。

【功能主治】治小儿风痫，胸中有痰。

增损续命汤

【处方】麻黄、甘草、桂心各50克，川芎、葛根、升麻、当归、独活各

37 克。人参、黄芩、石膏各 25 克，杏仁 20 枚。

【用法用量】 上十二味咬咀，以水 6 升煮麻黄，去上沫，乃纳诸药，煮取 1.2 升，3 岁儿分为四服，一日令尽，少取汗，得汗以粉粉之。

【功能主治】 治小儿猝中风，恶毒，及久风，四肢角弓反张不随，并躄痿，僻不能行步。

🌱 石膏汤

【处方】 石膏 0.1 升，麻黄 17 克，甘草、射干、桂心、芍药、当归各 8 克，细辛 4 克。

【用法用量】上八味咬咀，以水 3.5 升，先煮麻黄三沸，去上沫，纳余药，煮取 1 升，3 岁儿分四服，日三。

【功能主治】 治小儿中风，恶痹不能语，口眼了戾，四肢不随。

🌱 二物石膏汤

【处方】 石膏如鸡子大 1 枚碎，真珠 50 克。

【用法用量】 上以水 2 升煮石膏五六沸，纳真珠，煮取 1 升，稍稍分服。

【功能主治】 治少小中风，手足拘急。

🌱 二物驴毛散

【处方】 驴毛取背前交脊上会中拔取如手拇指大一把，麝香二豆大。

【用法用量】 上以乳汁和，铜器中微火煎，令焦熟出，为末。小儿不能饮，以乳汁和之，苇筒贮泻着咽中，然后饮乳令入腹。

【功能主治】 治少小新生中风。

🌱 茵芋丸

【处方】 茵芋叶、铅丹、秦艽、钩藤皮、石膏、杜蘅、防葵各 50 克，菖蒲、黄芩各 75 克，松萝 25 克，蜣螂 10 枚，甘草 150 克。

【用法用量】 上十二味为末，蜜丸小豆大。3 岁以下服 5 丸，3 岁以上服 7 丸，5 岁以上服 10 丸，10 岁以上可至 15 丸。

【功能主治】 治少小有风痫疾，至长不除，或遇天阴节变便发动，食饮坚强亦发。百脉挛缩，行步不正，言语不便者，服之永不发。

🌱 镇心丸

【处方】银屑 25 克，水银 42 克，牛黄 13 克，大黄 3 克，茯苓 1.5 克，茯神、远志、防己、白蔹、雄黄、人参、芍药各1克，紫石英、真珠、防葵、铁精各2克。

【用法用量】 上十六味，先以水银和银屑如泥，别治诸药和丸。2岁儿如麻子2丸，随儿大小增之。（一方无牛黄。）

【功能主治】 治小儿惊痫百病，镇心气。

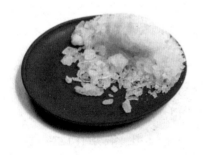

丹参赤膏

【处方】 丹参、雷丸、芒硝、戎盐、大黄各100克。

【用法用量】 上五味㕮咀，以苦酒1千克浸四钟一宿，以成炼猪肪500克煎，三上三下，去滓，乃纳芒硝，膏成，以摩心下，冬夏可用。

【功能主治】治少小心腹热，除热。

五物甘草生摩膏

【处方】 甘草、防风各50克，白

术、桔梗各42克，雷丸125克。

【用法用量】 上五味㕮咀，以不中水猪肪500克煎为膏，以煎药，微火上煎，消息视稠浊，膏成，去滓，取如弹丸大1枚，炙手以摩儿百遍，寒者更热，热者更寒，小儿虽无病，早起常以膏摩囟上及手足心，甚辟风寒。

【功能主治】 治少小新生肌肤幼弱，喜为风邪所中，身体壮热，或中大风，手足惊。

客忤第二

一物猪蹄散

【处方】 猪后足悬蹄。

【用法用量】 烧末捣筛，以饮乳汁一撮，立效。

【功能主治】 治小儿寒热及赤气中人。

一物猪通浴汤

【处方】 猪通2升。

【用法用量】 以热汤灌之，适寒温浴儿。

【功能主治】治小儿中人忤，喔啼，面青腹强者。

🌿 白鲜皮汤

【处方】白鲜皮、大黄、甘草各50克，芍药、茯苓、细辛、桂心各37克。

【用法用量】上七味咬咀，以水2升，煮取0.9升，分三服。

【功能主治】治少小客魃挟实。

🌿 龙角丸

【处方】龙角13克，牡蛎一作牡丹，川大黄各19克，黄芩25克，蚱蝉2枚，牛黄如小豆5枚。

【用法用量】上六味末，蜜丸如麻子，褥里儿服2丸，随儿大小增减。

【功能主治】治小儿五惊夜啼。

🌿 川芎散

【处方】川芎、白术、防己各25克。

【用法用量】上三味治下筛，以乳和与儿服之，量多少，又以儿母手掩脐中，亦以摩儿头及脊，验。

【功能主治】治小儿夜啼，至明即安寐。

🌿 一物前胡丸

【处方】前胡随多少。

【用法用量】捣末，蜜和丸如大豆，服1丸，日三，稍加至5~6丸，

以瘥为度。

【功能主治】治少小夜啼。

🌿 千金汤

【处方】川椒、左顾牡蛎各13克碎。

【用法用量】上二味以醋浆水1升，煮取0.5升，每服0.1升。

【功能主治】治小儿暴惊啼绝死，或有人从外来，邪气所逐，令儿得疾，众医不治。

伤寒第三

🌿 麦门冬汤

【处方】麦门冬38克，石膏、寒水石、甘草各25克，桂心17克。

【用法用量】上五味咬咀，以水2.5升，煮取1升，每服0.1升，日三。

【功能主治】治小儿未满百日伤寒，鼻衄身热呕逆。

🌿 芍药四物解肌汤

【处方】芍药、黄芩、升麻、葛根各25克。

【用法用量】上四味咬咀，以水3升，煮取0.9升，去滓，分五服，期岁以上，分三服。

【功能主治】 治少小伤寒。

麻黄汤

【处方】 麻黄、生姜、黄芩各 50 克，甘草、桂心、石膏、芍药各 25 克，杏仁 10 枚。

【用法用量】 上八味咬咀，以水 4 升，煮取 1.5 升，分二服。儿若小，以意减之。

【功能主治】 治少小伤寒，发热咳嗽，头面热者。

五味子汤

【处方】 五味子 21 克，麦门冬、黄连、黄芩、大黄、前胡各 13 克，芒硝 11 克，石膏 50 克。

【用法用量】 上八味咬咀，以水 3

升，煮取 1.5 升，服 0.2 升，得下便止，计大小增减之。

【功能主治】 治小儿伤寒，病久不除，瘥后复剧，瘦瘠骨立。

莽草浴汤

【处方】莽草 250 克，牡蛎 200 克，雷丸 30 枚，大黄 50 克，蛇床子 1 升。

【用法用量】 上五味咬咀以水 30 升，煮取斗半，适寒温以浴儿，避眼及阴。

【功能主治】 治少小伤寒。

雷丸浴汤

【处方】雷丸 20 枚，大黄 200 克，黄芩 50 克，苦参、石膏各 150 克，丹参 100 克。

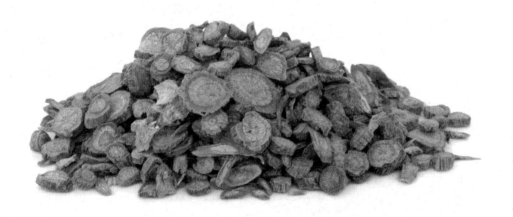

【用法用量】上六味咬咀，以水20升，煮取15升浴儿，避眼及阴，浴讫以粉粉之，勿厚衣，一宿复浴。

【功能主治】治小儿忽寒热。

李叶浴汤

【处方】李叶随多少。

【用法用量】咬咀，以水煮，去滓，浴儿，良。

【功能主治】治少小身热。

柳枝浴汤

【处方】柳枝细切。

【用法用量】煮取汁洗儿，若渴，绞冬瓜汁服之。

【功能主治】治小儿生一月至五月，乍寒乍热。

青木香浴汤

【处方】青木香200克，麻子仁、竹叶各1升，虎骨250克，白芷150克。

【用法用量】上五味咬咀，以水20升，煮取10升，稍稍浴儿。

【功能主治】治小儿壮热羸瘠。

十二物寒水石散

【处方】寒水石、芒硝、滑石、石膏、赤石脂、青木香、大黄、甘草、黄芩、防风、川芎、麻黄根各等分。

【用法用量】治下筛，以粉1升，药屑0.3升相和，复以筛筛之，以粉儿身，日三。

【功能主治】治少小身体壮热，不能服药。

李根汤

【处方】李根、桂心、芒硝各38克，麦门冬、甘草各50克。

【用法用量】上五味咬咀，以水3升，煮取1升，分五服。

【功能主治】治小儿暴有热，得之二三日者。

升麻汤

【处方】升麻、白薇、麻黄、葳蕤、柴胡、甘草各25克，黄芩50克，朴硝、大黄、钩藤各13克。

【用法用量】上十味咬咀，以水3升先煮麻黄去上沫，纳诸药煮，取1升。

【功能主治】治小儿伤寒，变热毒病，身热面赤，口燥，心腹坚急，大小便不利，或口疮者，或因壮热，便四肢挛掣惊，乃成痫疾，时发时醒，醒后身热如火者，悉主之。

大黄汤

【处方】大黄、甘草、芒硝各25克，桂心17克，石膏50克，大枣5枚。

【用法用量】上六味㕮咀，以水3升，煮取1升，每服0.2升。

【功能主治】治小儿肉中挟宿热，瘦瘠，热进退休作无时。

蜀漆汤

【处方】蜀漆、甘草、知母、龙骨、牡蛎各25克。

【用法用量】上五味㕮咀，以水4升，煮取1升，去滓，1岁儿少少温服0.05升，日再。

【功能主治】治小儿潮热。

竹叶汤

【处方】竹叶切、小麦各0.5升，柴胡、麦门冬、人参、甘草各25克，茯苓37克，黄芩63克。

【用法用量】上八味㕮咀，以水4升，煮竹叶小麦，取3升，去竹叶小麦，下诸药煮，取1.5升，分三服。

【功能主治】治小儿夏月患腹中伏热，温壮来往，或患下痢，色或白或黄，三焦不利。

调中汤

【处方】葛根、黄芩、茯苓、桔梗、芍药、白术、藁本、大黄、甘草各13克。

【用法用量】上九味㕮咀，以水2升，煮取0.5升，服法如前篇龙胆汤下，量儿大小以意服之。

【功能主治】治小儿春秋月晨夕中暴冷，冷气折其四肢，热不得泄，则壮热冷气入胃，变下痢，或欲赤白滞起数去，小腹胀痛极壮热，气脉洪大，或急数者，服之热便歇，下亦瘥也，但壮热不吐下者，亦主之。

二物茯苓粉散

【处方】茯苓、牡蛎各200克。

【用法用量】上治下筛，以粉

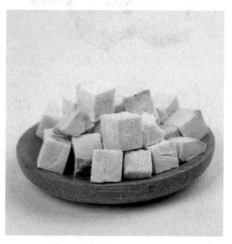

第二章 儿科方

400 克，合捣为散，有热辄以粉，汗即止。

【功能主治】治少小头汗。

三物黄连粉散

【处方】黄连、牡蛎、贝母各 37 克。

【用法用量】上以粉 1 升，合捣下筛，取粉儿身，佳。

【功能主治】治少小盗汗。

犀角饮子

【处方】犀角 37 克，茯神 50 克，麦门冬 75 克，甘草 25 克，白术 13 克。

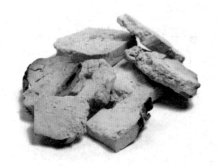

【用法用量】上五味哎咀，以水 0.9 升，煎取 0.4 升，分服。加龙齿 50 克，佳。

【功能主治】由心脏热之所感，宜服此方。

恒山汤

【处方】恒山切 50 克，小麦 0.3 升，淡竹叶切 1 升。

【用法用量】上三味以水 1.5 升，煮取 0.5 升，量儿大小分服。

【功能主治】治小儿温疟。

咳嗽第四

紫菀汤

【处方】紫菀、杏仁、黄芩、当归、甘草、橘皮、青木香、麻黄、桂心各 13 克，大黄 50 克。

【用法用量】上十味哎咀，以水 3 升，煮取 0.9 升，去滓，六十日至百日儿一服 0.25 升，一百日至二百日儿一服 0.3 升。

【功能主治】治小儿中冷及伤寒暴嗽，或上气咽喉鸣气逆，或鼻塞清水出。

五味子汤

【处方】五味子、当归各 25 克，麻黄、干姜、桂心、人参、紫菀、甘草各 50 克，款冬花、细辛各 6 克，大黄 75 克。

【用法用量】上十一味哎咀，以水 2.5 升，煮取 0.9 升，去滓，儿六十日至百日一服 0.25 升，一百日至二百日一服 0.3 升。其大黄别浸一宿下。

【功能主治】治小儿风冷入肺，上气气逆，面青，喘迫咳嗽，昼夜不息，食则吐不下。

射干汤

【处方】射干、麻黄、紫菀、甘草、生姜各 50 克，半夏 5 枚，桂心五寸，大枣 20 枚。

【用法用量】上八味哎咀，以水 7 升，煮取 1.5 升，去滓，纳蜜 0.5 升，煎一沸，分温服 0.2 升，日三。

【功能主治】治小儿咳逆，喘息如水鸡声。

八味生姜煎

【处方】生姜 350 克，干姜 200 克，桂心 100 克，甘草、款冬花、紫菀各 150 克，杏仁、蜜各 500 克。

【用法用量】上合诸药为末，微火上，煎取如饴。量其大小多少与儿含咽之，百日小儿如枣核许，日四五服，甚有验。

【功能主治】治少小嗽。

四物款冬丸

【处方】款冬花、紫菀各 75 克，桂心 25 克，伏龙肝 13 克。

【用法用量】上为末，蜜和如泥，取如枣核大敷乳头令儿饮之，日三敷之，渐渐令儿饮之。

【功能主治】治小儿嗽，昼瘥夜甚，初不得息，不能复啼。

菖蒲丸

【处方】菖蒲、乌头、杏仁、矾石、细辛、皂荚各 13 克，款冬花、干姜、桂心、紫菀各 37 克，川椒 11 克，吴茱萸 0.6 升。

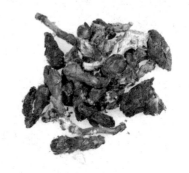

【用法用量】上十二味为末，蜜丸如梧子，3 岁儿饮服 5 丸，加至 10 丸，日三。儿小以意减之，儿大以意加之。暴嗽数服便瘥。

【功能主治】治小儿暴冷嗽，及积风冷嗽，兼气逆鸣。

第二章 儿科方

🌱 桂枝汤

【处方】桂枝 25 克，甘草 125 克，紫菀 37 克，麦冬 87 克。

【用法用量】上四味咬咀，以水 2 升，煮取 0.5 升，以绵着汤中，捉绵滴儿口中，昼夜四五过与之节乳哺。

【功能主治】治少小十日以上至五十日，卒得暜咳，吐乳，呕逆，暴嗽，昼夜不得息。

癖结胀满第五

🌱 紫双丸

【处方】巴豆、蕤核仁各 37 克，麦冬 21 克，甘草 11 克，朱砂、甘遂各 4 克，牡蛎、蜡各 17 克。

【用法用量】上八味以汤熟洗巴豆，研，新布绞去油，别捣甘草、甘遂、牡蛎、麦门冬，下筛讫，研蕤核仁令极熟，乃纳散更捣 2 000 杵。

【功能主治】治小儿身热头痛，饮食不消，腹中胀满，或小腹绞痛，大小便不利，或重下数起，小儿无异疾，惟饮食过度，不知自止，哺乳失节，或惊悸寒热，惟此丸治之不瘥，更可重服。

🌱 牛黄丸

【处方】牛黄 9 克，附子 1 枚，真珠、巴豆、杏仁各 50 克。

【用法用量】上五味捣附子、真珠为末，下筛，别捣巴豆、杏仁令如泥，纳药及牛黄捣 1 200 杵，药成，若干入少蜜足之。

【功能主治】治小儿宿乳不消，腹痛惊啼。

🌱 芒硝紫丸

【处方】芒硝、大黄各 200 克，半夏、甘遂各 100 克，代赭 50 克，巴豆 200 枚，杏仁 120 枚。

【用法用量】上七味为末，别捣巴豆杏仁治如膏，旋纳药末捣 3 000 杵，令相和合，强者纳少蜜。

【功能主治】治小儿宿食癖气痰饮，往来寒热不欲食，消瘦。

🌱 牛黄双丸

【用法用量】牛黄、太山甘遂各 25 克，真珠 13 克，杏仁、芍药、黄芩各 50 克，巴豆 37 克。

【用法用量】上七味为末蜜丸，1 岁儿饮服如麻子 2 丸，但随大小加减之。

【功能主治】 治小儿结实，乳食不消，心腹痛。

🌿 牛黄鳖甲丸

【处方】牛黄、厚朴、茯苓、桂心、白芍、干姜各25克，麦曲、柴胡、大黄、鳖甲、枳实、川芎各50克。

【用法用量】 上十二味为末，蜜丸如小豆大，日三服，以意量之。

【功能主治】 治少小癖实壮热，食不消化，中恶忤气。

🌿 芫花丸

【处方】 芫花、黄芩各50克，大黄、雄黄各125克。

【用法用量】 上四味为末，蜜和更捣1000杵，3岁儿至1岁以下服如粟米一丸，欲服丸纳儿喉中，令母与乳。若长服消病者，当以意消息与服之，与乳哺相避。

【功能主治】 治小儿心下痞，痰癖结聚，腹大胀满，身体壮热，不欲哺乳。

🌿 真珠丸

【处方】真珠25克，麦冬50克，蕤仁200枚，巴豆40枚。

【用法用量】 上四味为末蜜丸，

期岁儿服2丸如小豆大，二百日儿服如麻子2丸，渐增以知为度，当下病赤黄白黑葵汁，下勿绝药，病尽下自止。久服使小儿肥白，甚验。

【功能主治】 治小儿痰实结聚，宿癖羸露，不能饮食。

🌿 鳖甲丸

【处方】鳖甲、白芍、大黄各51克，茯苓、柴胡、干姜各50克，桂心13克，䗪虫、蛴螬各20枚。

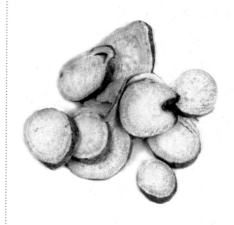

【用法用量】 上九味以末蜜和，服如梧子7丸，渐渐加之，以知为度。

【功能主治】 治少小腹中结坚，胁下有疹，手足烦热。

🌿 鳖头丸

【处方】鳖头1枚，甘皮25克，虻虫、䗪虫、桃仁各37克。

【用法用量】上五味为末蜜丸，服如小豆2丸，日三，大便不利，加大黄37克，以知为度。

【功能主治】治小儿痞气，胁下腹中有积聚坚痛。

桂心橘皮汤

【处方】桂心、人参各25克，橘皮150克，黍米0.5升，成择薤250克。

【用法用量】上五味咬咀，以水7升先煮药，煎取2升，次下薤米，米熟药成，稍稍服之。

【功能主治】治小儿五六日不食，气逆。

地黄丸

【处方】干地黄、大黄各63克，茯苓37克，当归、柴胡、杏仁各25克。

【用法用量】上六味为末，以蜜丸如麻子大，服5丸，日三。

【功能主治】治少小胃气不调，不嗜食，生肌肉。

马通粟丸

【处方】马通中粟37克，杏仁、紫菀、细辛各25克，五味子、石膏、秦艽、半夏、茯苓各13克。

【用法用量】上九味为末蜜丸，服如小豆10丸，日三，不知加至20丸。

【功能主治】治少小胁下有气内痛，喘逆气息难，往来寒热，羸瘦不食。

半夏丸

【处方】半夏随多少。

【用法用量】微火炮之，捣末，酒和服如粟米粒大5丸，日三，立愈。

【功能主治】治小儿暴腹满欲死。

藿香汤

【处方】藿香50克，生姜150克，青竹茹，甘草各25克。

【用法用量】上四味咬咀，以水2升，煮取0.8升，每服0.1升，日三，有热加升麻25克。

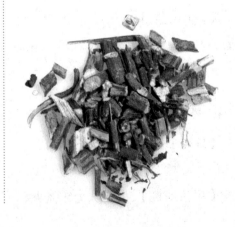

【功能主治】 治毒气吐下，腹胀逆害乳哺。

● 痈疽瘰第六

● 漏芦汤

【处方】 漏芦、连翘《肘后》用白蔹、白蔹、芒硝《肘后》用芍药、甘草各13克，大黄50克，升麻、枳实、麻黄、黄芩各19克。

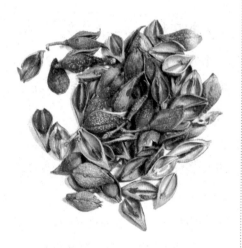

【用法用量】 上十味㕮咀，以水1.5升，煎取0.5升，儿生一日至七日取0.1升分三服，八日至十五日取0.15升分三服，十六日至二十日取0.2升分三服，二十日至三十日取0.3升分三服，三十日至四十日取0.5升分三服。

【功能主治】 治小儿热毒痈疽，赤白诸丹毒疮疖。

● 连翘丸

【处方】 连翘、桑白皮、白头翁、牡丹、防风、黄柏、桂心、香豉、独活、秦艽各50克，海藻25克。

【用法用量】 上十一味为末，蜜丸如小豆，3岁儿饮服五丸，加至10丸，5岁以上者以意加之。

【功能主治】 治小儿无故寒热，强健如故，而身体颈项结核瘰，及心胁腹背里有坚核不痛，名为结风气肿。

● 麻黄汤

【处方】 麻黄75克，独活、射干、甘草、桂心、青木香、石膏、黄芩各50克。

【用法用量】 上八味㕮咀，以水4升，煮取1升，3岁儿分为四服，日再。

【功能主治】 治小儿丹肿及风毒风疹。

● 揭 汤

【处方】 大黄、甘草、当归、川芎、白芷、独活、黄芩、芍药、升麻、沉香、青木香、木兰皮各50克，芒硝150克。

【用法用量】 上十三味㕮咀，以水 12 升，煮取 4 升，去滓，纳芒硝，以绵搵汤中，适寒温揭之，干则易之，取瘥止。

【功能主治】治小儿数十种丹方。

五香枳实汤

【处方】 常青木香 19 克，麝香 13 克，鸡舌香、薰陆香、沉香、防风、秦艽、漏芦各 25 克，升麻、黄芩、白蔹、麻黄各 50 克，枳实 75 克，大黄 87 克。

【用法用量】 上十四味㕮咀，以水 5 升，煮取 1.8 升，儿五六岁者一服 0.4~0.5 升，七八岁者一服 0.6 升，十岁至十四五者加大黄 25 克，足水为 10 升，煮取 2.5 升，分三服。

【功能主治】 治小儿着风热，坚如麻豆粒，疮痒搔之，皮剥汁出，或遍身头面。

水银膏

【处方】 水银、胡粉、松脂各 150 克。

【用法用量】 上三味以猪脂 4 升煎松脂，水气尽，下二物搅令匀不见水银以敷之。

【功能主治】治小儿热疮。

苦参汤

【处方】 苦参 400 克，地榆、川连、王不留行、独活、艾叶各 250 克，竹叶 2 升。

【用法用量】 上七味㕮咀，以水 30 升，煮取 10 升以浴儿疮上，浴讫敷黄连散。

【功能主治】 治小儿身上下百疮不瘥。

枳实丸

【处方】枳实 75 克，菊花、蛇床子、防风、刺蒺藜、白薇、浮萍各 50 克，天雄、麻黄、漏芦各 25 克。

【用法用量】 上十味为末，蜜丸如大豆许。5 岁儿饮服 10 丸，加至 20 丸，日二。

【功能主治】 治小儿病风瘙痒痛如疥，搔之汁出，遍身如麻豆粒，年年喜发，面目虚肥，手足干枯，毛发细黄，及肌肤不光泽，鼻气不利，此则少时热盛极，体当风，风热相搏所得也，不早治之，成大风疾。

藜芦膏

【处方】藜芦、黄连、雄黄、黄芩、松脂各 100 克，矾石 250 克，猪脂

250克。

【用法用量】 上七味为末，煎令调和，先以赤龙皮天麻汤洗讫敷之。

【功能主治】 治小儿一切头疮，久即疽痒不生痂。

苦参洗汤

【处方】苦参、黄芩、川连、黄柏、甘草、大黄、川芎各50克，蒺藜子0.3升。

【用法用量】 上八味咬咀，以水6升，煮取3升，渍布搨疮上，日数过。

【功能主治】 治小儿头疮。

小儿杂病第七

升麻汤

【处方】 升麻、生姜、射干各100克，橘皮50克。

【用法用量】 上四味咬咀，以水6升，煮取2升，去滓，分三服。

【功能主治】 治小儿喉痛，若毒气盛，便咽塞，并治大人咽喉不利。

半夏熨汤

【处方】半夏、生姜、川芎各1升，细辛150克，桂心一尺，乌头10枚。

【用法用量】 上六味咬咀，以醇

苦酒5升渍之晬时，煮三沸，绞去滓，以绵一片浸药中，适寒温以熨囟上，冷更温之，复熨如前，朝暮各三四熨乃止，二十日可愈。

【功能主治】 治小儿脑长解颅不合，羸瘦色黄，至四五岁不能行。

五等丸

【处方】黄柏、香豉、牡丹、防风、桂心各100克。

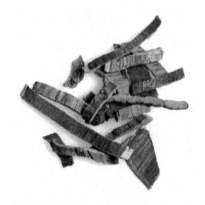

【用法用量】 上五味为末，蜜丸如大豆，儿3岁饮服五丸，加至10丸。

【功能主治】 治小儿阴偏大，又卵核坚癖。

鳖头丸

【处方】 鳖头二枚炙令焦，磁石200克，桂心150克，小皮1枚炙令焦。

【用法用量】 上四味为末，蜜

丸如大豆，儿 2~5 岁服 5~10 丸，日三。

【功能主治】治小儿积冷久下，瘥后余脱肛不瘥，腹中冷，肛中疼痛不得入者。

除热结肠丸

【处方】川连、柏皮、苦参、鬼臼、独活、橘皮、芍药、阿胶各 25 克。

【用法用量】上八味为末，以蓝汁及蜜丸如小豆，日服 5~10 丸。冬无蓝汁，可用蓝子 0.1 升，春蜜和丸。

【功能主治】断小儿热，下黄赤汁沫，及鱼脑杂血，肛中疮烂坐生虫。

蒲黄汤

【处方】蒲黄、麦冬、大黄、黄芩各 21 克，甘草 17 克，芒硝 15 克，黄连 27 克。

【用法用量】上七味哎咀，以水 2 升，煮取 1 升，去滓纳芒硝，分三服，消息视儿羸瘦半之，大小便血即愈，忌冷食。

【功能主治】治小儿落床坠地，如有瘀血，腹中阴阴，寒热不肯乳哺，但啼哭叫唤。

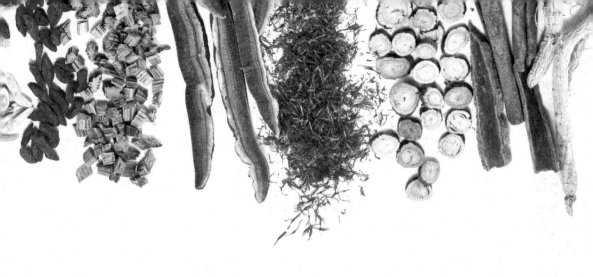

第三章 七窍方

目病第一

神曲丸

【处方】 神曲200克，磁石100克研，光明砂50克研。

【用法用量】 上三味末之，炼蜜为丸如梧子大，饮服3丸，日三，不禁，常服益眼力，众方不及，学者宜知此方神验不可言，当秘之。一名磁朱丸。

【功能主治】 主明目。

补肝丸

【处方】青葙子、桂心、葶苈子、杏仁、细辛、茺蔚子、枸杞子、五味子各50克，茯苓、黄芩、防风、地肤子、泽泻、决明子、麦门冬、蕤仁各63克，车前子、菟丝子各0.2升，干地黄100克，兔肝1具。

【用法用量】上二十味末之，蜜丸。饮下20丸，如梧子，日再，加至30丸。

【功能主治】 治眼暗。

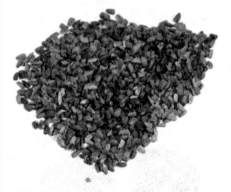

补肝散

【处方】 青羊肝1具去上膜，薄切之，以新瓦瓶子未用者净拭之，纳肝于中，炭火上炙之，令极干，汁尽末之，决明子

0.5 升, 蓼子 0.1 升熬令香。

【用法用量】 上三味合治下筛。以粥饮, 食后服方寸匕, 日二, 稍加至三匕, 不过两剂。

【功能主治】 治目失明漠漠。

 补肝散

【处方】细辛、钟乳粉炼成者、茯苓、云母粉炼成者、远志、五味子各等分。

【用法用量】 上六味治下筛。以酒服五分匕, 日三, 加至一钱匕。

【功能主治】 治三十年失明。

补肝芜菁子散

【处方】 芜菁子 3 升净淘。

【用法用量】以清酒 3 升煮令熟, 曝干, 治下筛。以井花水和服方寸匕, 稍加至三匕。

【功能主治】 常服明目。

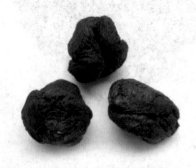

补肝散

【处方】 地肤子 10 升阴干末之,

生地黄 2.5 升捣取汁。

【用法用量】 上二味以地黄汁和散, 曝干, 共为末。以酒服方寸匕, 日二服。

【功能主治】治男子五劳七伤明目。

泻肝汤方

【处方】 柴胡、芍药、大黄各 200 克, 决明子、泽泻、黄芩、杏仁各 150 克, 升麻、枳实、栀子仁、竹叶各 100 克。

【用法用量】 上十一味㕮咀。水 9 升, 煮取 2.7 升, 分三服。热多体壮, 加大黄 50 克; 羸老, 去大黄, 加栀子仁 250 克。

【功能主治】治眼赤漠漠不见物, 息肉生。

大枣煎方

【处方】 大枣 7 枚去皮、核, 黄连 100 克碎, 绵裹, 淡竹叶切 0.5 升。

【用法用量】 上三味, 以水 2 升煮竹叶, 取 1 升, 澄清取 0.8 升, 纳枣肉、黄连煎取 0.4 升, 去滓令净, 细细以敷目中。

【功能主治】 治目热赤, 生赤脉侵睛, 息肉急痛, 闭不开, 如芥在眼磣痛。

洗眼汤

【处方】秦皮、黄柏、决明子、黄连、黄芩、蕤仁各37克，栀子7枚，大枣5枚。

【用法用量】上八味㕮咀。以水2升浸，煮取0.6升，澄清，仰卧洗目，日一。

【功能主治】治热上出攻，目生障翳、目热痛汁出。

洗眼汤

【处方】甘竹叶二七枚，乌梅3枚，古钱3枚。

【用法用量】上三味，以水2升渍药半日，东向灶煮二沸，三上三下，得0.2升，临欲眠。

【功能主治】治目赤痛方。

鼻病第二

通草散方

【处方】通草25克，矾石50克，真朱50克。

【用法用量】上三味末之，捻绵如枣核，取药如小豆，着绵头，纳鼻中，日三易之。

【功能主治】治鼻中息肉不通利。

生地黄汤

【处方】生地黄400克，黄芩50克，阿胶100克，柏叶一把，甘草100克。

【用法用量】上五味㕮咀。以水7升，煮取3升，去滓，纳胶煎取2.5升，分三服。

【功能主治】主衄方。

口病第三

五香丸

【处方】豆蔻、丁香、藿香、零陵香、青木香、白芷、桂心各50克，香附子100克，甘松香、当归各25克，槟榔2枚。

【用法用量】上十一味末之，蜜和丸，常含1丸，如大豆，咽汁，日三夜一。

【功能主治】治口及身臭，令香止烦散气。

熏衣香方

【处方】鸡骨煎香、零陵香、丁香、青桂皮、青木香、枫香、郁金香各150克，薰陆香、甲香、苏合香、甘松香各100克，沉水香250克，雀头香、藿香、白檀香、安息香、艾

第三章　七窍方

纳香各 50 克，麝香 25 克。

【用法用量】上十八味末之，蜜 2.5 升煮，肥枣 40 枚，令烂熟，以手痛搦，令烂如粥，以生布绞去滓，用和香，干湿如捽，捣五百杵，成丸，密封七日乃用之，以微火烧之，以盆水纳笼下，以杀火气，不尔，必有焦气也。

【功能主治】治口臭。

 湿香方

【处方】沉香 1.37 千克，甘松、檀香、雀头香一作藿香、甲香、丁香、零陵香、鸡骨煎香各 169 克，麝香 119 克，薰陆香 163 克。

【用法用量】上十味末之，欲用以蜜和，预和歇，不中用。

【功能主治】治口臭。

 衣香方

【处方】零陵香、藿香各 200 克，甘松香、茅香各 150 克，丁子香 50 克，苜蓿香 100 克。

【用法用量】上六味各捣，加泽兰叶 200 克，粗下用之，极美。

【功能主治】治口臭。

 唇病第四

 润脾膏

【处方】生地黄汁 1 升，生麦门冬 200 克，生天门冬切 1 升，葳蕤 200 克，细辛、甘草、川芎、白术各 100 克，黄芪、升麻各 150 克，猪膏 3 升。

【用法用量】上十一味哎咀，诸药苦酒淹一宿，绵裹药，临煎下生地黄汁，与猪膏共煎取膏鸣，水气尽去滓，取细细含之。

【功能主治】治脾热唇焦枯无润。

 甲煎唇脂

【处方】甘松香 250 克，艾纳香、苜蓿香、茅香各 50 克，藿香 150 克，零陵香 200 克。

【用法用量】先以麻捣泥，泥两口好瓷瓶，容 10 升以上，各厚半寸曝令干。上六味先以酒 1 升，水 5 升相和作汤，洗香令净，切之，又以酒水各 1 升浸一宿，明旦纳于 15 升乌麻油中，微火煎之，三上三下，去滓，纳上件一口瓶中。

【功能主治】治唇裂口臭方。

齿病第五

含漱汤

【处方】独活150克，黄芩、川芎、细辛、荜茇各100克，当归150克，丁香50克。

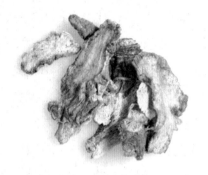

【用法用量】上七味㕮咀。以水5升，煮取2.5升，去滓含漱之，须臾闷乃吐，更含之。

【功能主治】治齿痛方。

喉病第六

乌膏

【处方】生乌500克，升麻150克，羚羊角100克，蔷薇根切1升，艾叶13克生者尤佳，芍药100克，通草100克，生地黄切0.5升，猪脂1千克。

【用法用量】上九味㕮咀。绵裹，苦酒1升，淹浸一宿，纳猪脂中，微火煎取，苦酒尽，膏不鸣为度，去滓，薄绵裹膏似大杏仁，纳喉中，细细吞之。

【功能主治】喉咙者，脾胃之候。若脏热，喉则肿塞，神气不通，乌膏主之。

母姜酒

【处方】母姜汁2升，酥、牛髓、油各1升，桂心、秦椒各50克，防风75克，川芎、独活各63克。

【用法用量】上九味末之，纳姜汁中煎，取相淹濡，下髓酥油等，令调，微火，三上三下煎之，平旦温清酒1升，下0.2升膏，即细细吞之，日三夜一。

【功能主治】咽门者，肝胆之候，若脏热，咽门则闭而气塞，若腑寒，咽门则破而声嘶。

面药第七

澡豆方

【处方】白芷、白术、白鲜皮、白蔹、白附子、白茯苓、羌活、葳蕤、栝楼子、桃仁、杏仁、菟丝子、商陆、土瓜根、川芎各50克，猪胰两具大者细切，冬瓜仁 0.4 升，白豆面 1 升，面 3 升，溲猪胰为饼，曝干捣筛。

【用法用量】上十九味合捣，筛入面，猪胰拌匀更捣。每日常用，以浆水洗手面，甚良。

【功能主治】洗手面，令白净悦泽。

 澡豆方

【处方】猪胰五具细切，毕豆面 1 升，皂荚三挺，栝楼实 150 克一方不用，葳蕤、白茯苓、土瓜根各 250 克。

【用法用量】上七味捣筛，将猪胰拌和，更捣令匀，每旦取洗手面，百日白净如素。

【功能主治】洗面药。

 面 脂

【处方】白芷、冬瓜仁各 150 克，葳蕤、细辛、防风各 75 克，商陆、川芎各 150 克，当归、藁本、蘼芜、土瓜根去皮、桃仁各 50 克，木兰皮、辛夷、甘松香、麝香、白僵蚕、白附子、栀子花、零陵香 25 克，猪胰 3 具切，水渍六日，欲用时，以酒取汁渍药。

【用法用量】上二十一味薄切，绵裹，以猪胰汁渍一宿，平旦以前，猪脂 6 升，微火三上三下，白芷色黄膏成。

【功能主治】主悦泽人面，耐老方。

面 脂

【处方】丁香、零陵香、桃仁、土瓜根、白蔹、防风、沉香、辛夷、栀子花、当归、麝香、藁本、商陆、芎䓖各 150 克，葳蕤一本作白及、藿香一本无、白芷、甘松香各 125 克，菟丝子 150 克，白僵蚕、木兰皮各 125 克，蜀水花、青木香各 100 克，冬瓜仁 200 克，茯苓 150 克，鹅脂、羊肾脂 1.5 升，羊髓 1 升，生猪脂 3 升。

【用法用量】上二十九味㕮咀，先以美酒 5 升，猪胰六具，取汁，渍药一宿，于猪脂中极微火煎之，三上三下，白芷色黄，以绵一大两纳生布中，绞去滓，入麝香末，以白木篦搅之，至凝乃止，任性用之，良。

【功能主治】治面上皱黑，凡是面上之疾皆主之方。

猪蹄汤

【处方】猪蹄 1 具，桑白皮、川芎、葳蕤各 150 克，白术 100 克，白茯苓 150 克，商陆 100 克一作当归，白芷 150 克。

【用法用量】上八味㕮咀，以水 30 升煎猪蹄及药，取 10 升，去滓，

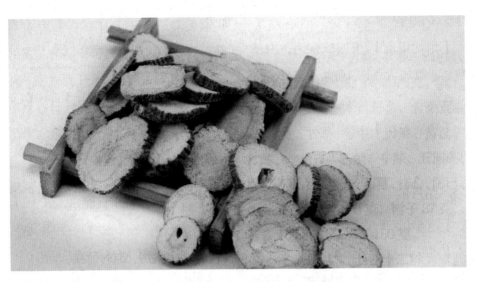

温一盏，洗手面，大佳。

【功能主治】洗手面，令光润。

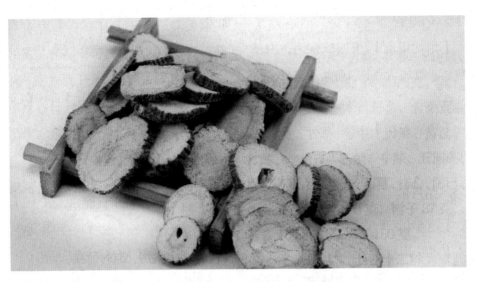 猪蹄浆

【处方】大猪蹄1具。

【用法用量】净治如食法，以水2升，清浆水1升不渝，釜中煮成胶，以洗手面，又以此药和澡豆，夜涂面，旦用浆水洗面皮，即急。

【功能主治】急面皮，去老皱，令人光净。

白面方

【处方】牡蛎150克，土瓜根50克。

【用法用量】上二味末之，白蜜和之，涂面即白如玉。旦以温浆水洗之，慎风日。

【功能主治】净面，洁白。

鹿角散

【处方】鹿角长一握，牛乳3升，川芎、细辛、天门冬、白芷、白附子、白术、白蔹各150克，杏仁二七枚，酥150克。

【用法用量】上十一味咬咀，其鹿角先以水渍一百日，出与诸药纳牛乳中，缓火煎令汁尽，出角，以白练袋贮之，余药勿取。至夜取牛乳石上摩鹿角，取涂面，旦以浆洗之，无乳，小便研之亦得。

【功能主治】令百岁老人面如少女，光泽洁白。

桃花丸

【处方】桃花2升，桂心、乌喙、

甘草各50克。

【用法用量】上四味末之，白蜜为丸，服如大豆许10丸，日二。十日易形。

【功能主治】治面黑，令人洁白光悦。

铅丹散

【处方】铅丹63克，真女菀126克。

【用法用量】上二味治下筛，酒服一刀圭，日三，男十日知，女二十日知，知则止。

【功能主治】治面黑，令人面白如雪。

白杨皮散

【处方】白杨皮37克一方用橘皮，桃花50克，白瓜子仁63克。

【用法用量】上三味治下筛，温酒服方寸匕，日三。欲白，加瓜子；欲赤，加桃花。三十日面白，五十日手足俱白。

【功能主治】治面与手足黑，令光泽洁白。

白瓜子丸

【处方】白瓜子100克，藁本、

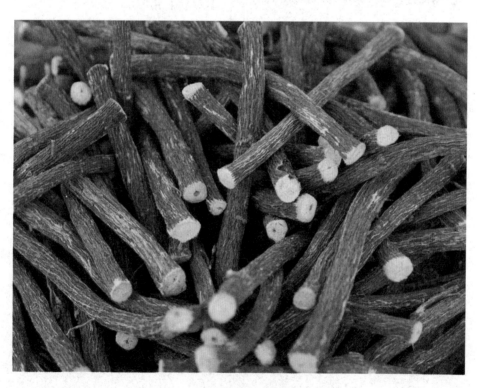

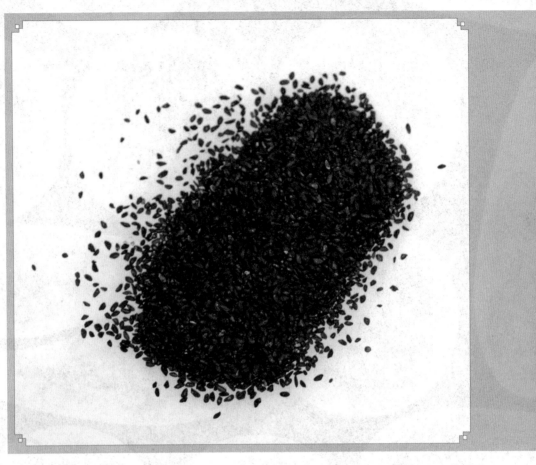

远志、杜蘅各50克，天门冬150克，白芷、当归、车前子、云母粉各50克，柏子仁、细辛、橘皮、栝楼仁、铅丹、白石脂各25克。

【用法用量】上十五味末之，蜜和，空腹服如梧子，20丸，日三。

【功能主治】治面，令色白。

 栀子丸 〰〰〰〰〰〰〰〰〰〰〰〰〰〰

【处方】栀子仁3升，川芎200克，

大黄300克，豉3升，木兰皮25克，甘草200克。

【用法用量】上六味末之，蜜和，服10丸如梧桐子，日三，稍加至15丸。

【功能主治】治酒鼻方。

第三章 七窍方

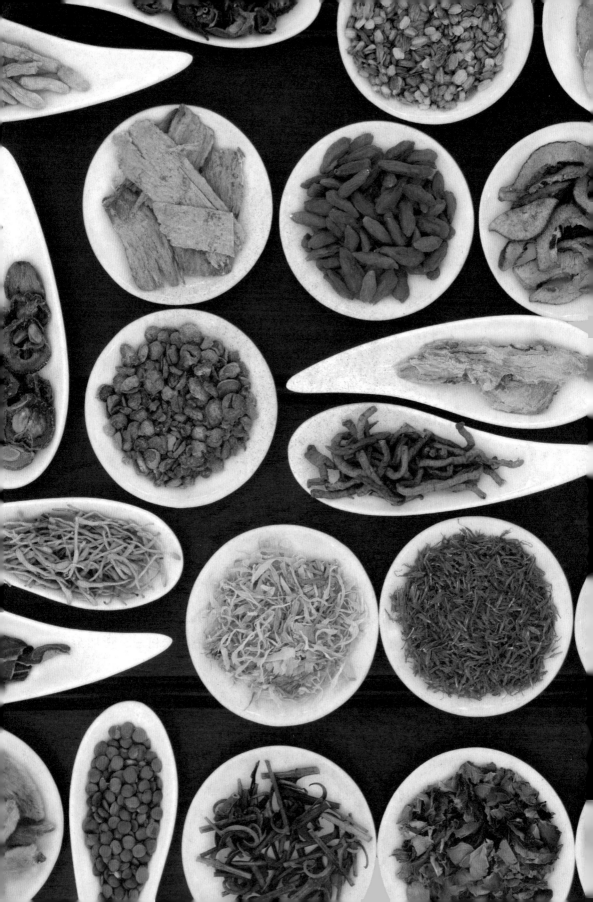

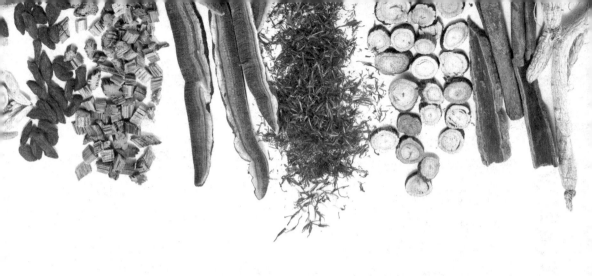

第四章 诸风、脚气、伤寒方

论风毒状第一

第一竹沥汤

【处方】竹沥5升，甘草、秦艽、葛根、黄芩、麻黄、防己、细辛、桂心、干姜各50克，茯苓150克，防风、升麻各75克，附子2枚，杏仁50枚。

【用法用量】上十五味㕮咀，以水7升合竹沥，煮取3升，分三服，取汗。（《千金翼方》无茯苓、杏仁，有白术50克。）

【功能主治】治两脚痹弱，或转筋皮肉不仁，腹胀起如肿，按之不陷，心中恶，不欲食或患冷方。

第二竹沥汤

【处方】竹沥14升，独活、芍药、

防风、茵芋、甘草、白术、葛根、细辛、黄芩、川芎各100克，桂心、防己、人参、石膏、麻黄各50克，生姜、茯苓各150克，乌头1枚。

【用法用量】上十九味㕮咀，以竹沥煮取4升，分六服，先未汗者取汗，一状相当即服。

【功能主治】治猝中风，口噤不能言，四肢缓纵，偏痹挛急，风经五脏，恍惚，恚怒无常，手足不随。

第三竹沥汤

【处方】竹沥19升，防风、茯苓、秦艽各150克，当归、黄芩、人参、川芎、细辛、桂心、甘草、升麻《千金翼》作通草、麻黄、白术各100克，附子2枚，川椒50克，葛根250克，

085

生姜 400 克。

【用法用量】 上十八味㕮咀，以竹沥煮取 4 升，分五服，初得病即须摩膏，日再，瘥定止。（《千金翼》无麻黄、川椒、生姜。）

【功能主治】 治风毒入人五内，短气，心下烦热，手足烦疼，四肢不举，皮肉不仁，口噤不能言。

 麻黄汤

【处方】 麻黄 50 克，大枣 20 枚，茯苓 150 克，杏仁 30 枚，防风、白术、当归、升麻、川芎、芍药、黄芩、桂心、麦冬、甘草各 100 克。

【用法用量】 上十四味㕮咀，以水 9 升清酒 2 升合，煮取 2.5 升，分四服，日三夜一，覆令小汗，粉之，莫令见风。

【功能主治】 治恶风毒气，脚弱无力，顽痹，四肢不仁，失音不能言，毒气冲心。

🌿 第二服独活汤方

【处方】 独活 200 克，干地黄 150 克，生姜 250 克，葛根、桂心、甘草、麻黄、芍药各 100 克。

【用法用量】 上八味㕮咀，以水 8 升清酒 2 升合，煎取 2.5 升，分四服，

日三夜一。

🌿 第三服兼补浓朴汤

【处方】 厚朴、川芎、桂心、干地黄、芍药、当归、人参各 100 克，黄芪、甘草各 150 克，吴茱萸 2 升，半夏 350 克，生姜 500 克。

【用法用量】 上十二味㕮咀，以水 20 升煮猪蹄 1 具，取汁 12 升，去上肥，纳清酒 3 升合，煮取 3 升，分四服，相去如人行二十里久。

【功能主治】 并治诸气咳嗽，逆气呕吐。

🌿 第四服风引独活汤兼补方

【处方】 独活 200 克，茯苓、甘草各 150 克，升麻 75 克，人参、桂心、防风、芍药、当归、黄芪、干姜、附子各 100 克，大豆 2 升。

【用法用量】 上十三味㕮咀，以水 9 升清酒 3 升合，煮取 3.5 升，分四服，相去如人行二十里久，更进服。

🌿 防风汤

【处方】 防风、麻黄、川芎、人参、芍药、当归、茯苓、半夏、甘草、橘皮各 50 克，鳖甲、生姜、桂心各 100 克，杏仁 75 克，赤小豆 1 升，

贝子、乌梅各 5 枚，大枣 20 枚，吴茱萸 0.5 升，犀角、羚羊角各 25 克，薤白 14 枚。

【用法用量】 上二十二味㕮咀，以水 10 升，煮取 3 升，分三服，一日令尽。（一方用水 12 升，间食糜。一方半夏 150 克，随时用。）

【功能主治】 治脚痹，并治毒气上冲心胸，呕逆宿癖，积气疝气。

🌿 独活汤

【处方】独活 200 克，当归、防风、茯苓、芍药、黄芪、葛根、人参、甘草各 100 克，大豆 2 升，附子 1 枚，干姜 150 克。

【用法用量】 上十二味㕮咀，以水 10 升清酒 2 升合，煮取 3 升，分三服。

【功能主治】 治脚痹方。

🌿 越婢汤

【处方】 麻黄 300 克，石膏 400 克，白术 200 克，大附子 1 枚，生姜 150 克，甘草 100 克，大枣 15 枚。

【用法用量】 上七味㕮咀，以水 7 升先煮麻黄，再沸掠去沫，入诸药煮取 3 升，分三服，覆取汗。

【功能主治】 治风痹脚弱方。

🌿 风引汤

【处方】 麻黄、石膏、独活、茯苓各 100 克，吴茱萸、附子、秦艽、细辛、桂心、人参、防风、川芎、防己、甘草各 50 克，干姜 75 克，白术 150 克，杏仁 60 枚。

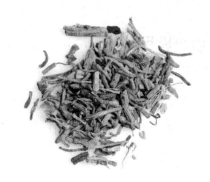

【用法用量】 上十七味㕮咀，以水 16 升，煮取 3 升，分三服，取汗。

【功能主治】 治两脚疼痹肿，或不仁拘急，屈不得行方。

🌿 大鳖甲汤

【处方】鳖甲 100 克，防风、麻黄、白术、石膏、知母、升麻、茯苓、橘皮、芎劳、杏仁、人参、半夏、当归、芍药、萎蕤、甘草、麦门冬各 50 克，羚羊角 13 克，大黄 75 克，犀角、青木香、雄黄各 25 克，大枣 10 枚，贝齿、乌头各 7 枚，生姜 150 克，薤白 14 枚，麝香 6 克，赤小豆 0.3 升，吴茱萸

0.5升。

【用法用量】上三十一味哎咀，以水20升，煮取4升，分六服，相去十里久，得下止。

【功能主治】治脚弱风毒，挛痹气上，及伤寒恶风，温毒，山水瘴气热毒，四肢痹弱。

小鳖甲汤

【处方】鳖甲、黄芩、升麻、麻黄、羚羊角、桂心、杏仁各150克，前胡200克，乌梅20枚，薤白30枚。

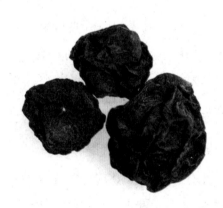

【用法用量】上十味哎咀，以水10升，煮取2.7升，分三服，此常用。若体强壮欲须利者，加大黄100克。

【功能主治】治身体虚胀如微肿，胸心痞满，有气壮热，小腹厚重两脚弱。

风缓汤

【处方】独活、麻黄、犀角一方用羚羊角各150克，半夏1升，大枣、乌梅各20枚，桂心、鳖甲、升麻、橘皮、枳实、甘草、吴茱萸、大黄各50克，生姜、石膏各300克，贝齿7枚。

【用法用量】上十七味哎咀，以水14升，煮取4升，分五服，日三夜二，不瘥至三剂必瘥。

【功能主治】治脚弱，举体痹不仁，热毒气入脏，胸中满塞不通，食即呕吐。

大犀角汤

【处方】犀角、旋覆花、防己、白术、桂心、橘皮、黄芩、生姜、桑白皮、前胡、茯苓各100克，香豉1升，大枣10枚，紫苏茎叶一握。

【用法用量】上十四味哎咀，以水9升，煮取2.7升，分三服，相去十里久，取下气为度。

【功能主治】疗脚气毒冲心变成水，身体遍肿，闷绝欲死。

茱萸汤

【处方】吴茱萸6升，木瓜两颗切。

【用法用量】上二味，以水13升

煮，取 3 升，分三服，相去如人行十里久，进一服。或吐或汗或利或大热闷，即瘥。

【功能主治】 治脚气入腹，困闷欲死，腹胀。

小风引汤

【处方】 独活、茯苓、人参各 150 克，防风、当归、甘草、干姜、石斛各 100 克，附子 1 枚，大豆 2 升。

【用法用量】 上十味㕮咀，以水 9 升酒 3 升，煮取 3 升，分四服，服别相去如人行十里久。

【功能主治】 治中风，腰脚疼痛弱者。

四物附子汤

【处方】附子 2 枚，桂心 200 克，白术 150 克，甘草 100 克。

【用法用量】 上四味㕮咀，以水 6 升，煮取 3 升，分三服，微汗愈。大汗烦者，一服 0.5 升。

【功能主治】风湿相搏，骨节烦疼，四肢拘急不可屈伸，近之则痛，自汗出而短气，小便不利，恶风不欲去衣，或头面手足时时浮肿。

道人深师增损肾沥汤

【处方】 黄芪、甘草、芍药、麦冬、人参、肉苁蓉、干地黄、赤石脂、茯神、地骨白皮、当归、远志、磁石、枳实、防风、龙骨各 50 克，桂心、川芎各 100 克，生姜 200 克，五味子 0.3 升，大枣 30 枚，白羊肾 1 具，半夏 1 升。

【用法用量】 上二十三味㕮咀，以水 40 升煮羊肾，取汁 12 升纳诸药，煮取 4 升，分五服。

【功能主治】 治风虚劳损挟毒，脚弱痛痹或不随，下焦虚冷，胸中微有客热，心虚惊悸不得眠，食少失气味，日夜数过心烦迫不得卧，小便不利，又时复下。

石膏汤

【处方】石膏、龙胆、升麻、芍药、贝齿、甘草、鳖甲、黄芩、羚羊角各 50 克，橘皮、当归各 100 克。

【用法用量】 上十一味㕮咀，以水 8 升，煮取 3 升，分三服。

【功能主治】 治脚气风毒，热气上冲头面，面赤矜急，鼻塞去来，来时令人昏愦，心胸恍惚。或苦惊悸，身体颤掉，手足缓纵。或酸痹头目眩重，眼反鼻辛，热气出口中。或患味甜，诸恶不可名状者。

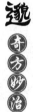 半夏汤

【处方】半夏1升，桂心400克，干姜250克，甘草、人参、细辛、附子各100克，川椒0.2升。

【用法用量】上八味㕮咀，以水10升，煮取3升，分三服。初稍稍进，恐气冲上，格塞不得下，小小服，通人气耳。

【功能主治】治脚气上入腹，腹急上冲胸，气急欲绝。

乌头汤

【处方】乌头、细辛、川椒各50克，甘草、秦艽、附子、桂心、芍药各100克，干姜、茯苓、防风、当归各150克，独活200克，大枣20枚。

【用法用量】上十四味㕮咀，以水12升，煮取4升，分五服，若热毒多服益佳。

【功能主治】治风冷脚痹疼痛，挛弱不可屈伸。

追毒汤

【处方】半夏、生姜各200克，

黄芪、甘草、当归、人参、厚朴、独活、橘皮各50克，枳实、麻黄、干地黄、芍药各100克，桂心150克，贝子7枚，大枣20枚。

【用法用量】上十六味㕮咀，以水12升，煮取3.6升，分四服，日三夜一。

【功能主治】治脚弱，风热上入心腹，烦闷欲绝。

风缓汤

【处方】独活、甘草、石膏各150克，羚羊角、犀角各25克，麻黄、防风、当归、升麻、橘皮、吴茱萸、桂心、半夏、鳖甲各100克，枳实50克，生姜300克，大枣20枚，贝齿7枚，乌头100克一作乌梅10枚。

【用法用量】上十九味㕮咀，以水14升，煮取4升，一服1升。若有少虚热者，加干地黄100克。

【功能主治】治脚弱体痹不仁，毒气上入脏，胸中满塞不通，食辄吐失味。

紫苏子汤

【处方】紫苏子、半夏各1升，前胡、厚朴、甘草、当归各50克，橘皮150克，大枣20枚，生姜500

克，桂心 200 克。

【用法用量】上十味㕮咀，以水 13 升，煮取 2.5 升，分五服，日三夜二。

【功能主治】治脚弱上气。

附子汤

【处方】附子 3 枚，茯苓、人参、甘草、桂心、芍药各 150 克，白术 200 克。

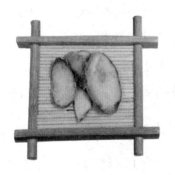

【用法用量】上七味㕮咀，以水 8 升，煮取 3 升，分三服。

【功能主治】治湿痹缓风，身体疼痛如欲折，肉如锥刺刀割。

防风汤

【处方】防风、麻黄、秦艽、独活、生姜、半夏各 100 克，当归、远志、甘草、防己、人参、黄芩、升麻、芍药各 50 克，石膏 25 克，麝香 13 克。

【用法用量】上十六味㕮咀，以水 13 升，煮取 4 升，一服 1 升，初服厚覆取微汗，亦当两三行下，其间相去如人行十里久。

【功能主治】治肢体虚风微瘛发热，肢节不随，恍惚狂言，来去无时，不自觉悟。

甘草汤

【处方】甘草、人参各 50 克，半夏 1 升，桂心、川椒各 150 克，小麦 0.8 升，大枣 20 枚，生姜 400 克，吴茱萸 2 升。

【用法用量】上九味㕮咀，以水 13 升煮小麦，取 10 升，去小麦，纳诸药煮取 3 升，分六服。

【功能主治】治脚弱，举身浮肿，反胃，食谷吐逆，胸中气结不安而寒热，下痢不止，小便难。

恒山甘草汤

【处方】恒山 150 克，甘草 75 克。

【用法用量】上二味㕮咀，以水 4 升，煮取 1.5 升，分三服，相去五里久一服。

【功能主治】若寒热日再三发，可服此方。

第四章 诸风、脚气、伤寒方

丹参牛膝煮散

【处方】丹参、牛膝、桑白皮、杏仁、升麻、茯苓、猪苓各200克，犀角、黄芩、橘皮、防己、白前、泽泻、桂心、秦艽各150克，生姜、李根白皮各100克，大麻仁1升。

【用法用量】上十八味捣粗筛，以水1.5升，纳散方寸匕，煮取0.7升轻绢滤去滓，顿服日再。

【功能主治】治脚痹弱，气满身微肿。

诸散第二

八风散

【处方】菊花150克，石斛、天雄各75克，人参、附子、甘草各63克，钟乳、山药、川断、黄芪、泽泻、麦冬、远志、细辛、龙胆、秦艽、石苇、菟丝子、牛膝、菖蒲、杜仲、茯苓、干地黄、柏子仁、蛇床子、防风、白术、干姜、草薢、山茱萸、五味子、乌头各50克，苁蓉100克。

【用法用量】上三十三味治下筛，酒服方寸匕，日三，不效加至二匕。

【功能主治】治风虚面青黑土色不见日月光，脚气痹弱，淮经面青黑主肾，不见日月光主肝，宜补肾治肝。

大八风散

【处方】巴戟肉、黄芪、桂心、细辛、天雄、草薢、肉苁蓉、牡荆子、山药、菊花、葳蕤、山萸、秦艽、黄芩、石斛、白术、矾石、厚朴、龙胆、人参、蜀椒各25克，附子、五味子各37克，菖蒲、茯苓、牛膝《千金翼》作干姜、乌喙、远志各50克，桔梗63克，川芎、白蔹、芍药各13克。

【用法用量】上三十二味治下筛，酒服半寸匕，日三。

【功能主治】治诸缓风湿痹脚弱。

内补石斛秦艽散

【处方】石斛、附子、天雄、桂心、独活、天冬各50克，秦艽、乌头、人参、干姜、当归、防风、杜仲各63克，山萸、莽草、桔梗、细辛、麻黄、前胡、五味子各37克，川椒、

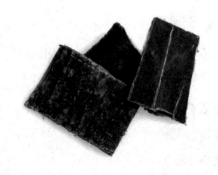

白芷、白术各 25 克。

【用法用量】上二十三味治下筛，酒服方寸匕，日再服，不知稍增至二匕，虚人三建皆炮，实人亦可生用。

【功能主治】治风虚脚弱，手足拘挛，疼痹不能行。脚趺肿上膝，小腹坚如绳约，气息常如忧患，不能食饮，皆由五劳七伤，肾气不足，受风湿故也。

秦艽散

【处方】秦艽、干姜、桔梗、附子各 50 克，天雄、当归、天冬、人参、白术、川椒各 21 克，乌头、细辛各 37 克，甘草、白芷、山萸肉、麻黄、前胡、防风、五味子各 25 克。

【用法用量】上十九味治下筛，酒服方寸匕，日三，若老人少服之。

【功能主治】治风无久新，卒得不知人，四肢不仁，一身尽痛，偏枯不随，不能屈伸，洒洒寒热，头目眩倒，或口面㖞僻。

淮南八公石斛万病散

【处方】防风、茯苓、菊花、细辛、川椒、干姜、云母、苁蓉、人参、干地黄、附子、石斛、杜仲、远志、菟丝子、天雄、草薢、桂心、牛膝、蛇

床子、白术、薯蓣、巴戟、菖蒲、川断、山萸各 50 克，五味子 25 克。

【用法用量】上二十七味治下筛，酒服方寸匕，日再。

【功能主治】治风湿疼腰脚不随。

茱萸散

【处方】吴茱萸、干姜、白蔹、牡荆《千金翼》作牡桂、附子、天雄、狗脊、干漆、薯蓣、秦艽、防风各 25 克。

【用法用量】上十一味治下筛，先食服方寸匕，日三。药入肌肤中淫淫然，三日知，一月瘥。

【功能主治】治冷风脚跛偏枯，半身不遂，昼夜呻吟，医所不治。

酒醴第三

石斛酒

【处方】石斛、丹参、五加皮各 250 克，侧子、秦艽、杜仲、山萸、牛膝各 200 克，桂心、干姜、羌活、川椒、橘皮、黄芪、白前、芎䓖、茵芋、当归各 150 克，苡仁 1 升，防风 100 克，钟乳 400 克捣碎别绢袋盛，系大药袋内。

【用法用量】上二十一味㕮咀，以酒 40 升渍三日，初服 0.3 升，日再，

稍稍加以知为度。

【功能主治】 治风虚气满，脚痛痹挛，弱不能行。

 钟乳酒

【处方】钟乳400克，丹参300克，石斛、杜仲、天冬各250克，牛膝、防风、黄芪、川芎、当归各200克，附子、桂心、秦艽、干姜各150克，山萸肉、苡仁各1升。

【用法用量】 上十六味咬咀，以清酒30升渍之三日，初服0.3升，日再，后稍加之，以知为度。

【功能主治】 治风虚劳损，脚疼冷痹，羸瘦挛弱，不能行。

枸杞菖蒲酒

【处方】 菖蒲25千克，枸杞根50千克。

【用法用量】 上二味细锉，以水400升，煮取160升，去滓，酿二斛米酒，熟稍稍饮之。

【功能主治】治缓急风，四肢不随，行步不正，口急及四体不得屈伸。

虎骨酒

【处方】虎骨1具。

【用法用量】 炭火炙令黄色，槌

刮取净捣研，得数升清酒6升渍五宿，随性多少稍饮之。

【功能主治】 治骨髓疼痛，风经五脏。

蓼酒

【处方】 八月三日，取蓼曝燥。

【用法用量】 把之如5升大，六十把水600升，煮取100升，去滓，以酿酒如常法。随多少饮之。

【功能主治】治胃脘冷不能饮食，耳目不聪明，四肢有气，冬卧脚冷，服此酒十日后，目既精明，体又充壮。

小黄酒

【处方】黄芪、附子、川椒、防风、牛膝、细辛、桂心、独活、白术、川芎、甘草各150克，秦艽、乌头《集验》用山药150克、大黄、葛根、干姜、山萸肉各100克，当归125克。

【用法用量】 上十八味咬咀，少壮人无所熬炼，虚老人微熬之，以绢袋盛，清酒20升渍之，春夏五日，秋冬七日。

【功能主治】 治风虚痰癖，四肢偏枯，两脚弱，手不能上头，或小腹缩痛，胁下挛急，心下有伏水，胁下有积饮，夜喜梦，悲愁不乐，恍惚善忘，此由风虚，五脏受邪所致。或久坐腰痛，耳聋，猝起眼眩头重。或举体流肿疼痹，饮食恶冷，涩涩恶寒，胸中痰满，心下寒疝，药皆主之，及妇人产后余疾，风虚积冷不除者。

黄芪酒

【处方】黄芪、秦艽、川椒、干姜、独活、白术、川芎、苁蓉、细辛、牛膝各 150 克，葛根、当归各 175 克，甘草 150 克，山茱、桂心各 100 克，菖蒲 125 克，柏子仁、天雄、钟乳、防风各 100 克，大黄 50 克，乌头 150 克，石斛 100 克，石南 50 克，附子 150 克。

【用法用量】上二十五味㕮咀，无所熬炼，清酒 30 升渍之。先食服 0.1 升，不知可至 0.5 升，日三。

【功能主治】治风虚脚疼痿弱，气闷不自收摄兼补。

茵芋酒

【处方】茵芋、乌头、石南、附子、细辛、独活、防风、川椒、女萎、卷

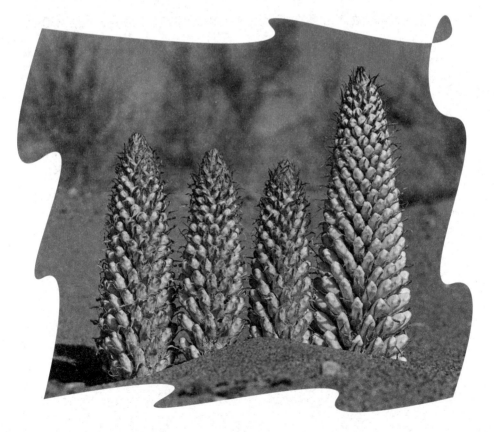

柏、桂心、天雄、秦艽、防己各50克，蹢躅100克。

【用法用量】　上十五味咬咀，少壮人无所熬炼，虚老人薄熬之，清酒20升渍之，冬七日，夏三日，春秋五日。初服0.1升，不知加至0.2升，宁从少起，日再，以微痹为度。

【功能主治】　治大风头眩重，目眵无所见，或仆地气绝半日乃苏，口噤不开，半身偏死，拘急痹痛，不能动摇，历节肿痛，骨中酸疼，手不能上头，足不得屈伸，不能蹑履，行欲倾跛，皮中动淫淫如有虫啄，疹痒搔之生疮，甚者狂走，有此诸药皆主之。

钟乳酒

【处方】　钟乳、石斛、苁蓉各250克，附子、甘菊各100克。

【用法用量】　上五味咬咀，以清酒30升渍，服0.2升，日再，稍增至1升。

【功能主治】治虚损，通顺血脉，极补下气。

秦艽酒

【处方】秦艽、天冬、五加皮、牛膝、附子、桂心各150克，巴戟肉、杜仲、石南、细辛各100克，独活250克，薏苡仁50克。

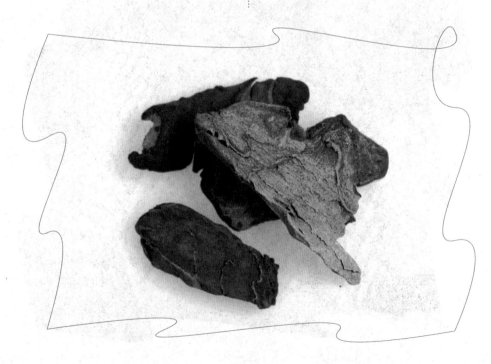

【用法用量】上十二味㕮咀，以酒 20 升渍之，得气味，可服 0.3 升，渐加至 0.5~0.6 升，日三夜一。

【功能主治】治四肢风，手臂不收，髀脚疼弱，或有拘急，挛缩屈指，偏枯痿躄痹小，不仁，顽痹。

侧子酒

【处方】侧子、牛膝、丹参、山萸、蒴藋根、杜仲、石斛各 200 克，防风、干姜、川椒、细辛、独活、秦艽、桂心、川芎、当归、白术、茵芋各 150 克，五加皮 250 克，薏苡仁 1 升。

【用法用量】上二十味㕮咀，绢袋盛，清酒 40 升渍六宿。初服 0.3 升，稍加以知为度，患目昏头眩者弥精。

【功能主治】治风湿痹不仁，脚弱不能行。

诸膏第四

神明白膏

【处方】吴茱萸、川椒、川芎、白术、前胡崔氏作白前、白芷各 1 升，附子 63 克，桂心、当归、细辛各 100 克。

【用法用量】上十味㕮咀，淳苦酒于铜器中，淹浸诸药，一宿以成。

【功能主治】中风恶气及头面诸病，青盲风目，烂眦管翳，耳聋鼻塞，龋齿，齿根挺痛及痈痔疮癣疥等。

卫侯青膏

【处方】当归、栝楼根、干地黄、甘草、川椒各 300 克，半夏 0.7 升，桂心、川芎、细辛、附子各 200 克，黄芩、桔梗、天雄、藜芦、皂荚各 75 克，厚朴、乌头、莽草、干姜、人参、黄连、寄生、川断、戎盐各 150 克，黄野葛 1 克，生竹茹 6 升，巴豆 20 枚，石南、杏仁各 50 克，猪脂 6 升，苦酒 16 升。

【用法用量】上三十一味㕮咀，诸药以苦酒渍一宿，以猪脂微火上煎之，三下三上，膏成。病在内以酒服如半枣，以外摩之，日三。

【功能主治】治百病久风，头眩鼻塞，清涕泪出，霍乱吐逆，伤寒咽痛，脊背头项强，偏枯拘挛。或缓或急或心腹久寒，积聚疼痛，咳逆上气，往来寒热，鼠漏瘰，历节疼肿，关节尽痛，男子七伤，胪胀腹满，羸瘦不能饮食，妇人生产余疾诸病，瘑疥恶疮，痈肿阴蚀，黄疸，发背，马鞍牛领疮肿。

神明青膏

【处方】川椒 0.5 升，皂荚、黄芩、石南、黄连、雄黄、桂心、藜芦各 6 克，白术、川芎、大黄、泽泻各 15 克，乌头、川断、莽草、人参各 11 克，半夏、当归各 25 克，干地黄 23 克，葳蕤、细辛各 21 克，附子、桔梗各 4 克，干姜 13 克，戎盐杏子大 1 枚。

【用法用量】上二十五味㕮咀，以苦酒 10 升渍之，羊髓 500 克，为东南三隅灶，纳诸药，炊以苇薪。作三聚新好土，药沸即下，置土聚上，三沸三下讫，药成，以新布绞去滓。病在外火炙摩之，在内温酒服如枣核，日三，后稍益，以知为度。

【功能主治】治鼻中干，灌之并摩。

太傅白膏

【处方】川椒、升麻切各 1 升，附子 150 克，巴豆、川芎各 63 克，杏仁 0.5 升，狸骨、细辛各 75 克，白芷 25 克，甘草 100 克，白术 300 克一方用当归 150 克。

【用法用量】上十二味㕮咀，苦酒淹渍一宿，以猪脂四斤微火煎之，先削附子 1 枚，以绳系着膏中，候色黄膏成，去滓。伤寒心腹积聚，诸风肿疾，颈项腰脊强，偏枯不仁，皆摩之，日一。痛肿恶疮鼠漏瘰，炙手摩之。耳聋，取如大豆灌之。目痛，炙纱缥。白翳如珠当瞳，视无所见，取如糜米敷白上，令其人自以手掩之，须臾即愈，便以水洗，视如平复，且勿当风，三十日后乃可行。鼻中痛，取如大豆纳鼻中并以摩之。龋齿痛，以绵裹如大豆着痛齿上咋之。中风面目鼻口，僻以摩之。若晨夜行辟霜雾，眉睫落数数以铁浆洗，用膏摩之。

【功能主治】治百病。伤寒咽喉不利，头项强痛，腰脊两脚疼，有风痹湿肿难屈伸，不能行步，若风头眩鼻塞，有附息肉生疮，身体隐疹风瘙，鼠漏瘰，诸疽恶疮，马鞍牛领肿疮，及久寒结坚在心，腹痛胸痹，烦满不得眠饮食，咳逆上气，往来寒热，妇人产后余疾，耳目鼻口诸疾悉。

曲鱼膏

【处方】大黄、黄芩、莽草、巴豆、野葛、牡丹、踯躅、芫花、川椒、皂荚、藜芦、附子各 50 克。

【用法用量】上十二味㕮咀，以

苦酒渍药一宿以成，煎猪膏1.5千克，微火煎三沸一下，另纳白芷一片，三上三下，白芷色黄，药成去滓，微火炙手摩病上，日三。

【功能主治】治风湿痛痹，四肢弱，偏跛不仁，并痈肿恶疮。

野葛膏

【处方】野葛、犀角、蛇衔、莽草《外台》作茵芋、乌头、桔梗、升麻、防风、川椒、干姜、鳖甲、雄黄、巴豆各50克，丹参150克，踯躅花1升。

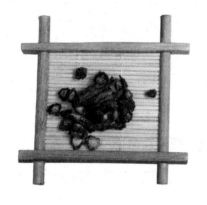

【用法用量】上十五味㕮咀，以苦酒4升渍之一宿以成，煎猪膏2.5千克，微火煎三上三下，药色小黄去滓，以摩病上。此方不可施之猥人，慎之。

【功能主治】治恶风毒肿，疼痹不仁，瘰疬恶疮，痈疽肿胫，脚弱偏枯百病。

苍梧道士陈元膏

【处方】当归、细辛、川芎各50克，桂心五寸，天雄30枚，生地1.5千克，白芷75克，丹砂100克，干姜十累，乌头150克，松脂400克，猪肪5千克。

【用法用量】上十二味㕮咀，以地黄汁渍药一宿，煎猪肪去滓，纳药煎十五沸去滓，纳丹砂末熟搅，用火炙手摩病上，日千遍瘥。

【功能主治】主一切风湿，骨肉疼痛痹。

裴公八毒膏

【处方】川椒、当归、雄黄、丹砂各100克，乌头、巴豆各1升，薤白500克，莽草200克。

【用法用量】上八味㕮咀，以苦酒3升渍一宿，用猪脂2.5千克，东向灶苇薪火煎之，五上五下，候薤白黄色绞去滓。

【功能主治】卒中风毒，腹中绞刺痛；及魇寐不寤，尸厥奄忽不知人；宿食不消；中蜈蚣、蛇、蜂等毒

第四章 诸风、脚气、伤寒方

者；若岁中多温，欲省病及行雾露中者。

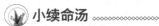
诸风第五

🌿 小续命汤

【处方】麻黄、防己崔氏《外台》不用、人参、黄芩、桂心、白芍药、甘草、川芎、杏仁各50克，防风75克，附子1枚，生姜250克。

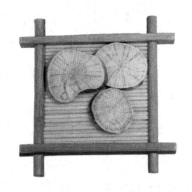

【用法用量】上十二味咬咀，以水12升，先煮麻黄三沸去沫，纳诸药，煮取3升，分三服甚良。

【功能主治】治猝中风欲死，身体缓急，口目不正，舌强不能语，奄奄忽忽，神情闷乱，诸风服之皆验，不令人虚方。

🌿 小续命汤

【处方】麻黄、桂心、甘草各

100克，生姜250克，人参、川芎、白术前方用杏仁、附子、防己、芍药、黄芩各50克，防风75克。

【用法用量】上十二味咬咀，以水12升，煮取3升，分三服。

【功能主治】治中风冒昧不知痛处，拘急不得转侧，四肢缓急，遗矢便利。此与大续命汤同，偏宜产后失血并老小人。

🌿 大续命汤

【处方】麻黄400克，石膏200克，桂心、干姜、川芎各100克，当归、黄芩各50克，杏仁70枚，荆沥1升。

【用法用量】上九味咬咀，以水10升，先煮麻黄两沸，掠去沫，下诸药煮取4升，去滓。

【功能主治】治肝疠风，猝然喑哑。

🌿 西州续命汤

【处方】麻黄300克，石膏200克，桂心100克，甘草、川芎、干姜、黄芩、当归各50克，杏仁30枚。

【用法用量】上九味咬咀，以水12升煮麻黄，再沸掠去上沫，后下诸药，煮取4升。初服1升犹能自觉者，勿熟眠；可卧厚覆，小汗出已渐减衣，勿复大覆，可熟眠矣。前服不汗者，后复1升。汗后稍稍，0.5升一服，安稳乃服，勿顿服也。汗出则愈，勿复服。

【功能主治】治中风痱（一作入脏），身体不知自收，口不能言，冒昧不识人，拘急背痛不得转侧方。

大续命散

【处方】麻黄、乌头、防风、桂心、甘草、蜀椒、杏仁、石膏、人参、芍药、当归、蔄茹《千金翼》作芎䓖、黄芩、茯苓、干姜各50克。

【用法用量】上十五味治下筛，以酒服方寸匕，日再后加，以知为度。

【功能主治】治八风十二痹，偏枯不仁。手足拘急疼痛，不得伸屈；头眩不能自举，起止颠倒；或卧苦惊如堕地状，盗汗、临事不起，妇人带下无子。

续命煮散

【处方】麻黄、川芎、独活、防己、甘草、杏仁各150克，桂心、附子、茯苓、升麻、细辛、人参、防风各100克，石膏250克，白术200克。

【用法用量】上十五味粗筛下，以五方寸匕纳小绢袋子中，以水4升和生姜150克，煮取2.5升，分三服，

日日勿绝，慎风冷。大良吾尝中风，言语塞涩，四肢曳，处此方日服四服，十日十夜，服之不绝得愈。

【功能主治】治风无轻重，皆主之方。

排风汤

【处方】白鲜皮、白术、芍药、桂心、川芎、当归、杏仁、防风、甘草各100克，独活、麻黄、茯苓各150克，生姜200克。

【用法用量】上十三味咬咀，以水10升，煮取3升，每服1升，覆取微汗，可服三剂。

【功能主治】治男子妇人风虚湿冷，邪气入脏，狂言妄语，精神错乱。其肝风发则面青，心闷乱，吐逆呕沫，胁满头眩重，耳不闻人声，偏枯筋急，曲拳而卧。其心风发则面赤，翕然而热，悲伤嗔怒，张目呼唤。其脾风发则面黄，身体不仁，不能行步，饮食失味，梦寐倒错，与亡人相随。其肺风发则面白，咳逆唾脓血，上气奄然而极。其肾风发则面黑，手足不遂，腰痛难以俯仰，痹冷骨疼，诸有此候，令人心惊，志意不定，恍惚多忘。

大八风汤

【处方】当归75克，五味子、升麻各75克，乌头、黄芩、芍药、远志、独活、防风、川芎、麻黄、秦艽、石斛、人参、茯苓各50克，杏仁40枚，黄芪、紫菀各50克，石膏50克，甘草、桂心、干姜各100克，大豆1升。

【用法用量】上二十三味㕮咀，以水13升、酒2升合煮取4升，强人分四服，羸人分六服。

【功能主治】治毒风顽痹曳，手脚不遂，身体偏枯，或毒弱不任。或风入五脏，恍恍惚惚，多语善忘，有时恐怖。或肢节疼痛，头眩烦闷。或腰脊强直不得俯仰，腹满不食，咳嗽。或始遇病时猝倒闷绝，即不能语便失音，半身不遂不仁沉重，皆由体虚恃少不避风冷所致。

八风散

【处方】麻黄、白术各500克，羌活1.5千克，黄芩750克，大黄250克，栝楼根、甘草、栾荆、天雄、白芷、防风、芍药、天冬、石膏各500克，山茱萸、食茱萸、蹋蹋各5升，茵芋700克，附子30枚，细辛、干姜、桂心各400克，雄黄、朱砂、

丹参各300克。

【用法用量】上二十五味治下筛，酒服方寸匕，初每日一服，三十日后，日再，五十日知，百日瘥，一年平复，长服不已佳。先食服。

【功能主治】治八风十二痹。猥退半身不遂，历节疼痛，肌肉枯燥，皮肤瞤动，或筋缓急痛不在一处。猝起目眩，失心恍惚，妄言倒错，身上痦㾦，面上疱起或黄汗出，更相染渍，或燥或湿，颜色乍赤乍白，或青或黑，角弓反张，乍寒乍热。

小八风散

【处方】天雄、当归、人参各2.5克，附子、天冬、防风、蜀椒、独活各2克，乌头、秦艽、细辛、白术、干姜各1.5克，麻黄、五味子、桔梗、山萸、柴胡、莽草、白芷各1克。

【用法用量】上二十味治下筛，合相得。酒服半方寸匕，渐至全匕，日三服，以身中觉如针刺状，药行也。

【功能主治】治迷惑如醉，狂言妄语，喜怒悲忧，烦满颠倒，邑邑短气不得语，语则失忘。或心痛彻背，不嗜饮食，恶风不得去帷帐，时复疼热，恶闻人声，不知痛痒，身悉振摇，

汗出，猥退，头重浮肿，抓之不知痛，颈项强直，口面㖞，四肢不随不仁偏枯，挛掣不得屈伸。

乌头汤

【处方】乌头、芍药、干姜、桂心、细辛、干地黄、当归、吴茱萸、甘草各100克。

【用法用量】上九味哎咀，以水7升，煮取2.5升，分三服。

【功能主治】治八风五尸恶气游走胸心、流出四肢，来往不住，短气欲死。

地黄煎

【处方】生地黄汁2升，枸杞根汁3升，生姜汁、酥各3升，荆沥、竹沥各5升，天冬、人参各400克，

茯苓300克，大黄、栀子仁各200克。

【用法用量】上十一味捣筛，五物为散，先煎地黄等汁成煎，次纳散药搅和。每服一匕，日再渐加至三匕，觉利减之。

【功能主治】治热风心烦闷，及脾胃间热，不下食，冷补。

大防风汤

【处方】防风、当归、麻黄、白术、甘草各37克，黄芩63克，干地黄、山茱萸、茯苓、附子各50克。

【用法用量】上十味哎咀，以水9升，煮取2.5升，一服0.7升。大小便不利纳大黄、人参各37克，大枣30枚，生姜150克，煮取3升，分三服。（《深师》加天门冬50克。）

【功能主治】治中风发热、无汗、

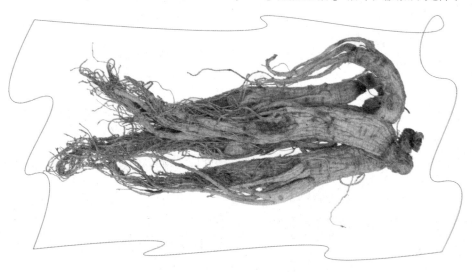

第四章　诸风、脚气、伤寒方

103

肢节烦、腹急痛、大小便不利。

🌱 大戟洗汤

【处方】大戟、苦参各等分。

【用法用量】上二味为末，以药0.5升，白酢浆一斗煮三沸，适寒温洗之，从上下寒乃止，立瘥。小儿三指撮，浆水4升煮洗之。

【功能主治】治中风发热方。

🌱 金牙酒

【处方】金牙碎如米粒，小绢袋盛、干地黄、地肤子无子用茎。苏恭用蛇床子、蒴藋根、附子、防风、细辛、莽草各200克，羌活500克《胡洽》用独活，蜀椒0.4升。

【用法用量】上十味㕮咀，以绢袋盛，用酒四斗于瓷罂中渍，密闭头，勿令泄气。春夏三四宿，秋冬六七宿，酒成去滓，日服0.1升。

【功能主治】疗积年八风五痓，举身㿂曳，不得转侧，行步跛蹙，不能收摄。又暴口噤失音，言语不正，四肢背脊筋急，肿痛流走不常，劳冷积聚少气，乍寒乍热，三焦不调，脾胃不磨，饮澼结实，逆害饮食，酢咽呕吐，食不生肌，医所不能治者。

🌱 常山太守马灌酒

【处方】天雄100克生用，商陆根、蹢躅、蜀椒各50克，乌头1枚大者，附子5枚，桂心、白蔹、茵芋、干姜各50克。

【用法用量】上十味㕮咀，以绢袋盛，酒30升渍，春夏五日，秋冬七日，去滓。初服0.05升，稍加至0.2~0.3升。

【功能主治】除风气，通血脉，益精华，定六腑，聪耳明目，悦泽颜色，头白更黑，齿落更生。

🌱 蛮夷酒

【处方】干地黄、独活、丹参、礜石各50克，麦冬、附子、甘遂各100克，赤石脂125克，干姜、芜荑、芫花、柏子仁各0.05升，苏子1升，苁蓉、茯神一作茯苓、金牙、薯蓣、白术、杜仲、石南、牡荆子、山萸、款冬各37克，白芷、乌喙、乌头、人参、野狼毒、蜀椒、防风、细辛、矾石、寒水石、牛膝、麻黄、川芎、当归、柴胡、芍药、牡蛎、桔梗、狗脊《翼》作枸杞、天雄各25克，石斛、桂心各13克。

【用法用量】上四十五味㕮咀，

以酒 20 升渍，夏三日，春秋六日，冬九日，一服 0.05 升，密室中合药，三日清斋乃合。

【功能主治】治久风枯挛，三十年着床，及诸恶风，眉毛堕落。

鲁王酒

【处方】茵芋、乌头、踯躅各 63 克，天雄、防己、石斛各 50 克，细辛、牛膝、甘草、柏子仁、通草、桂心、秦艽、茵陈、山茱萸、黄芩、附子、瞿麦、干地黄、王不留行《胡洽》作天冬，《翼方》作王荪、杜仲、泽泻、石南、防风、远志各 37 克。

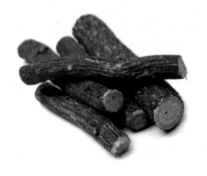

【用法用量】上二十五味㕮咀，以酒 40 升渍十日，每服 0.1 升加至 0.4~0.5 升，以知为度。

【功能主治】治风眩心乱，耳聋目暗，泪出，鼻不闻香臭，口烂生疮，风齿瘰疬，喉下生疮，烦热厥逆上气，胸胁肩胛痛，手不能上头、不能带衣，腰脊不能俯仰，脚痹不仁、难以久立。

独活酒

【处方】独活、石南各 200 克，防风 150 克，附子、乌头、天雄、茵芋各 100 克。

【用法用量】上七味㕮咀，以酒 20 升渍七日，每服 0.05 升，日三，以知为度。

【功能主治】治八风十二痹方。

贼风第六

桂枝酒

【处方】桂枝、川芎、独活、牛膝、薯蓣、甘草各 150 克，附子 100 克，防风、茯苓、天雄、茵芋、杜仲、蒴根、白术各 200 克，干姜 250 克，踯躅、猪椒叶根皮各 1 升，大枣 40 枚。

【用法用量】上十八味㕮咀，以酒 40 升渍七日，每服 0.4 升，日二，加至 0.4~0.5 升。肝风占候，其口不能言，当灸鼻下人中，次灸大木椎，次灸肝俞，第九椎下是，五十壮，余处随年壮。眼暗灸之得明，二三百

第四章 诸风、脚气、伤寒方

105

壮良。

【功能主治】治肝虚寒，猝然喑哑不声、踞坐不得、面目青黑、四肢缓弱、遗失便利。

 干姜附子汤

【处方】干姜、附子各400克，桂心、麻黄各200克，川芎150克。

【用法用量】上五味㕮咀，以水9升，煮取3升，分三服，三日后服一剂。

【功能主治】治心虚寒风，半身不遂、骨节离解、缓弱不收、便利无度，口面邪斜。

芎劳汤

【处方】芎劳75克，黄芩、石膏一方用黄连、当归、秦艽、麻黄、桂心、干姜、甘草各50克，杏仁21枚。

【用法用量】上十味㕮咀，以水9升，煮取3升，分三服。

【功能主治】治猝中风，四肢不仁，善笑不息方。

荆沥汤

【处方】荆沥3升，母姜取汁1升，麻黄、白术、川芎各200克，防风、

桂心、升麻、茯苓、远志、人参、羌活、当归各100克，防己、甘草各100克。

【用法用量】上十五味㕮咀，以水15升煎麻黄两沸，去沫，次下诸药，煮取3升，去滓，下荆沥、姜汁煎取4升。分四服，日三夜一。

【功能主治】治心虚寒、阴气伤、寒损心惊掣悸，语声宽急混浊，口喎冒昧，好自笑，厉风伤心。

白术酒

【处方】白术切、地骨皮、荆实各3升，菊花20升。

【用法用量】上四味，以水300升，煮取150升，去滓澄清取汁，酿米200升，用曲如常法。酒熟随能饮之，常取半醉，勿令至吐。

【功能主治】补心志定气。治心虚寒，气性反常，心手不随，语声冒昧。其疾源疬风损心。

当归丸

【处方】当归、酸枣仁、干姜各400克，川芎、干地黄、天雄各300克，黄芪、地骨皮各350克，大枣20枚，吴茱萸0.5升，甘草、秦椒叶、厚朴、秦艽各200克，桂心、防风、附子、

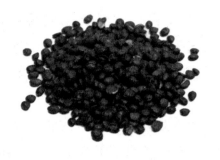

白术各 250 克。

【用法用量】 上十八味为末，蜜丸如梧子，酒服 30 丸加至 40 丸，日再服。

【功能主治】补脾安胃、调气止痛。治脾虚寒身重不举、语音沉鼓、疬风伤痛、便利无度。

依源麻黄续命汤

【处方】麻黄 300 克，大枣 50 枚，杏仁、白术、石膏各 200 克，桂心、人参、干姜、茯苓各 150 克，当归、川芎、甘草各 50 克。

【用法用量】 上十二味㕮咀，以水 12 升煮麻黄，去沫，次下诸药，煎取 3 升，去滓，分三服。

【功能主治】治肺虚寒疬风所中，嘘吸颤掉，声嘶塞而散下，气息短惫，四肢痹弱，面色青䐔，遗矢便利，冷汗出。

八风防风散

【处方】防风、独活、川芎、秦椒、干姜、黄芪、附子各 88 克，天雄、麻黄、五味子、山茱萸、石膏各 75 克，秦艽、桂心、薯蓣、细辛、当归、防己、人参、杜仲各 63 克，甘草 23 克，贯众 2 枚，甘菊、紫菀各 50 克。

【用法用量】上二十四味治下筛，每服方寸匕，酒调进至两匕，日再。

【功能主治】 治肺寒虚伤，语音嘶下，拖气用力，颤掉，缓弱羸瘠，疬风入肺方。

温中生姜汤

【处方】 生姜 500 克，桂心、橘皮各 200 克，甘草、麻黄各 150 克。

【用法用量】 上五味㕮咀，以水 10 升，煮取 2.5 升，分三服，煎麻黄两沸去沫，然后入诸药合煮。

【功能主治】治肺虚寒，羸瘦缓弱，颤掉嘘吸，胸满肺痿。

肾沥汤

【处方】羊肾 1 具，黄芪、川芎、桂心、当归、人参、防风、甘草、五味子各 150 克，元参、茯苓、芍药各 200 克，磁石 250 克，地骨皮 2 升，切，生姜 400 克。

【用法用量】 上十五味㕮咀，以水 15 升煮羊肾，取 7 升下诸药，取 3 升去滓，分三服，可服三剂。

【功能主治】 治肾寒虚为疠风所伤。语音謇吃，不转偏枯、脐脚偏跛謇、缓弱不能动。口喎，言音混浊，便利仰人。耳偏聋塞，腰背相引，随病用药，依源增损方。

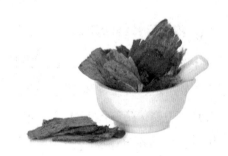

干地黄丸

【处方】 干地黄、山茱萸、天门冬、桂心、续断各 75 克，柏子仁、杜仲、牛膝、苁蓉各 88 克，茯苓、天雄、钟乳各 100 克，松脂、远志、干姜各 63 克，菖蒲、薯蓣、甘草各 50 克。

【用法用量】 上十八味为末，蜜丸梧子大，酒服 30 丸，日二，加至 40 丸。

【功能主治】治肾虚，呻吟喜恚怒，反常心性，阳气弱，腰背强急，髓冷。

大岩蜜汤

【处方】栀子 15 枚，甘草、干地黄、细辛、羊脂青羊角亦得、干姜、吴茱萸、芍药《小品》用川芎、茯苓、当归、桂心各 50 克。

【用法用量】 上十一味㕮咀，以水 8 升，煮取 3 升去滓，纳脂令烊，分三服，温服，相去如人行十里顷。若痛甚者加羊脂 150 克，当归、芍药、人参各 50 克。

【功能主治】治贼风，腹中绞痛，发作无时，发即抢心胀满，胁下如锥刀刺，并主少阴伤寒。

小岩蜜汤

【处方】 黄芪 100 克，雄黄、青羊脂各 50 克，当归、干姜、桂心、干地黄、芍药、甘草、细辛各 200 克，吴茱萸 100 克。

【用法用量】 上十一味㕮咀，以水 20 升，煮取 6 升，分六服。重者加药，用水 30 升，煮取 9 升，分十服。

【功能主治】 治恶风角弓反张，往来有时，筋急，少阴伤寒，口噤不利。

🌿 排风汤

【处方】 犀角、贝子、升麻、羚羊角各 50 克。

【用法用量】 上四味治下筛为粗散，以水 2.5 升纳四方寸匕，煮取 1 升，去滓，服 0.5 升。杀药者，以意增之。若肿，和鸡子敷上，日三度。

【功能主治】治诸毒风邪气所中，口噤，闷绝不识人，及身体疼烦，面目手足暴肿者。

🌿 乌头汤

【处方】乌头 15 枚《要略》用 5 枚，大枣 10 枚，甘草 100 克，芍药 200 克，桂心 300 克，老姜 500 克。

【用法用量】 上六味㕮咀，以水 7 升煮五物，取 3 升，去滓；别取乌头，去皮四破，蜜 2 升，微火煎，令减 0.5 ~ 0.6 升，纳汤中煮两小沸，去滓。服 0.1 升，日三间食，强者 0.3 升，以如醉状为知，不知增之。

【功能主治】 治寒疝腹中绞痛，贼风入腹攻五脏，拘急不得转侧，叫呼发作，有时使人阴缩、手足厥逆。

🌿 防风汤

【处方】 防风、白术、知母、桂心各 200 克，川芎、芍药、杏仁、甘草各 150 克，半夏、生姜各 250 克。

【用法用量】 上十味㕮咀，以水 10 升，煮取 3 升，分四服，日三夜一。

【功能主治】 治身体四肢节解如堕肿脱，按之皮陷，头眩短气，温温闷乱，欲吐者。

🌿 羌活汤

【处方】羌活、桂心、芍药、葛根、麻黄、干地黄各 150 克，甘草 100 克，生姜 250 克。

【用法用量】 上八味㕮咀，以清酒 3 升、水 5 升，煮取 3 升，温服 0.5 升，日三服。

【功能主治】 治中风，身体疼痛，四肢缓弱不遂，及产后中风。

🌿 防己汤

【处方】防己、茯苓、白术、桂心、生姜各 200 克，甘草 150 克，人参 100 克，乌头 7 枚。

【用法用量】 上八味㕮咀，以苦酒 1 升、水 10 升，煮取 3.5 升，一服 0.8 升，日三夜一。

第四章 诸风、脚气、伤寒方

【功能主治】治风历节，四肢疼痛如槌锻，不可忍者。

大枣汤

【处方】大枣15枚，附子1枚，甘草一尺，黄芪200克，生姜100克，麻黄250克。

【用法用量】上六味㕮咀，以水7升，煮取3升，每服1升，日三。

【功能主治】治历节疼痛。

犀角汤

【处方】犀角100克，羚羊角50克，前胡、黄芩、栀子仁、射干各150克，大黄、升麻各200克，豉1升。

【用法用量】上九味㕮咀，以水9升，煮取3升，去滓，分三服。

【功能主治】治热毒流入四肢，历节肿痛。

石膏汤

【处方】石膏鸡子大3枚，鸡子2枚，甘草一尺，麻黄150克，杏仁40枚。

【用法用量】上五味㕮咀，以水3升，破鸡子纳水中烊，令相得，纳药煮取1升。服之覆取汗，汗不出，烧

石熨，取汗出为佳。

【功能主治】逐风毒方。

松膏

【处方】松脂。

【用法用量】15千克炼50遍，酒煮10遍，不能50遍，20遍亦可。炼酥3升，温和松脂3升，熟搅令极调匀。旦空腹酒服方寸匕，日三。

【功能主治】治历节诸风，百节酸痛，不可忍。

松膏酒

【处方】松膏1升，酒3升。

【用法用量】浸七日，每服0.1升，日再，数剂愈。

【功能主治】治历节风方。

偏风第七

防风汤

【处方】防风、川芎、白芷、牛膝、狗脊、萆薢、白术各50克，羌活、葛根、附子《外台》作人参、杏仁各100克，薏苡仁、石膏、桂心各150克，麻黄200克，生姜250克。

【用法用量】上十六味㕮咀，以水12升，煮取3升，分三服。一剂

110

觉好，更进一剂，即一度针，九剂九针即瘥。

【功能主治】治偏风，甄权处疗安平公方。

葛根汤

【处方】葛根、芍药、桂心、干地黄、羌活各150克，麻黄、甘草各100克，生姜300克。

【用法用量】上八味咬咀，以清酒3升，水5升，煮取3升，温服0.5升，日三。

【功能主治】治四肢缓弱、身体疼痛不遂、妇人产后中柔风及气满。

麻子汤

【处方】秋麻子3升净择，水渍一宿，防风、桂心、生姜、石膏碎，绵裹、橘皮各100克，麻黄150克，竹叶、葱白各一握，香豉0.1升。

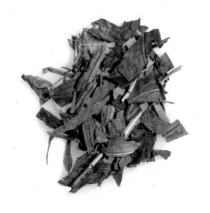

【用法用量】上十味咬咀，先以水25升煮麻子，令极熟，漉去滓，取9升。

【功能主治】治大风周身四肢挛急，风行在皮肤，身劳强，服之不虚人，又治精神蒙昧者。

仲景三黄汤

【处方】麻黄63克，黄芩37克，黄芪、细辛各25克，独活50克。

【用法用量】上五味咬咀，以水50升，煮取2升，分二服，一服小汗，两服大汗。

【功能主治】治中风，手足拘挛，百节疼痛，烦热心乱，恶寒，经日不欲饮食。

白蔹薏苡汤

【处方】白蔹、薏苡仁、芍药、桂心、酸枣仁、牛膝、干姜、甘草各1升，附子3枚。

【用法用量】上九味咬咀，以淳酒20升渍一宿，微火煎三沸，每服1升，日三，扶杖起行。不耐酒0.5升。

（《翼方》有车前子。）

【功能主治】治风湿挛不可屈伸。

第四章　诸风、脚气、伤寒方

独活寄生汤

【处方】独活 150 克，寄生《古今录验》用续断、杜仲、牛膝、细辛、秦艽、茯苓、桂心、防风、川芎、干地黄、人参、甘草、当归、芍药各 100 克。

【用法用量】上十五味㕮咀，以水 10 升，煮取 3 升，分三服，温身勿冷。

【功能主治】夫腰背痛者，皆由肾气虚弱、卧冷湿地当风得之，不时速治，喜流入脚膝为偏枯、冷痹、缓弱疼重，或腰痛挛脚重痹，宜急服此。

菊花酒

【处方】菊花、杜仲 500 克，附子、黄芪、干姜、桂心、当归、石斛、紫石英、防风 200 克，萆薢、独活、钟乳 400 克，茯苓 150 克，苁蓉 250 克。

【用法用量】上十五味㕮咀，以酒 70 升渍五日，一服 0.2 升，稍加至 0.5 升，日三。（《千金翼》不用干姜。）

【功能主治】治男女风虚寒冷，腰背痛，食少羸瘦无颜色、嘘吸少气，去风冷补不足。

杜仲酒

【处方】杜仲 400 克，石南 100 克，羌活 200 克，大附子 5 枚。

【用法用量】上四味㕮咀，以酒 10 升渍三宿，每服 0.2 升，日再。偏宜冷病妇人服之。

【功能主治】治腰脚疼痛不遂，风虚。

风痹第八

竹沥汤

【处方】竹沥 2 升，生葛汁 1 升，生姜汁 0.3 升。

【用法用量】上三味相和，温暖，分三服。

【功能主治】治四肢不收、心神恍惚、不知人不能言。

煮 散

【处方】防风、防己、独活、秦艽、黄芪、芍药、人参、白术、茯神、川芎、远志、升麻、石斛、牛膝、羚羊角、丹参、甘草、厚朴、天门冬、五加皮、地骨皮、黄芩、桂心各 50 克，干地黄、橘皮、生姜、麻黄各 150 克，槟榔、藁本、杜仲、乌犀角各 100 克，薏苡仁 1 升，石膏 300 克。

【用法用量】上三十三味捣筛为粗散，和搅令匀，每服以水3升、药150克煮取1升，绵滤去滓，顿服之，取汗，日一服。若觉心中热烦、以竹沥代水煮之。

【功能主治】凡风痹服前汤得瘥，讫可常服此除风。

荆沥汤

【处方】荆沥、竹沥、生姜汁各0.3升。

【用法用量】上三味相合，温暖为一服，每日旦服煮散，午后进此，平复好瘥乃止。

【功能主治】凡患风人多热，常宜服此。

独活煮散

【处方】独活400克，川芎、芍药、茯苓、防风、防己、葛根各50克，羚羊角、当归、人参、桂心、麦门冬、石膏各200克，磁石500克，甘草150克，白术150克。

【用法用量】上十六味各切锉，分为24份，每份入生姜、生地黄切1升、杏仁二七枚，以水2升，煮取0.7升。或日晚，或夜中，或日一服，或间日服，无所忌。

【功能主治】治诸风痹。

五补丸

【处方】防风、人参、苁蓉、干地黄、羚羊角、麦门冬、天门冬各75克，芍药、独活、干姜、白术、丹参、食茱萸—云山茱萸、甘草、茯神、升麻、黄芪、甘菊、地骨皮、石斛、牛膝、五加皮、薯蓣各63克，秦艽、川芎、桂心、防己、生姜屑、黄芩各50克，附子37克，石膏150克，寒水石150克。

【用法用量】上三十二味为末，蜜和丸如梧子大，生姜蜜汤服20丸，日三，稍加至30丸，忌油面蒜生冷酢滑及猪羊鸡鱼等肉。

【功能主治】凡风服汤药多患虚热翕翕然，宜除热方。

风懿第九

独活汤

【处方】独活200克，桂心、芍药、栝楼根、生葛各100克，生姜300克，

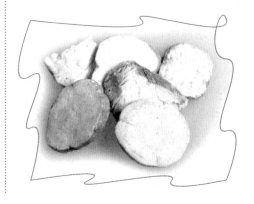

甘草 150 克。

【用法用量】上七味㕮咀，以水 5 升，煮取 3 升，分三服，日三。

【功能主治】治风懿不能言，四肢不收，手足軃曳。

石南汤

【处方】石南、干姜、黄芩、细辛、人参各 50 克，桂心、麻黄、当归、芎藭各 75 克，甘草 100 克，干地黄 37 克，食茱萸 63 克。

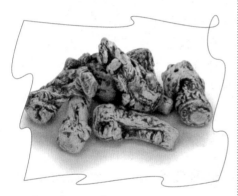

【用法用量】上十二味㕮咀，以水 6 升、酒 3 升，煮取 3 升，分三服，大汗勿怪。

【功能主治】治六十四种风注走入皮肤中如虫行，腰脊强直、五缓六急、手足拘挛，隐疹搔之则作疮、风尸身痒，猝风面目肿起，手不出头、口噤不能言。

附子散

【处方】附子、桂心各 250 克，细辛、防风、人参、干姜各 300 克。

【用法用量】上六味治下筛，酒服方寸匕，日三，稍增之。

【功能主治】治中风手臂不仁，口面㖞僻。

甘草汤

【处方】甘草、桂心、川芎、麻黄、当归、芍药各 50 克，人参 100 克，附子、侧子各 2 枚，独活、防己各 150 克，生姜、石膏、茯神各 200 克，白术、黄芩、细辛各 50 克，秦艽、防风各 75 克，菊花 1 升，淡竹沥 4 升。

【用法用量】上二十一味㕮咀，以水 10 升，先煮麻黄去沫，取 7 升，纳竹沥及诸药，煮取 3 升，分四服，服三服讫，间一杯粥后，更进一服，待药势自汗。

【功能主治】治偏风积年不瘥，手脚枯细，面口㖞僻，精神不定，言语倒错。

角弓反张第十

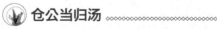

仓公当归汤

【处方】当归、防风各 37 克，独

活 75 克，附子 1 枚，细辛 25 克，麻黄 63 克。

【用法用量】上六味咬咀，以酒 5 升，水 3 升煮取 3 升，服 1 升。口不开者，格口纳汤，一服当苏，二服小汗，三服大汗。

【功能主治】治贼风口噤，角弓反张，痉者。

秦艽散

【处方】秦艽、独活《胡洽》用乌头、黄芪、人参、甘菊各 100 克《胡洽》用蜀椒，茵芋 37 克《胡洽》用草，防风、石斛《胡洽》用草薢、山茱萸、桂心各 125 克，附子、川芎《胡洽》用桔梗、细辛、当归、五味子、甘草、白术、干姜、白鲜皮《胡洽》用白蔹各 63 克，麻黄、天雄、远志各 50 克《胡洽》用防己。

【用法用量】上二十二味治下筛，酒服方寸匕，日再，渐渐加至二匕。

【功能主治】治半身不遂，言语错乱，乍喜乍悲，角弓反张，皮肤风痒。

吴秦艽散

【处方】秦艽、蜀椒、人参、茯苓、牡蛎、细辛、栝楼根、麻黄各 37 克，干姜、附子、白术、桔梗、桂心、独活、当归各 50 克，黄芩、柴胡、牛膝、天雄、石南、杜仲、莽草、乌头各 25 克，甘草、川芎、防风各 75 克。

【用法用量】上二十六味治下筛，盛以苇袋，食前温酒 1 升服方寸匕，日三服，急行七百步许，更饮酒 1 升，忌如常法。

【功能主治】治风注入肢体百脉，身肿，角弓反张，手足酸疼，皮肤习习，身体尽痛，眉毛堕落，耳聋惊悸，心满短气，魂志不定，阴下湿痒，大便有血，小便赤黄，五劳七伤，万病皆治。

风痹第十一

防己黄汤

【处方】甘草 100 克，黄芪 250 克，汉防己 200 克，生姜、白术各 150 克，大枣 12 枚。

【用法用量】上六味咬咀，以水 6 升煮取 3 升，分三服，服了坐被中，欲解如虫行皮中，卧取汗。

【功能主治】治风湿，脉浮身重，汗出恶风。

第四章 诸风、脚气、伤寒方

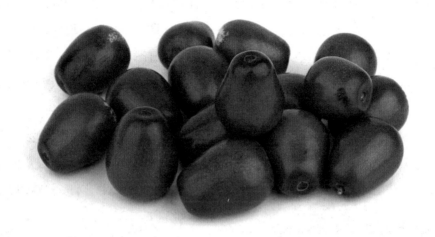

新编
药王孙思邈
奇方妙治

黄芪汤

【处方】 蜀黄、人参、芍药、桂心各100克，生姜300克，大枣12枚。

【用法用量】 上六味㕮咀，以水6升，煮取2升，服0.7升，日三服，令尽。

【功能主治】 治血痹阴阳俱微，寸口关上微，尺中小紧，外证身体不仁如风状。

铁精汤

【处方】 黄铁15千克以流水80升扬之3000遍，以炭烧，令赤，投冷水复烧7遍，如此澄清，取汁20升煮药，人参150克，半夏、麦门冬各1升，白薇、黄芩、甘草、芍药各200克，石膏250克，生姜100克，大枣20枚。

【用法用量】 上十味㕮咀，纳前汁中煮取6升，服1升日三服，两日令尽。

【功能主治】 治三阴三阳厥逆寒食，胸胁支满，病不能言，气满胸中急，肩息，四肢时寒热不随，喘悸烦乱，吸吸少气，言辄飞扬虚损。

白蔹散

【处方】 白蔹25克，附子13克。

【用法用量】 上二味治下筛，酒服半刀圭，日三。不知增至一刀圭，身中热行为候十日便觉。

【功能主治】 治风痹肿，筋急展转易常处。

附子酒

【处方】 大附子1枚重100克者，亦云2枚。

【用法用量】酒5升渍，春五日。每服0.1升，日再，以瘥为度。

【功能主治】治大风冷，痰癖胀满，诸痹方。

麻子酒

【处方】麻子100升，法曲10升。

【用法用量】 上二味先捣麻子成末，以水200升着釜中，蒸麻子极熟，炊100升米顷出滓，随汁多少，如家酝法，候熟，取清酒，随性饮之。

【功能主治】 治虚劳百病，伤寒风湿，及妇人带下，月水往来不调，手足疼痹着床，服之令人肥健。

辟温第十二

屠苏酒

【处方】 大黄31克，白术、桂心各37克，桔梗、蜀椒各31克，乌头13克，菝葜25克。

【用法用量】上七味叹咀绛袋盛，以十二月晦日日中悬沉井中令至泥。正月朔旦平晓出药，置酒中煎数沸，

于东向户中饮之。

【功能主治】 辟疫气，令人不染温病及伤寒。

太乙流金散

【处方】雄黄150克，雌黄100克，矾石75克，鬼箭羽75克即卫茅，羊角烧100克。

【用法用量】 上五味治下筛，三角绛袋盛。50克带心前，并挂门户上。若逢大疫之年，以月旦青布裹一刀圭，中庭烧之。温病患亦烧熏之。

【功能主治】 辟温气。

雄黄散

【处方】雄黄250克，朱砂、菖蒲、鬼臼各100克。

【用法用量】 上四味治下筛，以涂五心、额上、鼻人中及耳门。

【功能主治】 辟温气。

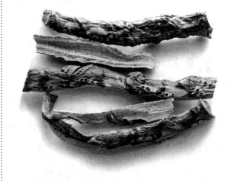

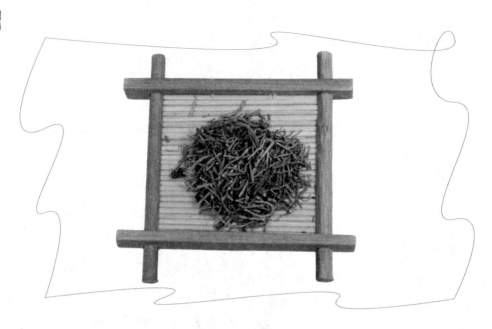

🌿 赤 散

【处方】藜芦、踯躅花各50克，丹皮、皂荚各63克，附子、桂心、真珠各50克，细辛、干姜37克。

【用法用量】上九味末之，纳真珠合治之。分一方寸匕置绛囊中带之，男左女右，着臂自随。觉有病之时，便以粟米大纳着鼻中。

【功能主治】辟温疫气，伤寒，热病方。

🌿 粉身散

【处方】川芎、白芷、藁本各等分。

【用法用量】上三味治下筛，纳米粉中以粉身。

【功能主治】辟温病常用方。

🌿 葳蕤汤

【处方】葳蕤、白薇、麻黄、独活、杏仁、川芎、甘草、青木香各100克，石膏150克。

【用法用量】上九味哎咀，以水8升煮取3升，去滓，分三服，取汗。若一寒一热，加朴硝一分及大黄150克下之。

【功能主治】治风温之病，脉阴阳俱浮，汗出体重，其息必喘，其形状不仁嘿嘿，但欲眠，下之者则小便难，发其汗者必语，加烧针者则耳聋难言，但吐下之则遗矢便利，如此疾者，宜服之。

🍁 伤寒膏第十三

🌱 青　膏

【处方】当归、川芎、蜀椒、白芷、吴茱萸、附子、乌头、莽草各150克。

【用法用量】上八味叹咀，以醇苦酒渍之，再宿以猪脂2千克煎令药色黄，绞去滓，以温酒服枣核大3枚，日三服，取汗，不知稍增。可服可摩。如初得伤寒，一日苦头痛背强，宜摩之佳。

【功能主治】治伤寒头痛，项强，四肢烦疼方。

🌱 黄　膏

【处方】大黄、附子、细辛、干姜、蜀椒、桂心各25克，巴豆50枚。

【用法用量】上七味叹咀，以醇苦酒渍一宿，以腊月猪脂500克煎之，调适其火，三上三下药成。伤寒赤色发热，酒服如梧子大1枚。

【功能主治】治伤寒敕色，头痛项强，贼风走注。

🌱 白　膏

【处方】天雄、乌头、莽草、羊踯躅各150克。

【用法用量】上四味叹咀，以苦酒3升渍一宿，作东向露灶又作十二，聚湿土各1升许大，取成煎猪脂1.5千克，着铜器中，加灶上炊以苇薪令释，纳所渍药炊令沸，下着土聚上，沸定复上，如是十二过，令土尽遍，药成去滓。

【功能主治】治伤寒头痛，向火摩身体，酒服如杏核一枚，温覆取汗，摩身当千过，药力乃行，并治恶疮、小儿头疮，牛领马鞍皆治之。

🍁 发汗散第十四

🌱 度瘴发汗青散

【处方】麻黄175克，桔梗、细辛、吴茱萸、防风、白术各50克，乌头、干姜、蜀椒、桂心各63克。

【用法用量】上十味治下筛，温酒服方寸匕，温覆取汗，汗出止。若不得汗，汗少不解，复服如法。若得汗足，如故头痛发热，此为内实，当服豉丸。

【功能主治】治伤寒敕色，恶寒发热，头痛项强，体疼。

🌱 五苓散

【处方】猪苓、白术、茯苓各37克，

119

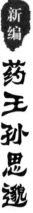

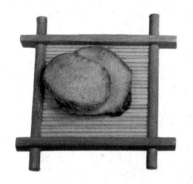

桂心25克，泽泻63克。

【用法用量】上五味治下筛，水服方寸匕，日三，多饮水，汗出即愈。

【功能主治】主时行热病，但狂言、烦躁不安，精彩言语不与人相当者。

崔文行解散

【处方】桔梗、细辛各200克，白术400克，乌头500克。

【用法用量】上四味治下筛，若中伤寒服钱五匕，覆取汗解。若不觉，复小增之，以知为度。若时气不和，旦服钱五匕。辟恶气欲省病者服一服，皆酒服。

【功能主治】治时气不和，伤寒发热者。

六物青散

【处方】附子、白术各63克，防风、细辛各87克，桔梗、乌头各187克。

【用法用量】上六味治下筛，以温酒服钱五匕，不知稍增之。服后食顷不汗出者，进温粥一杯以发之，温覆汗可也。勿令流离，勿出手足也，汗出止。若汗大出不止者，温粉粉之，微者不须粉。不得汗者，当更服之。得汗而不解者，当服神丹丸。

【功能主治】治伤寒敕色，恶寒。

青散

【处方】苦参、厚朴、石膏各63克，大黄、细辛各100克，麻黄250克，乌头5枚。

【用法用量】上七味治下筛。觉伤寒头痛发热，以白汤0.5升和药方寸匕投汤中，熟讫去滓尽服覆取汗，汗出温粉粉之良久。一服不除，宜重服之。或当微下利者，有大黄故也。

【功能主治】治春伤寒，头痛发热。

诏书发汗白薇散

【处方】白薇25克，杏仁、贝母各37克，麻黄67克。

【用法用量】上四味治下筛，酒服方寸匕，自覆卧汗出即愈。

【功能主治】治伤寒三日不解。

华佗赤散

【处方】丹砂25克，蜀椒、蜀漆、干姜、细辛、黄芩、防己、桂心、茯苓、人参、沙参、桔梗、女萎即萎蕤、乌头各37克，雄黄50克，吴茱萸63克，麻黄、代赭各125克。

【用法用量】上十八味治下筛，酒服方寸匕，日三。耐药者二匕。覆令汗出。

【功能主治】治伤寒，头痛身热，腰背强引颈，及中风口噤，疟不绝，妇人产后中风寒，经气。

赤　散

【处方】干姜、防风、沙参、细辛、白术、人参、蜀椒、茯苓、麻黄、黄芩、代赭、桔梗、吴茱萸各50克，附子100克。

【用法用量】上十四味治下筛，先食，酒服一钱匕，日三。

【功能主治】治伤寒，头痛项强，身热，腰脊痛，往来有时。

乌头赤散

【处方】乌头75克，皂荚25克，雄黄、细辛、桔梗、大黄各50克。

【用法用量】上六味治下筛，清酒或井华水服一刀圭，日二，不知稍增，以知为度。

【功能主治】治天行疫气病。

水解散

【处方】桂心、甘草、大黄各100克，麻黄200克。

【用法用量】上四味治下筛，患者以生熟汤浴，讫以暖水服方寸匕，日三，覆取汗，或利便瘥。力强人服二方寸匕。

【功能主治】治时行，头痛壮热一二日方。

发汗汤第十五

桂枝汤

【处方】桂枝、芍药、生姜各150克，甘草100克，大枣12枚。

【用法用量】上五味㕮咀三物，切姜擘枣，以水7升煮枣令烂，去滓，乃纳诸药，水少者益之，煮令微沸，得3升，去滓。服1升，日三，小儿以意减之。初服少，多便得汗出者，小阔其间。不得汗者，小促其间，令药势相及汗出，自护如法，特须避风。病若重，宜夜服。若服一剂不解，病证不变者，当复服之。至有不肯汗出，服两三剂乃愈。服此药食顷，饮热粥以助药力。

【功能主治】 治中风其脉阳浮而阴弱，阳浮者热自发，阴弱者汗自出。啬啬恶风，淅淅恶寒，翕翕发热，鼻鸣干呕。

 麻黄汤 ～～～～～

【处方】 麻黄150克，桂枝、甘草各50克，杏仁70枚喘不甚，用50枚。

【用法用量】 上四味咬咀，以水9升煮麻黄减2升，去沫，纳诸药，煮取2.5升，绞去滓，服0.8升，覆令汗。

【功能主治】 治伤寒头及腰痛，身体骨节疼，发热恶寒，不汗而喘。

大青龙汤 ～～～～～

【处方】 麻黄300克，桂心、甘草各100克，石膏如鸡子1枚碎，生姜150克，杏仁40枚，大枣12枚。

【用法用量】 上七味咬咀，以水9升煮麻黄去沫，乃纳诸药，煮取3升，分服1升，厚覆，当大汗出，温粉粉之即止，不可再服，服之则筋惕肉瞤，此为逆也。不汗乃再服。

【功能主治】治中风伤寒，脉浮紧，发热恶寒，身体疼痛，汗不出烦躁。

阳毒升麻汤 ～～～～～

【处方】 升麻、甘草各25克，当归、蜀椒、雄黄、桂心各13克。

【用法用量】 上六味咬咀，以水5升煮取2.5升，分三服，如人行五里进一服，温覆手足，毒出则汗，汗出则解，不解重作，服之得吐亦佳。

【功能主治】 治伤寒一二日便成阳毒，或服药吐下之后变成阳毒，身重腰背痛，烦闷不安，狂言，或吐血下痢，其脉浮大数，面赤斑斑如锦文，咽喉痛，唾脓血。

阴毒甘草汤 ～～～～～

【处方】 甘草、升麻各25克，当归、蜀椒各13克，鳖甲50克。

【用法用量】 上五味咬咀，以水5升煮取2.5升，分三服，如人行五里顷更进一服，温覆发汗，毒当从汗出，汗出则愈。若不汗则不除，重作服。

（仲景方无蜀椒。）

【功能主治】 治伤寒初起一二日便结成阴毒，或服药六七日以上至十日变成阴毒，身重背强，腹中绞痛，咽喉不利，毒气攻心，心下坚强，短气不得息，呕逆唇青面黑，四肢厥冷，其脉沉细紧数。

阴旦汤

【处方】芍药、甘草各100克，干姜、黄芩各150克，桂心200克，大枣15枚。

【用法用量】上六味咬咀，以水10升煮取5升，去滓，温服1升，日三夜二，覆令小汗。

【功能主治】治伤寒肢节疼痛，纳寒外热虚烦。

阳旦汤

【处方】泉水10升。

【用法用量】煮取4升分服1升，日三。自汗者，去桂枝加附子1枚。渴者去桂加栝楼根150克。利者去芍药、桂，加干姜三累、附子1枚炮。心下悸者，去芍药加茯苓200克。虚劳里急正阳旦主之。煎得2升，纳胶饴250克，为再服。若脉浮紧发热者，不可与之。

【功能主治】治伤寒中风，脉浮，发热往来，汗出恶风，头项强，鼻鸣干呕。

六物解肌汤

【处方】葛根200克，茯苓150克，麻黄、牡蛎、生姜各100克，甘草50克。

【用法用量】上六味咬咀，以水8升煮取3升，分三服。再服后得汗，汗通即止。（《古今录验》无生姜、甘草。）

【功能主治】治伤寒发热身体疼痛。

解肌汤

【处方】葛根200克，麻黄50克，黄芩、芍药、甘草各100克，大枣12枚。

【用法用量】上六味咬咀，以水10升煮取3升，饮1升，日三。三四日不解，脉浮者，宜重服发汗。脉沉实者，宜以豉丸下之。

【功能主治】治伤寒温病方。

解肌升麻汤

【处方】升麻、芍药、石膏、麻黄、甘草各50克，杏仁30枚，贝齿3枚一作贝母37克。

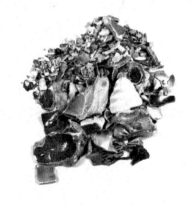

【用法用量】上七味㕮咀，以水 3 升煮取 1 升，尽服，温覆发汗便愈。

【功能主治】 治时气三四日不解方。

葛根龙胆汤

【处方】 葛根 400 克，龙胆、大青各 25 克，升麻、石膏、葳蕤各 50 克，甘草、桂心、芍药、黄芩、麻黄各 100 克，生姜 100 克。

【用法用量】 上十二味㕮咀，以水 10 升煮葛根取 8 升，纳余药煮取 3 升，分四服，日三夜一。

【功能主治】治伤寒三四日不瘥，身体烦毒而热。

七物黄连汤

【处方】 黄连、茯苓、黄芩各 37 克，芍药、葛根各 50 克，甘草 63 克，小麦 0.3 升。

【用法用量】 上七味㕮咀，以水 7 升煮取 3 升，冷分三服。不能 1 升者，可稍稍服之汤，势安乃卧。

【功能主治】 治夏月伤寒，四肢烦疼发热，其人喜烦呕逆支满，剧如祸祟，寒热相搏，故令喜烦。

三匕汤

【处方】 茯苓如鸡子大、黄芩、人参各 150 克，栝楼根 200 克，芒硝、干地黄各 1 升，大黄、麻黄、寒水石 250 克。

【用法用量】上九味捣筛令相得，以散三方寸匕，水 1 升煮令三沸，绞去滓，服之，日三，温覆，汗出即愈，病剧与六七匕。

【功能主治】 治伤寒中风得之三日至七八日不解，胸胁痛，四肢逆，干呕水浆不下，腹中宿食不消，重下血一日数十行。

五香麻黄汤

【处方】 麝香 25 克，薰陆香、鸡舌香各 50 克，沉香、青木香、麻黄、防风、独活、秦艽、葳蕤、甘草各

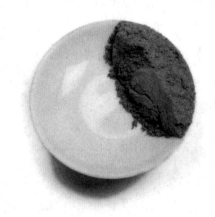

100 克，白薇、枳实各 100 克。

【用法用量】上十三味咬咀，以水 9 升煮取 3 升，分三服，覆取汗后外摩防己膏。

【功能主治】治伤寒忽发肿，或着四肢，或在胸背虚肿浮如吹状，亦着头面唇口颈项，剧者偏着脚胫，外如轴大而不痛不赤，着四肢者乃欲不遂。

🌿 雪　煎

【处方】麻黄 5 千克，大黄 1.15 千克，杏仁 14 升。

【用法用量】上三味咬咀，以雪水五斛 400 升渍麻黄于东向灶釜中三宿，纳大黄搅令调，炊以桑薪煮得二斛，去滓，复纳釜中，捣杏仁，纳汁中，复炊之，可余 600 ～ 700 升汁，绞去滓，置铜器中。

【功能主治】治伤寒方。

发汗丸第十六

🌿 神丹丸

【处方】附子、乌头各 200 克，人参、茯苓、半夏各 250 克，朱砂 50 克。

【用法用量】上六味末之，蜜丸，

以真丹为色，先食服，如大豆 2 丸，生姜汤下，日三，须臾进热粥 2 升许，重覆，出汗止。若不得汗，汗少不解复服如前法。若得汗足应解而不解者，当服桂枝汤。此药多毒，热者令饮水，寒者温饮解之。治疟先发服 2 丸。

【功能主治】治伤寒敕涩，恶寒发热，体疼者。

🌿 麦奴丸

【处方】釜底墨、灶突墨、梁上尘、麦奴、黄芩、大黄、芒硝各 50 克，麻黄 100 克。

【用法用量】上八味末之，蜜丸，如弹子大，以新汲水 0.5 升研 1 丸破渍置水中，当药消尽服之，病者渴欲饮水，极意不问升数，欲止复强饮，能多饮为善，不欲饮水当强饮。

【功能主治】治伤寒五六日以上不解，热在胸中，口噤不能言，惟欲饮水，为坏伤寒。

宜吐第十七

🌿 瓜蒂散

【处方】瓜蒂、赤小豆各 50 克。

【用法用量】上二味治下筛，取一钱匕，香豉 0.1 升，熟汤 0.7 升煮

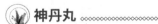

第四章　诸风、脚气、伤寒方

作稀粥，去滓，取汁和散，温顿服之，不吐者少少加，得快吐乃止。张文仲以白汤 0.3 升和服。

【功能主治】病如桂枝证，头不痛，项不强，寸脉微浮，胸中痞坚，气上冲咽喉不得息者，此为胸有寒也。

💧 水道散

【处方】甘遂 25 克，白芷 100 克，大黄 200 克，厚朴 400 克，枳实 5 枚，芒硝 0.3 升。

【用法用量】上六味㕮咀，以水 10 升先煮厚朴、枳实，取 5 升，去滓，纳大黄煎取 2 升去滓，下芒硝更煎 50 克沸，分再服，得快利止。

【功能主治】治时气病，烦热如火，狂言妄语欲走。

宜下第十八

💧 大承气汤

【处方】大黄 200 克，厚朴 400 克，枳实 5 枚，芒硝 0.5 升。

【用法用量】上四味㕮咀，以水 10 升先煮二物，取 5 升，去滓，纳大黄煎取 2 升去滓，纳芒硝更上微火一二沸，分温再服，得下余勿服。

【功能主治】治热盛，腹中有燥屎。

💧 抵当丸

【处方】水蛭、虻虫各 20 枚，桃仁 22 枚，大黄 150 克。

【用法用量】上四味为末，蜜和合，分为 4 丸，以水 1 升煮 1 丸，取 0.7 升，顿服之。时当下血，不下更服。

【功能主治】下血方。

💧 生地黄汤

【处方】生地黄 1.5 千克，大黄 200 克，甘草 50 克，芒硝 0.2 升，大枣 2 枚。

【用法用量】上五味合捣，令相得，蒸 5 升米，下，熟绞取汁，分再服。

【功能主治】治伤寒有热，虚羸少气，心下满，胃中有宿食，大便不利。

💧 大柴胡加葳蕤知母汤

【处方】柴胡 250 克，葳蕤、知母各 100 克，大黄、甘草各 50 克，人参、黄芩、芍药各 150 克，生姜 250 克，半夏 0.5 升。

【用法用量】上十味㕮咀，以水 10 升煮取 3 升，去滓，服 1 升，日三，取下为效。

【功能主治】治伤寒七八日不解，默默心烦，腹中有干屎。

🌱 豉 丸

【处方】豉1升,杏仁60枚,黄芩、黄连、大黄、麻黄各200克,芒硝、甘遂各150克,巴豆去油200枚。

【用法用量】 上九味为末,以蜜和丸,如大豆,服2丸,不得下者增之。

【功能主治】治伤寒,留饮宿食不消。

●发汗吐下后第十九●

🌱 竹叶汤

【处方】竹叶二把,半夏0.5升,麦冬500克,人参、甘草各100克,生姜200克,石膏500克。

【用法用量】 上七味㕮咀,以水10升煮取6升,去滓,纳粳米0.5升,米熟去之,分服1升,日三。

【功能主治】 治发汗后表里虚烦不可攻。

🌱 小青龙汤

【处方】 桂心、麻黄、甘草、干姜、芍药、细辛各150克,五味子、半夏各25克。

【用法用量】上八味㕮咀,以水10升煮麻黄减2升,去上沫,纳诸药取3升,分三服,相去十里许复服

之。若渴者去半夏,加栝楼根150克。若微痢去麻黄,加荛花如一鸡子大,熬令赤色。若噎加附子1枚。若小便不利小腹满者去麻黄,加茯苓200克。若喘去麻黄,加杏仁0.5升。

【功能主治】 治伤寒表未解,心下有水气,干呕发热而咳,或渴或痢或噎或小便不利、小腹满或喘。

🌱 四物甘草汤

【处方】甘草100克,麻黄200克,石膏250克,杏仁50枚。

【用法用量】上四味㕮咀,以水7升先煮麻黄去沫,令减2升,纳诸药煎取3升,分三服。

【功能主治】治伤寒,发汗出而喘,无大热。

🌱 栀子汤

【处方】 栀子14枚,香豉0.4升绵裹。

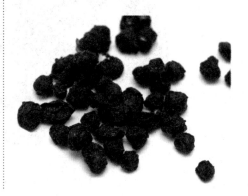

第四章 诸风、脚气、伤寒方

【用法用量】上二味，以水4升先煮栀子，取2.5升，次纳豉煮取1.5升，分二服，温进一服得快吐止后服。

【功能主治】治发汗若下后，烦热，胸中窒，气逆抢心。

厚朴汤

【处方】厚朴400克，人参50克，甘草100克，生姜400克，半夏0.5升。

【用法用量】上五味哎咀，以水10升煮取3升，分三服。

【功能主治】治发汗后腹胀满。

玄武汤

【处方】茯苓、芍药、生姜各150克，白术100克，附子1枚。

【用法用量】上五味哎咀，以水8升煮取2升，温服0.7升。

【功能主治】治太阳病发汗，汗出不解，其人仍发热，心下悸，头眩，身瞤动，振振欲擗地。

葛根黄连汤

【处方】葛根250克，黄连、黄芩各150克，甘草100克。

【用法用量】上四味哎咀，以水8升先煮葛根减2升，纳诸药煮取2升，去滓，分再服。

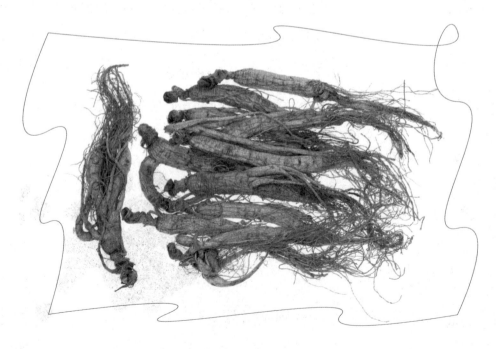

【功能主治】 治太阳病反下之利遂不止脉促者，表未解喘而汗出。

茯苓汤

【处方】 茯苓200克，白术、桂心各150克，甘草100克。

【用法用量】 上四味咬咀，以水6升煮取3升，去滓分三服。

【功能主治】治伤寒发汗吐下后，心下逆满，气上冲胸，起即头眩，其脉沉紧，发汗则动经，身为振摇。

大陷胸丸

【处方】 大黄400克，芒硝、杏仁熬、葶苈各250克。

【用法用量】 上四味，捣筛大黄、葶苈，余二味别研如脂和散，取如弹丸大1枚，甘遂末一钱匕，白蜜0.2升，水1升，煮取0.8升，温顿服之，病乃自下，如不下更服，取下为效。

【功能主治】 治结胸病，项亦强如柔痉状，下之即和。

生姜泻心汤

【处方】生姜200克，甘草、人参、黄芩各150克，干姜、黄连各50克，半夏0.5升，大枣12枚。

【用法用量】 上八味咬咀，以水10升煮取6升，去滓，分服1升，日三。

【功能主治】 治伤寒发汗后，胃中不和，心下痞坚，干噫食臭，胁下有水气，腹中雷鸣。

甘草泻心汤

【处方】 甘草200克，黄芩、干姜各100克，黄连50克，半夏0.5升，大枣12枚。

【用法用量】 上六味咬咀，以水10升煮取6升，去滓。分服1升，日三。

【功能主治】 治伤寒中风，医反下之，其人下痢，日数十行，谷不化，腹中雷鸣，心下痞坚结满，干呕，心烦不能得安。

白虎汤

【处方】石膏1升，知母300克，甘草100克，粳米0.6升。

【用法用量】 上四味咬咀，以水10升煮米熟，去滓，分服1升，日三。

【功能主治】 治伤寒吐下后七八日不解，结热在里，表里俱热，时时恶风大渴，舌上干燥而烦，欲饮水数升。

青葙子丸

【处方】青葙子250克，黄芩、栝楼根、苦参各50克，黄柏100克，龙胆、栀子仁、黄连各150克。

【用法用量】上八味为末，蜜丸如梧子大，先食服7丸，日三，不知稍加。

【功能主治】治伤寒后结热在内，烦渴。

大青汤

【处方】大青200克，甘草、阿胶各100克，豆豉1升。

【用法用量】上四味㕮咀，以水8升煮取3升，去滓，煮三沸去豉，纳阿胶令烊，顿服1升，日三服。欲尽复作，常使有余，渴者当饮，但除热止吐下，无毒。

【功能主治】治伤寒热病十日以上，发汗不解及吐下后诸热不除，及下痢不止，斑出皆治。（深师治劳复。）

伤寒杂治第二十

苦参汤

【处方】苦参150克，黄芩100克，生地黄400克。

【用法用量】上三味㕮咀，以水8

升煎取2升，适寒温服1升，日再。

【功能主治】治热病五六日以上。

凝雪汤

【处方】芫花1升。

【用法用量】以水3升煮取1.5升，渍故布敷胸上，不过三敷，热即除，当温暖四肢护厥逆也。

【功能主治】治时行毒病七八日，热积聚胸中，烦乱欲死，起死人揭汤方。

栝楼汤

【处方】栝楼实1枚，黄芩、甘草各150克，生姜200克，大枣12枚，柴胡400克。

【用法用量】上六味㕮咀，以水12升煮取5升，绞去滓，适寒温服1升，日三。

【功能主治】治伤寒中风五六日以上，但胸中烦，干呕。

芦根饮子

【处方】生芦根切、青竹茹各1升，生姜150克，粳米0.3升。

【用法用量】上四味，以水7升先煮千里鞋底一只，取5升澄清，下药煮取2.5升，随便饮，不瘥，重作取瘥。

【功能主治】 治伤寒后呕哕反胃及干呕不下食。

猪胆汤

【处方】 猪胆、苦酒各 0.3 升，鸡子 1 枚。

【用法用量】 上三味合煎三沸，强者尽服之，羸者须煎六七沸，分为二服，汗出即愈。

【功能主治】治伤寒五六日斑出。

木香汤

【处方】青木香 100 克，薰陆香、矾石、丁香各 50 克，麝香 25 克。

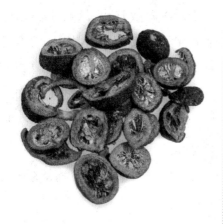

【用法用量】 上五味㕮咀，以水 4 升煮取 1.5 升分再服。热毒盛者加犀角 50 克，无犀角以升麻代之。病轻者去矾石，神验。

【功能主治】治疮出烦疼。

麻黄升麻汤

【处方】 麻黄、知母、葳蕤亦作菖蒲、黄芩各 150 克，升麻、芍药、当归、干姜、石膏、茯苓、白术、桂心、甘草、麦冬《伤寒论》作天门冬各 100 克。

【用法用量】 上十四味㕮咀，以水 10 升先煮麻黄，减 2 升，去上沫，纳诸药煮取 3 升，分服 1 升，微取汗愈。

【功能主治】 治伤寒六七日，其人大下后，脉沉迟，手足厥逆，下部脉不至，咽喉不利，唾脓血，泄利不止，为难治。

牡蛎散

【处方】 牡蛎、白术、防风各 150 克。

【用法用量】 上三味治下筛，酒服方寸匕，日二。此方一切泄汗，服之三日皆愈。

【功能主治】治卧即盗汗，风虚头痛。

第四章 诸风、脚气、伤寒方

劳复第二十一

黄龙汤

【处方】柴胡 500 克，半夏 250 克，黄芩 150 克，人参 100 克，甘草 100 克，生姜 200 克，大枣 12 枚。

【用法用量】上七味㕮咀，以水 10 升煮取 5 升，去滓，服 0.5 升，日三。不呕而渴者去半夏，加栝楼根 200 克。

【功能主治】治伤寒瘥后更头痛壮热烦闷方。

枳实栀子汤

【处方】枳实 3 枚，栀子 14 枚，豉 1 升绵裹。

【用法用量】上三味㕮咀，以酢浆 7 升，先煎减 3 升，次纳枳实、栀子煮取 2 升，次纳豉煮五六沸，去滓，分再服，覆取汗。如有宿食者，纳大黄如博棋子 5～6 枚。

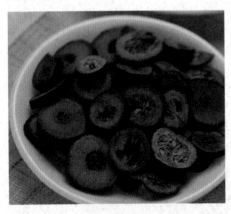

【功能主治】治大病瘥后劳复者。

麦门冬汤

【处方】麦门冬 50 克，甘草 100 克，京枣 20 枚，竹叶切 1 升。

【用法用量】上四味㕮咀，以水 7 升煮粳米 1 升令熟去米，纳诸药煎取 3 升，分三服，不能服者绵滴汤纳口中用之有效。

【功能主治】治劳复气欲绝，起死人。

百合第二十二

百合知母汤

【处方】百合 7 枚擘，知母 150 克。

【用法用量】上二味，以泉水先洗渍百合一宿，当沫出水中，明旦去水。取百合更以泉水 2 升煮取 1 升置之。复取知母切，以泉水 2 升煮取 1 升，汁合和百合汁中，复煮取 1.5 升，分再服，不瘥更依法合服。

【功能主治】治百合病已经发汗后更发。

百合滑石代赭汤

【处方】百合 7 枚擘，滑石 150 克；代赭 50 克。

【用法用量】上三味，先以泉水

渍百合一宿，明旦去水，更以泉水 2 升煮百合取 1 升，去滓。又以水 2 升煮余二味，取 1 升，纳百合汁，如前法复煎取 1.5 升，分再服。

【功能主治】治百合病下后更发者。

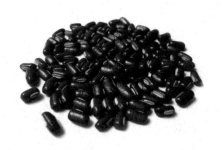 百合地黄汤

【处方】 百合 7 枚擘。

【用法用量】 渍一宿去汁，以泉水 2 升煮取 1 升，纳生地黄汁 1 升，复煎取 1.5 升，分再服，大便当去恶沫为验也。

【功能主治】 治百合病始不经发汗吐下，其病如初者。

伤寒不发汗变成狐惑第二十三

赤小豆当归散

【处方】 赤小豆 3 升。

【用法用量】 渍之，令生牙足，乃复干之，加当归 150 克为末，浆水服方寸匕，日三，即愈。

【功能主治】其人脉数，无热微烦，默默但欲卧，汗出，初得之三四日目赤如鸠眼，得之七八日其四黄黑，能食者脓已成也。

伤寒发黄第二十四

黄芪芍药桂酒汤

【处方】黄芪 250 克，芍药 150 克，桂心 150 克。

【用法用量】 上三味哎咀，以苦酒 1 升、水 7 升合煎取 3 升，饮 1 升，当心烦也，至六七日稍稍自除。心烦者苦酒阻故也。

【功能主治】治黄汗方。

桂枝黄汤

【处方】 桂枝、芍药、生姜各 150 克，甘草 100 克，黄芪 400 克，大枣 12 枚。

【用法用量】 上六味哎咀，以水 8 升微火煎取 3 升，去滓，温服 1 升，覆取微汗。须臾不汗者，饮稀热粥以助汤，若不汗更服汤。

【功能主治】 治诸病黄胆宜利其小便，假令脉浮当以汗解方。

麻黄醇酒汤方

【处方】 麻黄 150 克。

第四章　诸风、脚气、伤寒方

133

【用法用量】以醇酒5升煮取1.5升，尽服之，温覆汗出愈。冬月寒时用清酒，春月宜用水。

【功能主治】治伤寒热出表，发黄疸。

大黄丸

【处方】大黄、葶苈子各100克。

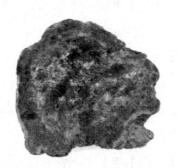

【用法用量】上二味为末，蜜和丸，如梧子大，未食每服10丸，日三，病瘥止。

【功能主治】治伤寒热出表，发黄疸。

茵陈汤

【处方】茵陈、黄连各150克，黄芩100克，大黄、甘草、人参各50克，栀子二七枚。

【用法用量】上七味㕮咀，以水10升煮取3升，分三服，日三。亦治酒疸、酒癖。

【功能主治】治黄疸，身体面目尽黄。

三黄散

【处方】大黄、黄连、黄芩各200克。

【用法用量】上三味治下筛，先食服方寸匕，日三。亦可为丸。

【功能主治】治黄疸，身体面目尽黄。

五苓散

【处方】猪苓、茯苓、泽泻、白术、桂心各63克。

【用法用量】上五味，捣筛为散，渴时水服方寸匕，极饮水即利小便，及汗出愈。

【功能主治】治黄疸利小便。

秦椒散

【处方】秦椒13克，瓜蒂25克。

【用法用量】上二味治下筛，水服方寸匕，日三。

【功能主治】治黄疸饮少溺多。

小半夏汤

【处方】半夏、生姜各250克。

【用法用量】上二味㕮咀，以水7升煮取1.5升，分再服。有人常积气结而死，其心上暖，以此汤少许汁入口遂活。

【功能主治】治黄疸小便色不异，欲自利腹满而喘者，不可除热，热除必哕方。

大茵陈汤

【处方】茵陈、黄柏各75克，大黄、白术各150克，黄芩、甘草、茯苓、栝楼根、前胡、枳实各50克，栀子20枚。

【用法用量】上十一味㕮咀，以水9升煮取3升，分三服，得快下，消息三四日，更治之。

【功能主治】治内实热盛发黄，黄如金色，脉浮大滑实紧数者。

苦参散

【处方】苦参、黄连、瓜蒂、黄柏、大黄各50克，葶苈100克。

【用法用量】上六味治下筛，饮服方寸匕，当大吐，吐者日一服，不吐日再，亦得下服，五日知可消息，不觉退更服之，小折便消息之。

【功能主治】治人无渐，忽然振寒发黄，皮肤黄曲尘出，小便赤少，大便时闭，气力无异，饮食不妨，已服诸汤散余热不除，久黄者宜吐下方。

麻黄连翘赤小豆汤

【处方】麻黄、连翘、甘草各100克，生姜150克，大枣12枚，

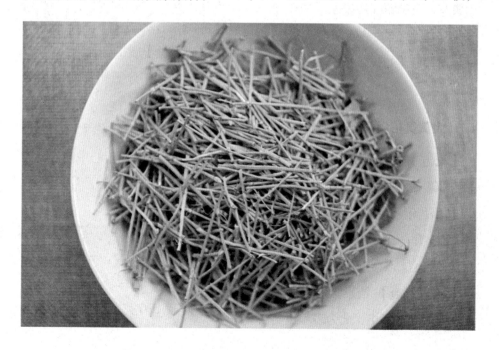

第四章 诸风、脚气、伤寒方

135

杏仁 30 枚，赤小豆 1 升，生梓白皮 2 升切。

【用法用量】 上八味咬咀，以劳水 10 升，先煮麻黄去沫，次纳诸药，煎取 3 升，分三服。

【功能主治】 治伤寒瘀热在里，身体必发黄。

茵陈汤

【处方】茵陈 300 克，大黄 150 克，栀子 14 枚。

【用法用量】 上三味咬咀，以水 12 升，先煮茵陈取 5 升，去滓，次纳栀子、大黄煎取 3 升，分服 1 升，日三，小便当利如皂荚沫状，色正赤，当腹减，黄悉随小便去也。

【功能主治】 治伤寒七八日内实瘀热结，身黄如橘，小便不利，腹微胀满。

大黄黄柏栀子芒硝汤

【处方】 大黄 150 克，黄柏、芒硝各 200 克，栀子 15 枚。

【用法用量】 上四味咬咀，以水 6 升煮取 2 升，去滓，纳芒硝缓煎取 1 升，先食顿服之。

【功能主治】 治发黄腹满，小便不利而赤，自汗出，此为表和里实当

下之方。

茵陈丸

【处方】 茵陈、栀子、芒硝、杏仁各 150 克，巴豆 25 克，恒山、鳖甲各 100 克，豉 0.5 升，大黄 250 克。

【用法用量】 上九味为末，以饧和丸，如梧子大，饮服 3 丸，以吐利为佳。不知加 1 丸。初觉体气有异，急服之即瘥，神效。

【功能主治】 治时行病急黄，并瘴疠疫气及疟。

枳实大黄栀子豉

【处方】枳实 5 枚，大黄 150 克，豆豉 0.5 升，栀子 7 枚。

【用法用量】 上四味咬咀，以水 6 升煮取 2 升，分三服，心中热疼懊恼皆主之。

【功能主治】 治伤寒饮酒，食少饮多，瘀结发黄，酒疸心中懊恼，而不甚热或干呕方。

半夏汤

【处方】半夏 1 升，生姜、黄芩、当归、茵陈各 50 克，前胡、枳实、甘草、大戟 100 克，茯苓、白术各

136

150克。

【用法用量】 上十一味㕮咀，以水10升煮取3升，分作三服。

【功能主治】治酒澼荫，胸心胀满，骨肉沉重，逆害饮食，乃至小便赤黄，此根本虚劳风冷，饮食冲心，由脾胃内痰所致方。

牛胆丸

【处方】 牛胆1枚，芫花1升，荛花0.5升，瓜蒂150克，大黄400克。

【用法用量】 上五味四味㕮咀，以清酒10升渍一宿，煮减半，去滓，纳牛胆微火煎，令可丸，如豆大，服1丸，日移六七尺。不知复服1~8丸，膈上吐，膈下下，或不吐而自愈。

【功能主治】治酒疸，身黄曲尘出。

茵陈丸

【处方】 茵陈、天门冬、栀子各200克，大黄、桂心各150克，通草、石膏各100克，半夏0.5升。

【用法用量】 上八味蒸，大黄、通草、天冬、栀子、半夏曝令干，合捣筛，蜜丸如大豆，服3丸，日三。忌生鱼，以豆羹服，不得用酒。

【功能主治】 治气淋胪胀腹大，身体面目悉黄，及酒疸短气不得息。

硝石矾石散

【处方】 硝石、矾石各25克。

【用法用量】 上二味治下筛，大麦粥汁服方寸匕，日三，重衣覆取汗，病随大小便出，小便正黄，大便正黑。

【功能主治】 治女劳疸方。

温疟第二十五

柴胡栝楼根汤

【处方】柴胡400克，黄芩、人参、甘草、生姜各150克，大枣12枚，栝楼根200克。

【用法用量】 上七味㕮咀，以水12升煮取6升，去滓，煎取3升，温服1升，日三。

【功能主治】治疟而发渴者方。

蜀漆散

【处方】蜀漆、云母、龙骨各等分。

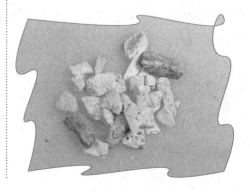

第四章 诸风、脚气、伤寒方

【用法用量】上三味治下筛，先未发一炊顷，以酢浆服半钱，临发服一钱。温疟加蜀漆 0.25 克。云母烧三昼夜。

【功能主治】多寒者牡疟也，治之。

 牡蛎汤

【处方】牡蛎、麻黄各 200 克，甘草 100 克，蜀漆 150 克无，以恒山代之。

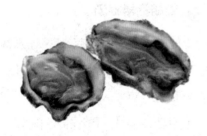

【用法用量】上四味先洗蜀漆三过去腥，咬咀，以水 8 升煮蜀漆、麻黄得 6 升，去沫，乃纳余药煮取 3 升，饮 1 升，即吐出，勿复饮之。有瘅疟者，阴气孤绝，阳气独发而脉微，其候必少气烦满，手足热欲呕，但热而不寒。邪气内藏于心，外舍于分肉之间，令人消烁脱肉也。有温疟者，其脉平无寒时，病六七日，但见热也，其候骨节疼烦时呕，朝发暮解，暮发朝解，名温疟。

【功能主治】牡疟者多寒治之方。

 麻黄汤

【处方】麻黄、栝楼根、大黄各 200 克，甘草 50 克。

【用法用量】上四味咬咀，以水 7 升煮取 2.5 升，分三服，未发前食顷一服，临发一服，服后皆厚覆服汗。

【功能主治】治疟须发汗方。

 恒山丸

【处方】恒山、知母、甘草、大黄各 37 克，麻黄 50 克。

【用法用量】上五味为末，蜜和丸，如梧子大，未食服五丸，日二，不知渐增，以瘥为度。（《肘后》无大黄。）

【功能主治】治痎疟，说不可具方。

栀子汤

【处方】栀子 14 枚，秫米 14 粒，恒山 150 克，车前叶二七枚炙干。

【用法用量】上四味咬咀，以水 9 升煮取 3 升，分三服，未发一服，发时一服，发后一服，以吐利四五行为度，不止，冷饭止之。

【功能主治】治痎疟，说不可具方。

蜀漆丸

【处方】蜀漆、麦冬、知母、白薇、地骨皮、升麻各63克，甘草、鳖甲、乌梅肉、葳蕤各50克，恒山75克，石膏100克，豉0.1升。

【用法用量】上十三味为末，蜜和丸，如梧子大，饮服10丸，日再，服之稍稍加至20～30丸，此神验，无不瘥也。

【功能主治】治劳疟并积劳，寒热发有时似疟方。

乌梅丸

【处方】乌梅肉、豆豉各0.1升，升麻、地骨皮、柴胡、前胡、鳖甲、恒山各50克，元参、肉苁蓉、百合、蜀漆、人参、知母、桂心各25克，桃仁81枚。

【用法用量】上十六味为末，蜜丸，空心煎细茶下30丸，日二服，老少孩童量力通用无所忌。

【功能主治】治寒热劳疟，形体羸瘦，痰结胸中，食饮减少，或因行远，久经劳役，患之积年不瘥方。

大五补汤

【处方】人参、白术、茯苓、甘草、

干地黄、黄芪、当归、芍药各150克，芎䓖、远志、桔梗各100克，桂心63克，竹叶250克，大枣20枚，生枸杞根、生姜各500克，半夏、麦冬各1升。

【用法用量】上十八味㕮咀，以水30升煮竹叶、枸杞取20升，次纳诸药煎取6升，分六服，一日一夜令尽。

【功能主治】治时行后变成瘴疟方。

鲮鲤汤

【处方】鲮鲤甲14枚，鳖甲、乌贼骨各50克，恒山150克，附子1枚。

【用法用量】上五味㕮咀，以酒3升渍一夕，发前稍稍啜饮勿绝吐之，兼以涂身，断食，过时乃食饮。

【功能主治】治乍寒乍热，乍有乍无，山瘴疟方。

乌梅丸

【处方】乌梅肉、蜀漆、鳖甲、葳蕤、知母、苦参各50克，恒山75克，石膏100克，香豉0.1升，甘草、细辛各37克。

第四章 诸风、脚气、伤寒方

【用法用量】上十一味为末，蜜丸如梧子大，酒服 10 丸，日再，饮服亦佳。

【功能主治】治肝邪热为疟，令人颜色苍苍，气息喘闷颤掉，状如死者，或久热劳微动如疟，积年不瘥。

恒山丸

【处方】恒山 150 克，甘草 25 克，知母、鳖甲各 50 克。

【用法用量】上四味为末，蜜丸如梧子，未发前酒服 10 丸，临发时一服，正发时一服。

【功能主治】治脾热为疟，或渴或不渴，热气内伤不泄，令人病寒，腹中痛，肠中鸣，汗出。

恒山汤

【处方】恒山 150 克，甘草 25 克，秫米 320 粒。

【用法用量】上三味㕮咀，以水 7 升煮取 3 升，分三服，至发时令三服尽。

【功能主治】治肺热痰聚胸中，来去不定转而为疟其状令人心寒，甚则发热，热间则善惊，如有所见者。

藜芦丸

【处方】藜芦、恒山、皂荚、牛膝各 50 克，巴豆 30 枚。

【用法用量】上五味，先熬藜芦、皂荚、色黄合捣为末，蜜和丸，如小豆大，旦服 1 丸，正发时 1 丸，一日勿饱食。

【功能主治】五脏并有疟候，六腑则无，独胃腑有之。胃腑疟者，令人且病也，善饥而不能食，食而支满腹大治。

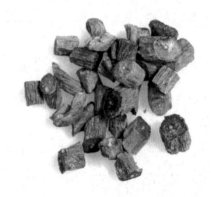

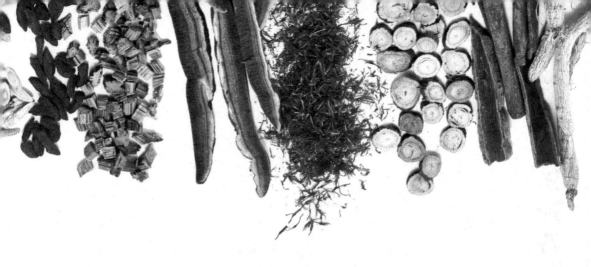

第五章 肝脏方

肝虚实第一

泻肝前胡汤方

【处方】前胡、秦皮、细辛、栀子仁、黄芩、升麻、蕤仁、决明子各150克，苦竹叶切1升，车前叶切1升，芒硝150克。

【用法用量】 上十一味㕮咀，以水9升，煮取3升，去滓，下芒硝，分三服。

【功能主治】 治肝实热，目痛，胸满，气急塞。

防风煮散方

【处方】防风、茯苓、葳蕤、白术、橘皮、丹参各51.5克，细辛100克，甘草50克，升麻、黄芩各75克，大枣三七枚，射干50克，酸枣仁1.5克。

【用法用量】 上十三味治下筛，为粗散，以方寸两匕帛裹，以井花水2升煮，时时动裹子，煎取1升，分服之，日二。

【功能主治】治肝实热，梦怒虚惊。

地黄煎方

【处方】生地黄、淡竹叶、生姜、车前草、干蓝各切1升，丹参、玄参各200克，茯苓100克，石膏250克，赤蜜1升。

【用法用量】 上十味㕮咀，以水9升，煮取3升，去滓停冷。

【功能主治】 治邪热伤肝，好生悲怒，所作不定，自惊恐。

141

补肝汤方

【处方】 甘草、桂心、山茱萸各50克《千金翼》作乌头，细辛、桃仁《千金翼》作蕤仁、柏子仁、茯苓、防风各100克，大枣24枚。

【用法用量】 上九味咬咀，以水9升，煮取5升，去滓，分三服。

【功能主治】 治肝气不足，两胁下满，筋急不得大息，四肢厥冷，发抢心腹痛，目不明了，及妇人心痛，乳痛，膝热，消渴，爪甲枯，口面青者。

补肝散

【处方】山茱萸、桂心、薯蓣、天雄、茯苓、人参各2.5克，川芎、白术、独活、五加皮、大黄各3.5克，防风、干姜、丹参、厚朴、细辛、桔梗各75克，甘菊花、甘草各50克，贯众25克，橘皮1.5克，陈麦曲、大麦各1升。

【用法用量】上二十三味治下筛，酒下方寸匕，日二。若食不消，食后服；若止痛，食前服之。

【功能主治】 治左胁偏痛久，宿食不消，风泪出，见物不审，而逆风寒偏甚，消食破气止泪。

补肝酒

【处方】 松脂5千克。

【用法用量】 细锉，以水淹浸一周日，煮之，细细接取上膏，水竭，更添之，脂尽更水煮如前，烟尽去，火停冷，脂当沉下，取500克，酿米100升、水70升、好曲沫20升，如家常酿酒法，仍冷下饭，封一百日，脂、米、曲并消尽，酒香满一室，细细饮之。又方取枸杞子捣碎，先纳绢袋中，率10升枸杞子、20升酒渍讫，密封泥瓮勿泄，曝干，天阴勿出，三七日满。旦温酒服，任性饮，忌醋。

【功能主治】 治肝虚寒，或高风眼泪等杂病，酿松膏酒方。

防风补煎方

【处方】防风、细辛、川芎、白鲜皮、独活、甘草各150克，橘皮100克，大枣三七枚，甘竹叶10升切，蜜0.5升。

【用法用量】 上十味咬咀，以水12升，先煮九味，取4升去滓，下蜜更煎两沸，分四服，日三夜一，若五六月以燥器贮，冷水藏之。

【功能主治】 治肝虚寒，目看视物不明，谛视生花。

槟榔汤方

【处方】槟榔24枚，母姜350克，

附子7枚，茯苓、橘皮、桂心各150克，桔梗、白术各200克，吴茱萸250克。

【用法用量】上九味㕮咀，以水9升，煮取3升，去滓，分温三服。若气喘者，加川芎150克，半夏200克，甘草100克。肝虚目不明，灸肝俞200壮，小儿斟酌可灸三七壮。

【功能主治】治肝虚寒，胁下痛、胀满气急，目昏浊、视物不明。

肝劳第二

🌱 猪膏酒方

【处方】猪膏、姜汁各4升。

【用法用量】上二味，以微火煎取3升，下酒0.5升和煎，分为三服。

【功能主治】治肝劳虚寒，关格劳涩，闭塞不通，毛悴色夭。

🌱 虎骨酒补方

【处方】虎骨1升炙焦，碎如雀头，丹参400克，干地黄350克，地骨皮、干姜、川芎各200克，猪椒根、白术、五加皮、枳实各250克。

【用法用量】上十味㕮咀，绢袋盛，以酒40升浸四日，初服0.6～0.7升，渐加至1升，日再服。

【功能主治】治肝虚寒劳损，口苦，

关节骨疼痛，筋挛缩，烦闷。

坚癥积聚第三

🌱 三台丸

【处方】大黄熬、前胡各100克，硝石、葶苈、杏仁各1升，厚朴、附子、细辛、半夏各50克，茯苓25克。

【用法用量】上十味，末之，蜜和，捣5 000杵，服如梧子5丸，稍加至10丸，以知为度。

【功能主治】治五脏寒热积聚，胪胀肠鸣而噫，食不生肌肤，甚者呕逆，若伤寒寒疟已愈，令不复发。

🌱 五石乌头丸方

【处方】钟乳炼、紫石英、硫黄、赤石脂、矾石、枳实、甘草、白术、紫菀、山茱萸、防风、白薇、桔梗、天雄、皂荚、细辛、苁蓉、人参、附子、藜芦各63克，干姜、吴茱萸、

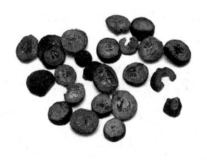

第五章 肝脏方

蜀椒、桂心、麦门冬各125克，乌头150克，厚朴、远志、茯苓各75克，当归100克，枣膏0.5升。

【用法用量】上三十一味末之，蜜和，捣5 000杵，酒服如梧子10丸，日三，稍加之。

【功能主治】治男子女人百病虚弱劳冷，宿寒久癖，及癥瘕积聚，或呕逆不下食，并风湿诸病，无不治之者。

乌头丸方

【处方】乌头15枚，吴茱萸、蜀椒、干姜、桂心各125克，前胡、细辛、人参、川芎、白术各63克，皂荚、紫菀、白薇、芍药各37克，干地黄75克。

【用法用量】上十五味末之，蜜丸，酒下如梧子10丸，日三，稍加之，以知为度。

【功能主治】治男子女人寒冷，腹内积聚，邪气往来，厥逆抢心，心痛痹闷。吐下不止，妇人产后羸瘦。

恒山丸

【处方】恒山、蜀漆、白薇、桂心、鲛甲、白术、附子、鳖甲、䗪虫、贝齿各75克，蜚虻13克。

【用法用量】上十一味，末之，蜜丸如梧子，以米汁服5丸，日三。

【功能主治】治胁下邪气积聚，往来寒热如温疟方。

神明度命丸

【处方】大黄、芍药各100克。

【用法用量】上二味，末之，蜜丸，服如梧子4丸，日三，不知，可加至6～7丸，以知为度。

【功能主治】治久患腹内积聚，大小便不通，气上抢心，腹中胀满，逆害饮食。

陷胸汤方

【处方】大黄、栝楼实、黄连各100克，甘遂50克。

【用法用量】上四味㕮咀，以水5升，煮取2.5升，分三服。

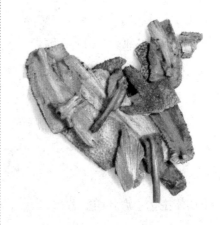

【功能主治】 治胸中心下结积，食饮不消。

太一神明陷冰丸

【处方】 雄黄煮一日、丹砂、礜石、当归、大黄各100克，巴豆50克，芫青5枚，桂心150克，真珠、附子各75克，蜈蚣1枚，乌头8枚，犀角、鬼臼、射罔、黎芦各50克，麝香、牛黄、人参各25克，杏仁40枚，蜥蜴1枚，斑蝥7枚，樗鸡三七枚，地胆三七枚。

【用法用量】 上二十四味，末之，蜜和，捣30 000杵，丸如小豆先食饮，服2丸，日二，不知，稍加之，以药2丸安门户上，令众恶不近，伤寒服之无不即瘥。若至病家及视病患，夜行独宿，服2丸，众恶不敢近。

【功能主治】 治诸疾，破积聚，心下支满，长病咳逆唾噫，辟除众恶，胸中结气、咽中闭塞，有进有退，绕脐恻恻，随上下按之挑手，心中愠愠，如有虫状，毒注相染灭门。

蜥蜴丸

【处方】 蜥蜴2枚，蜈蚣2枚，地胆50枚，䗪虫30枚，杏仁30枚，蜣螂14枚，虻虫30枚，朴硝87克，

泽漆、桃奴、犀角、鬼督邮、桑赤鸡各37克，芍药、虎骨各75克，甘草50克，巴豆87克，款冬花37克，甘遂63克，干姜50克。

【用法用量】 上二十味，末之，别制巴豆、杏仁如膏，纳药末研调，下蜜，捣20 000杵，丸如麻子。先食饮，服3丸，日一，不知加之。不敢吐下者，1丸，日一服。

【功能主治】 治癥坚水肿、百注、骨血相注。蛊毒、邪气往来，梦寐存亡，留饮结积，虎野狼所啮，猘犬所咋，鸩毒入人五脏，服药已消杀其毒，食不消，亦能遣之方。

野狼毒丸

【处方】 野狼毒250克，半夏、杏仁各150克，桂心200克，附子、蜀椒、细辛各100克。

【用法用量】 上七味，末之，别捣杏仁蜜和饮服，如大豆2丸。

【功能主治】 治坚癖方。

甘遂汤方

【处方】甘遂、黄芩、芒硝、桂心、细辛各50克，大黄150克。

【用法用量】上六味㕮咀，以水8升，煮取2.5升，分三服。

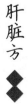

【功能主治】治暴坚久瘕腹有坚。

野葛膏

【处方】野葛一尺，当归、附子、雄黄油煮一日、细辛各50克，乌头100克，巴豆100枚，蜀椒25克。

【用法用量】上八味咬咀，以大醋浸一宿，猪膏1千克煎附子色黄，去滓，纳雄黄粉，搅至凝，敷布上，以掩瘢上，复以油重布上，复安十重纸以熨斗盛火著上，常令热，日三夜二，须膏干益良。

【功能主治】治暴瘢方。

硝石大丸

【处方】硝石300克朴硝亦得，大黄400克，人参、甘草各100克。

【用法用量】上四味，末之，以三年苦酒3升，置铜器中，以竹箸柱器中。1升作一刻，凡3升作三刻，以置火上，先纳大黄，常搅不息，使微沸尽一刻，乃纳余药，又尽一刻，有余一刻，极微火使可丸，如鸡子中黄。

【功能主治】治十二瘢瘕，及妇人带下，绝产无子，并欲服寒食散而腹中有瘢瘕实者。

土瓜丸

【处方】土瓜根末、桔梗末各0.5升，大黄500克蒸2升米下，曝干，杏仁1升。

【用法用量】上四味，末之，蜜丸如梧子。空腹饮服3丸，日三，不知加之，以知为度。治凡所食不消方取其余类烧作末，酒服方寸匕，便吐去宿食即瘥。

【功能主治】治诸脏寒气积聚，烦满热饮食，中蛊毒，或食生物，及水中蛊卵生，入腹而成虫蛇，若为鱼鳖留饮宿食；妇人产瘕，带下百病，阴阳不通利，大小便不节，绝伤堕落，寒热交结，唇口焦黑，身体消瘦，嗜卧少食、多魇，产乳胞中余疾，股里热，心腹中急结，痛引阴中方。

大黄汤方

【处方】大黄、茯苓一本作黄芩各25克，乌贼骨2枚，皂荚6枚如猪牙者，甘草如指大者一尺，芒硝如鸡子1枚。

【用法用量】上六味咬咀。以水6升煮三沸，去滓，纳硝，适寒温，尽服之，十日一剂，作如上法，欲服之，宿无食，平旦服，当下病根也。

【功能主治】治蛇瘕。

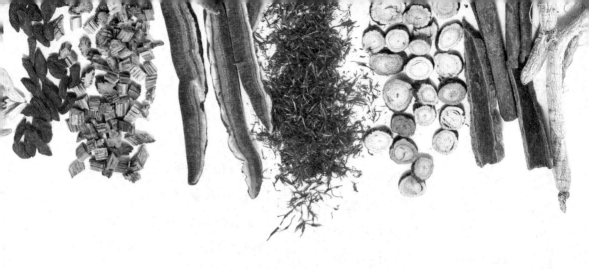

第六章 胆腑方

胆虚实第一

半夏千里流水汤

【处方】 半夏、宿姜各150克，黄芩50克，生地黄250克，远志、茯苓各100克，秫米1升，酸枣仁0.5升。

【用法用量】 上八味哎咀，以千里长流水50升煮秫米，令蟹目沸扬之千余遍，澄清，取9升煮药，取3.5升分三服。

【功能主治】 治胆腑实热，精神不守，泻热方。

温胆汤

【处方】 半夏、竹茹、枳实各100克，橘皮150克，甘草50克，生姜200克。

【用法用量】 上六味哎咀，以水8升煮取2升，分三服。一本有茯苓100克、红枣12枚。

【功能主治】 治大病后虚烦不得眠，此胆寒故也，宜服之方。

千里流水汤

【处方】麦门冬、半夏各150克，茯苓200克，酸枣仁2升，甘草、桂心、黄芩、远志、萆薢、人参、生姜、秫米。

【用法用量】 上十二味哎咀，以千里流水一斛煮米，令蟹目沸扬万遍澄清，取10升煮药取2.5升，分三服。

【功能主治】治虚烦不得眠方。

酸枣汤

【处方】酸枣仁3升，人参、桂心、生姜各100克，石膏200克，茯苓、知母各150克，甘草75克。

【用法用量】上八味㕮咀，以水10升先煮枣仁取7升，去滓，下药煮取3升，分三服，日三。

【功能主治】治虚劳烦搅，奔气在胸中，不得眠方。

栀子汤

【处方】大栀子14枚，豉0.7升。

【用法用量】上二味，以水4升先煮栀子取2.5升，纳豉更煮三沸，去滓。每服1升，安者勿更服。若上气呕逆，加橘皮100克，亦可加生姜100克。

【功能主治】治大下后虚劳不得眠，剧者颠倒懊恼欲死方。

髓虚实第二

羌活补髓丸

【处方】羌活、川芎、当归各150克，桂心100克，人参200克，枣肉研如脂、羊髓、酥各1升，牛髓、大麻仁各2升熬,研如脂。

【用法用量】上十味先捣五种干

药为末，下枣膏，麻仁又捣，相濡为一家，下二髓并酥，纳铜钵中，重汤煎取为丸如梧子大，酒服30丸，日二服，稍加至40丸。

【功能主治】治髓虚，脑痛不安，胆腑中寒方。

柴胡发泄汤

【处方】柴胡、升麻、黄芩、细辛、枳实、栀子仁、芒硝各150克，淡竹叶、生地黄各1升，泽泻200克。

【用法用量】上十味㕮咀，以水9升煮取3升，去滓，下硝，分三服。

【功能主治】治体实勇悍，惊热，主肝热方。

风虚杂补酒煎第三

巴戟天酒

【处方】巴戟天、牛膝各3升，枸杞根白皮、麦门冬、地黄、防风各1千克。

【用法用量】上六味并生用，如无生者用干者，亦得㕮咀，以酒140升浸七日，去滓，温服，常令酒气相续，勿至醉吐，慎生冷，猪、鱼、油、蒜。春七日，秋冬二七日，夏勿服。先患冷者，加干姜、桂心各500克；

好忘加远志 500 克；大虚劳加五味子、苁蓉各 500 克。

【功能主治】治虚羸阳道不举，五劳七伤，百病能食下气方。

五加酒

【处方】五加皮、枸杞根白皮各 10 升。

【用法用量】上二味咬咀，以水 150 升煮取汁 7 升，分取 40 升浸曲 10，余 30 升用拌饭下米，多少如常酿法，熟压取服之，多少任性，禁如药法，倍日将息。

【功能主治】治虚劳不足方。

天门冬大煎

【处方】天门冬、生地黄切各 35 升捣压尽取汁，白蜜 3 升炼，酥 3 升炼，枸杞根切 30 升洗净，以水 150 升煮取 13 升澄清，獐骨 1 具捣碎，以水 100 升煮取 10 升澄清。

【用法用量】上六味并大斗铜器中，微火先煎门冬，地黄减半乃合，煎取大斗二斗，下后件散药，煎取 10 升，纳铜器，重釜煎令隐掌，可丸如梧子大。

【功能主治】治男子五劳七伤八

风十二痹伤中六极。一气极则多寒痹腹痛，喘息惊恐头痛。二肺极则寒痹腰痛，心下坚有积聚，小便不利，手足不仁。三脉极则颜色苦青逆意，喜恍惚失气，状似悲泣之后。苦舌强咽喉干，寒热恶风不可动，不嗜食，苦眩喜怒妄言。四筋极则拘挛小腹坚胀，心痛膝寒冷，四肢骨节皆疼痛。五骨极则肢节厥逆，黄疸消渴，痈疽妄发，重病浮肿如水病状。六肉极则发痓如得击，不复言，甚者至死复生，众医所不能治。此皆六极七伤所致，非独房室之为也。忧恚积，思喜怒悲欢，复随风湿结气，咳时呕吐食已变，大小便不利，时泄利重下，溺血上气吐下，乍寒乍热，卧不安席，小便赤黄，时时恶梦，梦与死人共饮食，入冢神室魂飞魄散。筋极则伤肝，伤肝则腰背相引难可俯仰。气极则伤肺，伤肺则小便有血，目不明。髓极则阴痿不起，住而不交。骨极则伤肾，伤肾则短气不可久立，阴疼恶寒，甚者卵缩阴下生疮湿痒，手搔不欲住汁出，此皆为肾病，甚者多遭风毒，四肢顽痹，手足浮肿，名曰脚弱，一名脚气，医所不治，此悉主之方。

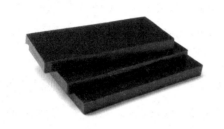

填骨万金煎

【处方】 生地黄 15 千克取汁，甘草、阿胶、肉苁蓉 500 克，桑白皮切、干姜、茯苓、桂心、麦门冬 400 克，干地黄 1 千克，石斛 750 克，牛髓 1.5 千克，白蜜 5 千克，清酒 40 升，麻子仁 3 升，大枣 150 枚，当归 700 克，干漆 1 千克，蜀椒 200 克，桔梗、五味子、附子、人参各 250 克。

【用法用量】 上二十三味，先以清酒 26 升，纳桑白皮、麻子仁、枣、胶为刻识之。

【功能主治】 治内劳少气，寒疝里急，腹中喘逆，腰脊痛方。

小鹿骨煎

【处方】 鹿骨 1 具碎，枸杞根切 2 升。

【用法用量】上二味各以水 10 升，别器各煎汁 5 升，去滓澄清，乃合一器同煎，取 5 升，日二服尽，好将慎，皆用大斗。

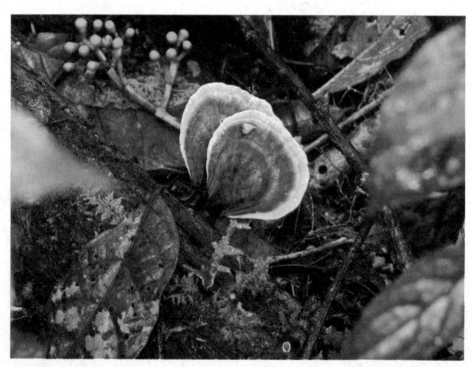

【功能主治】治一切虚羸皆服之方。

地黄小煎

【处方】干地黄末1升,胡麻油0.5升蜜2升,猪脂500克。

【用法用量】上四味铜器中煎,令可丸如梧子大,饮服3丸,日二,稍加至10丸。

【功能主治】治五劳七伤、羸瘦干削方。

陆抗膏

【处方】牛髓、羊脂各2升,酥《经心录》用猪脂、生姜汁、白蜜各3升。

【用法用量】上五味先煎酥令熟,次纳姜汁,次纳蜜,次纳羊脂、牛髓,后微火煎三上三下,令姜汁水气尽即膏成,搅令凝止,温酒服,随人能否,不限多少,令人肥健发热也。

【功能主治】治虚冷枯瘦,身无精光,虚损诸不足方。

枸杞煎

【处方】九月十日取生湿枸杞子1升,清酒6升。

【用法用量】煮五六沸取出熟研,滤取汁。令其子极净曝令干,捣末,和前汁微火煎,令可丸,酒服二方寸

匕,日二,加至三匕,亦可丸,服30丸。

【功能主治】补虚羸,久服轻身不老神验方。

夏姬杏仁煎方

【处方】杏仁3升。

【用法用量】纳汤中,去皮尖双仁,熟捣,盆中水研,取7~8升汁,以铁釜置火上,取羊脂2千克就釜内磨消,纳杏仁汁温之四五日,色如金状,饵如弹子,日三服,百日肥白,易容人不又方杏仁去皮尖熬黄捣,服如梧子,日三。

【功能主治】治枯瘦令人润泽无所禁。咳逆上气喉中百病,心下烦不得咽物者,得茯苓、款冬、紫菀并力大良。其药生热熟冷,喉中如有息肉者亦服之。

膏 煎

【处方】不中水猪肪煎取1升,纳葱白一握。

【用法用量】煎令黄,出纳盆中,平旦空腹服讫,暖覆卧至晡时,食白粥,粥不得稀。过三日服补方如下:羊肝一具、羊脊膂肉一条、曲沫250克、枸杞根5千克,上四味以水30升煮枸杞,取10升去滓,细切肝等

纳汁中，着葱豉盐如羹法合煎，看如稠糖即好，食之七日，禁如药法。

【功能主治】治虚羸瘦方。

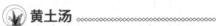
吐血第四

黄土汤

【处方】伏龙肝鸡子大2枚，桂心、干姜、当归、芍药、白芷、甘草、阿胶、芎䓖各50克，生地黄100克，细辛25克，吴茱萸2升。

【用法用量】上十二味㕮咀，以酒7升、水3升合煮，取3.5升，去滓，纳胶，煮取3升，分三服。

【功能主治】治吐血方。亦治血衄。

生地黄汤

【处方】生地黄500克，大枣50枚，阿胶、甘草各150克。

【用法用量】上四味㕮咀，以水10升煮取4升，分四服，日三夜一。

【功能主治】治忧恚呕血，烦满少气，胸中痛方。

坚中汤

【处方】糖150克，芍药、半夏、生姜、甘草各150克，桂心100克，大枣50枚。

【用法用量】上七味㕮咀，以水20升煮取7升，分七服，日五夜二。

【功能主治】治虚劳内伤，寒热呕逆吐血方。

柏叶汤

【处方】干姜、阿胶、柏叶各100克，艾一把。

【用法用量】上四味㕮咀，以水5升煮取1升，纳马通汁1升，煮取1升，顿服。

【功能主治】治吐血内崩，上气，面色如土方。

泽兰汤

【处方】泽兰、糖各500克，桂心、桑白皮、人参各100克，远志100克，生姜250克，麻仁1升。

【用法用量】上八味㕮咀，以醇酒15升，煮取7升，去滓，纳糖，食前服1升，日三夜一，勿劳动。

【功能主治】治伤中里急，胸胁挛痛欲呕血，时寒时热，小便赤黄，此皆伤于房劳故也。

犀角地黄汤

【处方】犀角50克，生地黄400克，芍药150克，牡丹皮100克。

【用法用量】 上四味㕮咀，以水 9 升煮取 3 升，分三服。喜妄如狂者加大黄 100 克，黄芩 150 克。其人脉大来迟，腹不满自言满者，为无热，但依方不须有所增加。

【功能主治】 治伤寒及温病应发汗而不汗之内蓄血，及鼻衄、吐血不尽，内余瘀血，大便黑、面黄，消瘀血方。

🌿 当归汤

【处方】 当归、干姜、芍药、阿胶各 100 克，黄芩 150 克。

【用法用量】 上五味㕮咀，以水 6 升煮取 2 升，分三服。

【功能主治】 治衄血吐血方。

🌿 竹茹汤

【处方】竹茹 2 升，甘草、川芎、黄芩、当归各 3 克，芍药、白术、人参、桂心各 50 克。

【用法用量】 上九味㕮咀，以水 10 升煮取 3 升，分四服，日三夜一。

【功能主治】 治吐血，衄血，大小便下血方。

🌿 干地黄丸

【处方】 干地黄 150 克，当归、

干姜、麦门冬、甘草、黄芩各 100 克，厚朴、干漆、枳实、防风、大黄、细辛、白术 50 克，茯苓 250 克，前胡 3 克，人参 2.5 克，蟅虫、虻虫各 50 枚。

【用法用量】 上十八味为末，蜜丸如梧子大，先食服 10 丸，日三，稍加。

【功能主治】 治虚劳，胸腹烦满疼痛瘀血往来，脏虚不受谷，气逆不得食，补中。

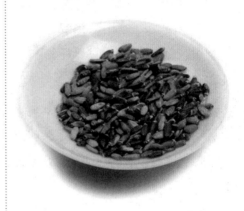

🌿 麦门冬汤

【处方】 麦门冬、白术各 200 克，甘草 50 克，牡蛎、芍药、阿胶各 150 克，大枣 20 枚。

【用法用量】 上七味㕮咀，以水 8 升煮取 2 升，分再服。

【功能主治】 治凡下血虚极方。

万病丸散第五

 芫花散

【处方】芫花、桔梗、紫菀、大戟、王不留行、乌头、附子、天雄、白术、五加皮、莞花、野狼毒、莽草俗名鱼药，又名鼠药、栾荆、栝楼根、踯躅、麻黄、白芷、荆芥、茵芋各5克，车前子、石斛、人参、石南、石长生各3.5克，蛇床子、萆薢、牛膝、狗脊、菟丝子、苁蓉、秦艽各2.5克，藜芦、薯蓣、薏苡仁、巴戟天、细辛、当归、川芎、干地黄、食茱萸、杜仲、厚朴、黄芪、山茱萸、干姜、芍药、桂心、黄芩、吴茱萸、防己、远志、蜀椒、独活、五味子、牡丹、橘皮、通草、柴胡、柏子仁、藁本、菖蒲、茯苓、续断各1克。

【用法用量】上六十四味，凡是猪、鸡、五辛、生冷、酢滑任意食之，无所忌。惟诸豆皆杀药不得食。

药散150克，细曲末2升，糯米3升，真酒5升，先以三大斗水煮米作粥，须极熟。冬月扬去火气。春月稍凉，夏月扬绝火气令极冷。秋稍温。次下曲末，搦使和柔相得，重下药末，搦使突突然好熟，乃下真酒重搦使散，盛不津器中，以一净杖搅散，经宿即饮，直以布盖，不须密封。凡服药平旦空心服之，以知为度。微觉发动流入四肢，头面习习然为定。勿更加之，如法服之常常内消；非理加增，必大吐利。

【功能主治】治一切风冷痰饮，癥癖痎疟，万医所不治者皆治之。

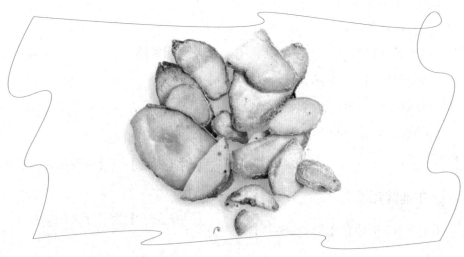

仙人玉壶丸方

【处方】雄黄、藜芦、丹砂石、巴豆、八角、附子各100克。

【用法用量】上六味，先捣巴豆3 000杵，次纳石又捣3 000杵，次纳藜芦3 000杵，次纳附子3 000杵，辄治500杵，纳少蜜恐药飞扬。治药用王相吉日良时，童子斋戒为良，天晴明无云雾，白昼药成封密器中，勿泄气，着清洁处。大人服丸如小豆。欲下病者，宿勿食，平旦服2丸。不知者，以粥暖饮发之，令下。下不止，饮冷水以止之。病在膈上吐，膈下利，或噫气即已。

若欲渐渐除及将服消病者，服如麻子大2丸。

卒中恶欲死不知人，以酒若汤和2丸，强开口灌喉中。

恶风逆心不得气息，服1丸。

腹中如有虫欲钻胁出状，急痛，一止一作，是恶风，服2丸。

忧恚气结在胸心，苦连噫及咳，胸中刺痛，服如麻子大3丸，日三。

腹痛胀满不食，服2丸。心腹切痛及心中热，服1丸如麻子大，日三服，五日瘥。

风疝、寒疝、心疝、弦疝，每发腹中急痛，服2丸。

卒上气，气但出不入，并逆气冲喉，胃中暴积聚者，服2丸，日再。

饮痰饮，平旦服1丸。

腹中三虫，宿勿食，明旦炙牛羊肉三脔食之，须臾进3丸如胡豆大，日中当下，过日中不下，更进2丸，烂虫必下。

卒关格不得大小便欲死，服2丸。

卒霍乱心腹痛，烦满吐下，手足逆冷，服2丸。

伤寒欬涩，时气热病，温酒服1丸，厚覆取汗，不汗更服。

寒热往来，服1丸。疟未发1丸，已发2丸便断。

积寒热老癖，服2丸。

症坚结痞1丸，日三取愈。

下痢重者，1丸取断。

食肉不消，腹坚胀，1丸立愈。

若淋沥瘦瘠，百节酸痛，服1丸，日三。

头卒风肿，以苦酒若膏和，敷之，絮裹之。

痈疽痤疖瘰及欲作，以苦酒和，敷之。

若恶疮不可名疥疽，以膏若苦酒和，先以盐汤洗疮去痂，拭干敷之。

齿痛绵裹塞孔中。鼠以猪脂和，敷疮，取驳舌狗子舐之。

中水毒，服2丸。若已有疮，苦酒和3丸敷之。

耳聋脓血汁出及卒聋，以赤谷皮裹2丸纳之。

风目赤或痒，视物漠漠，泪出烂，蜜解如饴，涂注目。

若为蛊毒所中，吐血，腹内如刺，服1丸如麻子，有加大如胡豆，亦以涂鼻孔中。又以膏和，通涂腹背上。亦可烧之，熏口及鼻。

若为蛇蝮诸毒所中，及犬狂马所咋，苦酒和敷，又水服2丸。

妇人产后余疾，及月水不通，往来不时服2丸，日再。妇人胸中苦滞气，气息不利，小腹坚急，绕脐绞痛，浆水服如麻子1丸，稍加之，如小豆大。

小儿百病惊痫，痞塞及有热，百日、半岁者，以1丸如黍米大置乳头饮之，1岁以上如麻子1丸，日三，饮送下。小儿大腹，及中热恶毒，食物不化，结成积聚，服1丸。小儿寒热头痛，身热，及吐，服1丸如麻子大。小儿羸瘦丁奚，不能食，食不能化，浆水服2丸，日三。又苦酒和，

如梧子大敷腹上良。一切万病量之不过，1～2丸莫不立效。

张仲景三物备急丸

【处方】大黄、干姜、巴豆各等分。

【用法用量】上皆须精新，多少随意。先捣大黄、干姜下筛为散，别研巴豆如脂，纳散中合捣千杵，即尔用之为散，亦好用蜜为丸，贮密器中，莫令泄气，若中恶客忤，心腹胀满、刺痛，口噤气急，停尸卒死者，以暖水若酒服大豆许3枚，老小量与。

【功能主治】（司空裴秀）为散，用治心腹卒暴百病方。

大理气丸

【处方】牛膝、甘草、人参、茯苓、远志、恒山、苦参、丹参、沙参、龙胆、龙骨、牡蒙、半夏、杏仁、紫菀、芍药、天雄、附子、葛根、橘皮、巴豆、野狼牙各100克，大黄、牡蛎、白术各150克，生姜末250克，白薇3克，元参3.5克，藜芦大者1枚。

【用法用量】上二十九味，先捣筛二十七味，令熟，次捣巴豆、杏仁如膏，然后和，使相得，加白蜜更捣五千余杵，丸如梧子大，空腹酒服7丸，日三。疝瘕癥结五十日服永瘥。

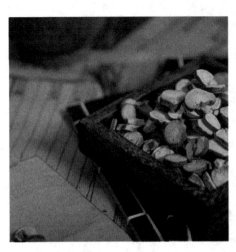

【功能主治】治万病方。

🌱 紫葛丸

【处方】紫葛、石膏、人参、丹参、紫参、苦参、元参、细辛、齐盐、代赭、苁蓉、巴豆、乌头各1.5克，干姜、桂心、独活各2.5克。

【用法用量】上十六味为末，蜜和，更捣万余杵，丸如小豆，服6丸，食前3丸，食后3丸，忌五辛、猪、鸡、鱼、蒜，余不在禁限。若觉体中大热各减1丸服之，令人肥悦，好颜色，强阳道，能食，服药后十日，得利黄白汁大佳，妇人食前、食后只服2丸。

【功能主治】治诸热不调方。

🌱 太乙神精丹

【处方】丹砂、曾青、雌黄、雄黄、磁石各200克，金牙125克。

【用法用量】上六味，各捣，绢下筛，其丹砂、雌黄、雄黄三味，以醋浸之，曾青好酒于铜器中渍，纸密封讫，日中曝百日，经夏急五日，亦得无日，以火暖之。然后各研，令如细粉，以醋拌，使干湿得所，纳土金中，以六一泥固济，勿令泄气。干后安铁环施脚高一尺五寸置釜上，以渐放火，初放火取熟两秤，炭各长四寸置釜上，待三分二分尽，即益。如此三度尽用熟火，然后用益生炭其过三上熟火以外，皆须加火渐多，及至一伏时，其火已欲近釜，即便满，就釜下益炭，经两度即罢，火尽极冷，然后出之，其药精飞化凝着釜上五色者上，三色者次，一色者下。虽无五色，但色光明皎洁如雪最佳。若飞上不尽，更令与火如前，以雄鸡翼扫取，或多或少不定，研如枣膏，丸如黍粒。

【功能主治】治客忤霍乱腹痛胀满，温疟，但是一切恶毒无所不治方。

🌱 仓公散

【处方】特生礜石、皂荚、雄黄、藜芦各等分。

【用法用量】上四味治下筛，取如大豆许，纳管中，吹入病患鼻，得嚏则气通便活，若未嚏，复更吹之，以得嚏为度，此药起死回生。

【功能主治】 治心腹痛如刺，下血便死，不知人，及卧魇啮，脚踵不觉者，诸恶毒气病方。

大金牙散

【处方】金牙、鹳骨、石膏各4克，大黄、鳖甲、栀子仁、鬼督邮、龟甲、桃白皮、铜镜鼻、干膝各2克，桂心、芍药、射干、升麻、徐长卿、鸢尾、蜂房、细辛、干姜、芒硝、由跋、马目毒公、羚羊角、犀角、甘草、狼毒、蜣螂、龙胆、狼牙、雄黄、真珠各1.5克，地胆、樗鸡、芫青各7枚，桃奴、巴豆各27枚，雷丸、龙牙、白术、胡燕矢、活草子各3克，铁精、赤小豆各0.2升，芫花、莽草、射罔、乌梅各0.5克，蛇蜕皮一尺，斑蝥3.5克。

【用法用量】 上五十味治下筛，服一刀圭，稍加至二刀圭，带之辟百邪，治九十九种疰。（一本有麝香，无白术；《千金翼》有杏仁，无芫花。）

【功能主治】 治一切蛊毒，百疰不祥，医所不治方。

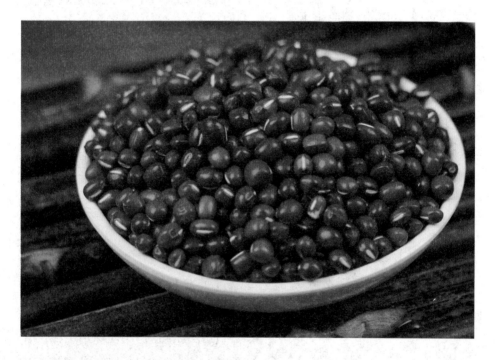

158

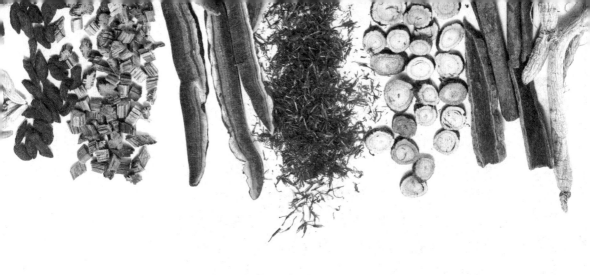

第七章心脏方

心虚实第一

石膏汤

【处方】 石膏 500 克，淡竹叶、香豉各 1 升，小麦 3 升，地骨皮 250 克，茯苓 150 克，栀子仁 30 枚。

【用法用量】 上七味吹咀，先以水 15 升煮小麦、竹叶、取 8 升澄清，下诸药，煮取 3 升去滓，分三服。（《外台》名泻心汤。）

【功能主治】 治心热实或欲吐，吐而不出，烦闷，喘急，头痛方。

泻心汤

【处方】人参、黄芩、甘草各 50 克，干姜 75 克，黄连 100 克，半夏 150 克，大枣 12 枚。

【用法用量】 上七味吹咀，以水 8 升，煮取 2.5 升，分三服。并治霍乱。若寒加附子 1 枚，渴加栝楼根 100 克，呕加橘皮 50 克，痛加当归 50 克。客热以生姜代干姜。

【功能主治】 治老小下痢水谷不消，肠中雷鸣，心下痞满，干呕不安方。

大黄黄连泻心汤

【处方】 大黄 100 克，黄连、黄芩各 50 克。

【用法用量】 上三味吹咀，以水 3 升煮取 1 升，顿服。

【处方】治心气不足，吐血衄血方。

竹沥汤

【处方】 淡竹沥 1 升，生地黄汁

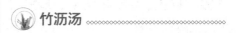

1升，石膏400克，芍药、白术、栀子仁、人参各150克，赤石脂、紫菀、知母、茯神各100克。

【用法用量】 上十一味㕮咀，以水9升煮十味至2.7升，去滓，下竹沥更煎，取3升。若须利入芒硝100克，去芍药，分三服。

【功能主治】 治心实热，惊梦，喜笑恐畏，悸惧不安方。

茯神煮散

【处方】 茯神、麦门冬各75克，通草、升麻各63克，紫菀、桂心各37克，知母50克，赤石脂88克，大枣20枚，淡竹茹鸡子大1枚。

【用法用量】 上十味治下筛为粗散，以绵裹方寸匕，井花水2.5升，煮取0.9升，时动裹子，为一服。日再。

【功能主治】治心实热，口干烦渴，眠卧不安方。

安心煮散

【处方】 白芍药、远志、宿姜各100克，茯苓、知母、赤石脂、麦门冬、紫菀、石膏各88克，人参50克，桂心、麻黄、黄芩各63克，葳蕤75克，甘草21克。

【用法用量】 上十五味治下筛为

粗散，先以水5升，淡竹叶1升，煮取3升，去滓，煮散一方寸匕，牢以绢裹煮时动之，煎取0.8升，为一服。日再。

【功能主治】 治心热满，烦闷惊恐方。

半夏补心汤

【处方】半夏300克，宿姜250克，茯苓、桂心、枳实、橘皮各150克，白术200克，防风、远志各100克。

【用法用量】 上九味㕮咀，以水10升煮取3升，分三服。

【功能主治】 治心虚寒，心中胀满悲忧，或梦山丘平泽者方。

大补心汤

【处方】黄芩、附子各50克，甘草、茯苓、麦门冬、干地黄、桂心、阿胶各150克，半夏、远志、石膏各200克，生姜300克，饴糖500克，大枣20枚。

【用法用量】 上十四味，取十三味㕮咀，以水15升煮取5升，汤成下糖，分四服。

【功能主治】 治虚损不足，心气弱悸或时妄语，四肢损变。

补心丸

【处方】当归、防风、芎䓖、附子、芍药、甘草、蜀椒、干姜、细辛、桂心、半夏、厚朴、大黄、猪苓各50克，茯苓一作茯神、远志各100克。

【用法用量】 上十六味为末，蜜丸如梧子大，酒服5丸，日三，不知加至10丸，冷加热药。

【功能主治】 治脏虚善恐怖如魇状及妇人产后余疾，月经不调方。

脉虚实第二

防风丸

【处方】防风、桂心、通草、茯神、远志、麦门冬、甘草、人参、白石英各150克。

【用法用量】 上九味为末，白蜜和丸，如梧子大，酒服30丸，日再，加至40丸。

【功能主治】 补虚调中，治脉虚

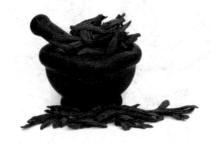

惊跳不定，乍来乍去，主小肠腑寒方。

升麻汤

【处方】升麻、子芩、泽泻、栀子仁、淡竹叶、芒硝各150克，生地黄切1升。

【用法用量】 上七味㕮咀，以水9升煮取3升，去滓，下芒硝，分三服。

【功能主治】 治脉实洪满，主心热病方。

麻黄调心泄热汤

【处方】 麻黄、生姜各200克，细辛、子芩、茯苓、芍药各250克，白术100克，桂心50克，生地黄切1升。

【用法用量】 上九味㕮咀，以水9升煮取3升，去滓，分三服，须利加芒硝150克。

【功能主治】 调心泄热，治心脉厥大，寸口小肠热，齿龋嗌痛方。

心腹痛第三

九痛丸

【处方】 附子、干姜各100克，吴茱萸、人参、巴豆各50克，生野狼毒200克。

【用法用量】上六味为末，蜜和丸，如梧子大，空腹服3丸。猝中恶腹胀

第七章 心脏方

痛口不能言者服5丸，日一服。连年积冷流注心胸者，亦服之，好好将息，神验。

【功能主治】 治九种心痛，并疗冷冲上气落马堕车，血疾等方。

桂心三物汤

【处方】 桂心、生姜各100克，胶饴250克。

【用法用量】上三味，取二味咬咀，以水6升煮取3升，去滓，纳饴，分三服。

【功能主治】 治心中痞，诸逆悬痛方。

乌头丸

【处方】 乌头13克，附子、蜀椒各25克，干姜、赤石脂各50克。

【用法用量】上五味为末，蜜丸，如梧子大，先食服3丸，日三，不知少增之。

【功能主治】 治心痛彻背，背痛彻心方。

犀角丸

【处方】犀角、麝香、雄黄、桔梗、莽草、鬼臼、桂心、芫花各25克，甘遂75克，附子、光明砂各13克，贝齿5枚，巴豆20枚，赤足蜈蚣2枚。

【用法用量】上十四味为末，蜜丸，如梧子，饮服1丸，日二，渐加至3丸，以微利为度。（《古今录验》无雄黄。）

【功能主治】 治心腹久痛积年不定，不过一时间还发，甚则数日不能食，又便出干血，穷天下方不能瘥，甄立言处此方，数日即愈。

高良姜汤

【处方】 高良姜250克，厚朴100克，当归、桂心各150克。

【用法用量】上四味咬咀，以水8升煮取10.8升，分二服，日三。若一服痛止便停，不须更服。强者作二服，弱者分三服。

【功能主治】治卒心腹绞痛如刺，两胁支满，烦闷不可忍方。

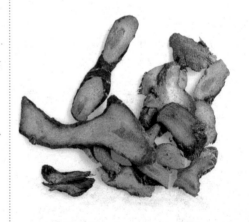

当归汤

【处方】 当归、芍药、厚朴、半夏各100克，桂心、甘草、黄芪、人参各150克，干姜200克，蜀椒50克。

【用法用量】 上十味哎咀，以水10升煮取3.2升，分四服，羸弱人分六服。

【功能主治】 治心腹绞痛，诸虚冷，气满痛方。

温中当归汤

【处方】 当归、人参、干姜、茯苓、厚朴、木香、桂心、桔梗、芍药、甘草各100克。

【用法用量】 上十味哎咀，以水8升煮取3升，分温五服，日三。不耐木香者，以犀角50克代之。

【功能主治】 治心腹中痛发作肿聚，往来上下，痛有休止，多热，喜涎出，是蛔虫咬也，二三剂后若不效有异，宜改方增损之。

羊肉当归汤

【处方】羊肉250克，当归200克，干姜、橘皮、黄芪、芍药、川芎、桂心、独活、防风各0.5克，吴茱萸、

人参、甘草、干地黄、茯苓各0.5克，生姜3克，大枣30枚。

【用法用量】 上十七味哎咀，以水15升先煮羊肉，取10升出肉，纳诸药煮取3升，分三服，日三，覆取温暖。

【功能主治】 治腹冷绞痛方。

温脾汤

【处方】 甘草、附子、人参、芒硝各50克，当归、干姜各150克，大黄250克。

【用法用量】 上七味哎咀，以水7升煮取3升，分服，日三。

【功能主治】治腹痛，脐下绞结，绕脐不止方。

生姜汤

【处方】 生姜500克取汁，食蜜250克，醍醐200克。

【用法用量】 上三味微火上耗，令相得适寒，温服三合，日三。

【功能主治】 治胸腹中猝痛方。

胸痹第四

栝楼汤

【处方】 栝楼实1枚，半夏250

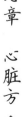

第七章 心脏方

163

克，薤白250克，枳实100克，生姜200克。

【用法用量】 上五味㕮咀，以白浆10升煮取4升，服1升，日三。

【功能主治】治胸痹病喘息咳唾，胸背痛短气，寸脉沉而迟关上小紧数方。

枳实薤白桂枝汤

【处方】枳实4枚，薤白500克，桂枝50克，厚朴150克，栝楼实1枚。

【用法用量】 上五味㕮咀，以水7升煮取2升，半分再服。（仲景方用浓朴200克，薤白250克，水5升煮取2升，分三服。）

【功能主治】 治胸痹心中痞气，气结在胸，胸满胁下逆抢心方。

茯苓汤

【处方】茯苓150克，甘草50克，杏仁50枚。

【用法用量】 上三味㕮咀，以水13升煮取6升，去滓，为六服，日三，未瘥更合服。

【功能主治】治胸中气塞短气方。

通气汤

【处方】半夏400克，生姜300克，

橘皮150克，吴茱萸40枚。

【用法用量】 上四味㕮咀，以水8升煮取3升，分三服。

【功能主治】治胸满短气噎塞方。

细辛散

【处方】 细辛、甘草各100克，枳实、生姜、栝楼实、干地黄、白术各150克，桂心、茯苓各150克。

【用法用量】 上九味治下筛，酒服方寸匕，日三。

【功能主治】 治胸痹达背痛，短气方。

蜀椒散

【处方】 蜀椒、食茱萸各50克，桂心、桔梗各150克，乌头25克，豉300克。

【用法用量】 上六味治下筛，食后酒服方寸匕，日三。

【功能主治】治胸痹达背方。

前胡汤

【处方】 前胡、甘草、半夏、芍药各100克，黄芩、当归、人参、桂心各50克，生姜150克，大枣30枚，竹叶1升。

【用法用量】 上十一味㕮咀，以

水9升煮取3升，分四服。

【功能主治】治胸中逆气，心痛彻背，少气不食方。

熨背散

【处方】乌头、细辛、附子、羌活、蜀椒、桂心各250克，川芎63克。

【用法用量】上七味治下筛，帛裹微火炙令暖，熨背上，取瘥乃止，慎生冷，如常法。

【功能主治】治胸背疼痛而闷方。

下气汤

【处方】杏仁四七枚，大腹槟榔二七枚。

【用法用量】上二味哎咀，以童子小便3升煎取1.5升，分再服，曾患气发辄合服之。

【功能主治】治胸腹背闭满，上气喘息方。

槟榔汤

【处方】槟榔极大者4枚，小者8枚。

【用法用量】上一味二品哎咀，以小儿尿3升煮减1升，去滓，分三服，频与五剂永定。

【功能主治】主破胸背恶气，声音塞闭方。

头面风第五

芎劳酒

【处方】川芎、辛夷、天雄、人参、天门冬、柏子仁、磁石、石膏、茵芋、山茱萸、白头翁、桂心、秦艽各150克，松萝、羚羊角、细辛、薯蓣、菖蒲、甘草各100克，云母50克烧令赤，研为粉，防风200克。

【用法用量】上二十一味哎咀，以酒20升渍七日，初服0.2升，渐加至0.5升，日三。有女人少时患风眩发则倒地，为妇积年无儿，服此酒并将紫石英门冬丸服之，眩瘥，生儿平复。

【功能主治】治脑风头重颈项强，泪出，善久目欲眠睡，憎风，剧者耳鸣，满眉眼疼，闷瞀，吐逆眩倒不自禁，诸风乘虚经五脏六腑，皆为癫狂，诸邪病悉主之方。

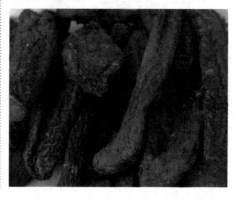

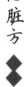

第七章　心脏方

新编

药王孙思邈

奇方妙治

人参汤

【处方】人参、当归、防风、黄芪、芍药、麦门冬各50克，独活、白术、桂心各150克。

【用法用量】上九味咬咀，以水10升煮取3升，分三服。

【功能主治】治头眩屋转，眼不得开方。

防风汤

【处方】防风、防己、附子、干姜、甘草各50克，蜀椒、桂心各100克。

【用法用量】上七味咬咀，以水4升煮取2升，分三服，日三。

【功能主治】治风眩呕逆，水浆不下，食辄呕，起即眩倒，发有时，手足厥冷方。

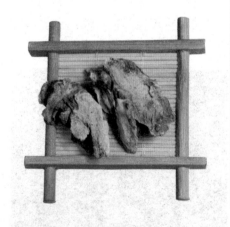

茵芋汤

【处方】茵芋0.5克，人参、甘草、苁蓉、黄芪、茯苓、秦艽、厚朴、乌喙各50克，防风500克，山茱萸、松实各150克。

【用法用量】上十二味咬咀，以水10升煮取2.5升，分五服，强者一日夜尽，羸劣者二日尽。

【功能主治】治风虚眩眼暗方。

大三五七散

【处方】天雄《局方》用附子、细辛各150克，山茱萸、干姜各250克，薯蓣、防风各350克。

【用法用量】上六味治下筛，以清酒服五分匕，日再，不知稍加。

【功能主治】治头风眩，口㖞目斜，耳聋方。

小三五七散

【处方】天雄150克，山茱萸250克，薯蓣500克。

【用法用量】上三味治下筛，以清酒服五分匕，日再，不知稍增，以知为度。

【功能主治】治头风目眩耳聋方。

茯神汤

【处方】 茯神、独活各200克，黄芪、远志、防风各250克，生姜150克，人参、白术、甘草、附子、苁蓉、当归、牡蛎各100克。

【用法用量】 上十三味㕮咀，以劳水12升煮取3升，服0.5升，一日夜尽。

【功能主治】治风眩倒屋转，吐逆，恶闻人声方。

防风散

【处方】防风250克，桂心、天雄、细辛、人参、附子、乌头、干姜、朱砂各100克，莽草、茯苓、当归各100克。

【用法用量】 上十二味治下筛，酒服方寸匕，日三。

【功能主治】 治头面风在眉间，得热如虫行，或头眩，目中泪出方。

摩头散

【处方】菌茹、半夏、蜀椒各3克，乌头4克，桂心3.5克，莽草2克，附子、细辛各50克。

【用法用量】 上八味治下筛，以大酢和摩头记日数，三日头肤痛，

四五日后一着药如前，十日以酢浆洗头复摩药即愈。若生息肉并咽喉中息肉大如枣欲塞，以药摩之即愈。耳鼻齿有疾并用之良。

【功能主治】 治头面风在眉间，得热如虫行，或头眩，目中泪出方。

杏仁膏

【处方】 杏仁1升。

【用法用量】 上一味捣研，以水10升滤取汁令尽，以铜器火上从旦煮至日入，当熟如脂膏下之，空腹，酒服一方寸匕，日三。不饮酒者以饮服之，慎猪鱼蒜酢。

【功能主治】治上气头面风，头痛，胸中气满奔豚，气上下往来，心下烦热。

大豆酒

【处方】 大豆3升炒令无声。

【用法用量】 上一味，以12升瓶

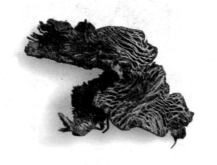

第七章 心脏方

盛清酒9升，乘豆热即倾着酒中，密泥头七日，温服之。

【功能主治】治头风方。

 薯蓣散 〜〜〜〜〜〜〜〜

【处方】薯蓣150克，细辛125克，秦艽、天雄各100克，独活、桂心、山茱萸各125克。

【用法用量】上七味治下筛，酒服方寸匕，日三。

【功能主治】治头目有风，牵引目睛疼痛，偏视不明方。

 菊花散 〜〜〜〜〜〜〜〜

【处方】菊花50克，细辛、附子、桂心、干姜、巴戟、人参、石南、天雄、茯苓、秦艽、防己各100克，防风、白术、山茱萸、薯蓣各150克，蜀椒0.5升。

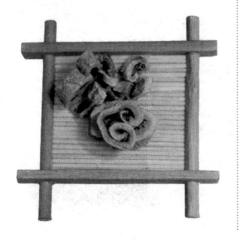

【用法用量】上十七味治下筛，酒服方寸匕，日三。

【功能主治】治头面游风方。

 沐头汤 〜〜〜〜〜〜〜〜

【处方】大麻子、秦椒各3升，皂荚屑0.5升《肘后》无。

【用法用量】上三味熟研，纳泔中一宿渍去滓，木篦搅百遍，取乃用沐头发际，更别作皂荚汤濯之。

【功能主治】治肺劳热，不问冬夏老少，头生白屑瘙痒不堪，然肺为五脏之盖，其劳损伤肺，气冲头顶，致使头痒，多生白屑，搔之随手起，人多患此，皆从肺来方。

犀角汤 〜〜〜〜〜〜〜〜

【处方】犀角、生姜各100克，苦参、栝楼根、防风各50克，石膏300克，青木香、黄芩、升麻各150克，防己75克，竹叶二握。

【用法用量】上十一味㕮咀，以水7升煮取2升，分三服，相去十里久，内消不利。

【功能主治】治风毒热头面肿方。

防风散 〜〜〜〜〜〜〜〜

【处方】防风100克，白芷50克，

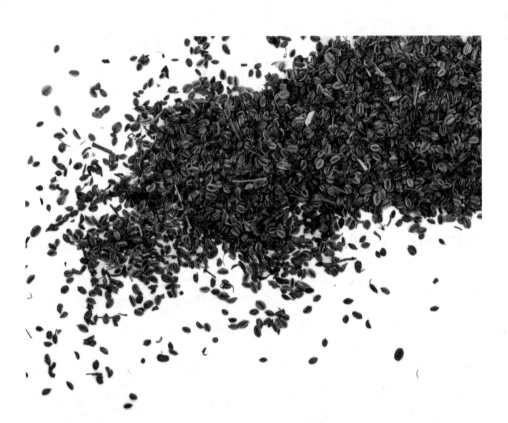

白术150克。

【用法用量】上三味治下筛，酒服方寸匕，日三。

【功能主治】治头面遍身风肿方。

沐头汤

【处方】桑白皮3升。

【用法用量】以水5升淹渍，煮五六沸，去滓，洗沐发数数为之自不复落。

【功能主治】治脉极虚寒，须发落堕，令发润泽方。

摩 膏

【处方】蜀椒、莽草各100克，桂心、蔺茹、附子、细辛各75克，半夏、干姜各50克。

【用法用量】上八味哎咀，以生猪肪1千克合捣，令肪消尽药成。先沐头令净，后以药摩囟上，日一，如非十二月合，则用生乌麻油和，涂头皮沐头令净，乃用之一次生发如昔。

【功能主治】治头中二十种病，头眩发秃落，面中风者方。

生发膏

【处方】蔓荆子、附子、细辛、续断、皂荚、泽兰、零陵香、防风、杏仁、藿香、白芷各60克，松叶、石南各90克，莽草30克，松膏、马鬐膏、猪脂各1.5升，熊脂1升。

【用法用量】上十八味咬咀，以清醋3升渍药一宿，明旦以马鬐膏等微火煎三上三下，以白芷色黄膏成，用以泽发。

【功能主治】治头中风痒白屑方。

松沥煎

【处方】松沥0.7升，丹砂、雄黄、水银研各100克，黄连150克，矾石50克。

【用法用量】上六味治下筛，纳沥中搅研，令调以涂之，先以泔清洗发及疮，令无痂，然后敷药，二日一敷。三敷后当更作脓，脓讫更洗。凡经三度脓出讫，以甘草汤洗去药毒，前后洗十度即瘥。

【功能主治】治头疮及白秃方。

王不留行汤

【处方】王不留行、东南桃枝、东引茱萸根皮各250克，蛇床子、牡荆子、蒺藜子、苦竹叶各3升，大麻仁1升。

【用法用量】上八味咬咀，以水25升煮取10升洗疮，日再，并疗痈疽炉乳月蚀疮烂。

【功能主治】治白秃及头面久疮，去虫止痛方。

松脂膏

【处方】松脂300克，矾石、杜蘅—作牡荆、雄黄、真珠、水银、苦参、大黄、木兰、石南、秦艽、附子各50克。

【用法用量】上十二味咬咀，以醋渍一宿，猪膏750克煎之，以附子色黄去滓，矾石、雄黄、水银更着火三沸，安湿地待凝敷上，日三。

【功能主治】治白秃及痈疽百疮方。

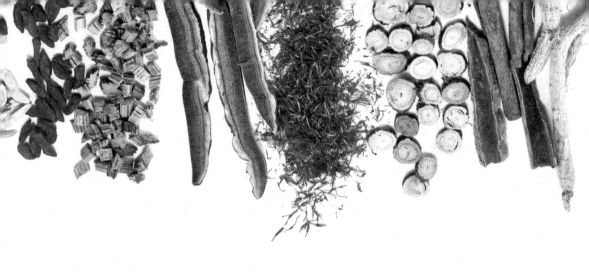

第八章 小肠腑方

小肠虚实第一

柴胡泽泻汤

【处方】柴胡、泽泻、橘皮一作桔梗、黄芩、枳实、旋覆花、升麻、芒硝各100克，生地黄切1升。

【用法用量】上九味哎咀，以水10升煮取3升，去滓，纳硝，分二服。

【功能主治】治小肠热胀口疮方。

大黄丸

【处方】大黄、芍药、葶苈各100克，大戟、朴硝各150克，巴豆7枚，杏仁50枚。

【用法用量】上七味为末，蜜和丸如梧子，饮服7丸，小儿服二三丸，

日二。热去，日一服。

【功能主治】治小肠热结满不通方。

风眩第二

续命汤

【处方】竹沥1.2升，生地黄汁1升，龙齿、生姜、防风、麻黄各200克，防己150克，石膏350克，桂心100克，附子1.5克。

【用法用量】上十味哎咀，以水10升煮取3升，分三服。有气加附子作50克，紫苏子0.5升，橘皮25克。

【功能主治】治风眩发则烦闷无知，口沫出，四体角弓，目反上，口噤不得言方。

奔豚汤

【处方】吴茱萸1升，石膏、人参、半夏、芎劳各1.5克，桂心、芍药、生姜各2克，生葛根、茯苓各3克，当归200克，李根皮500克。

【用法用量】 上十二味哎咀，以水7升，清酒8升，煮取3升，分三服。

【处方】治气奔急欲绝方。

防己地黄汤

【处方】 防己、甘草各100克，桂心、防风各150克，生地黄2.5千克别切，勿合药渍，疾小轻1千克。

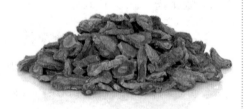

【用法用量】 上五味哎咀，以水1升渍一宿，绞汁，着一面取滓，着竹簧上，以地黄着药滓上。于三斗米下蒸之，以铜器承取汁，饭熟以向前药汁合绞取之，分再服。

【功能主治】治言语狂错，眼目霍霍，或精神昏乱方。

天雄散

【处方】天雄、防风、川芎、人参、独活、桂心、葛根各1.5克，莽草2克，白术、远志、薯蓣、茯神、山茱萸各3克。

【用法用量】 上十三味治下筛，先食以菊花酒服方寸匕，日三，渐加至三匕，以知为度。

【功能主治】 治头目眩晕，屋转旋倒方。

人参丸

【处方】上党人参、鬼臼、铁精、牛黄、雄黄、大黄、丹砂、菖蒲、防风各50克，蛴螬、赤足蜈蚣各1枚。

【用法用量】 上十一味为末，蜜丸如梧子大，用前菊花酒服7丸，日三夜一，稍加之。合药勿用青纸。

【功能主治】治心中恍惚不定方。

风癫第三

雄雌丸

【处方】 雄黄、雌黄、真珠各50克，铅100克熬令成屑，丹砂0.5克，水银4克。

【用法用量】 上六味为末，末蜜和捣30 000杵，丸如胡豆，先食服

3 丸，日二，稍加，以知为度。

【功能主治】治风癫失性，颠倒欲死，五癫惊痫方。

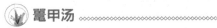

续命风引汤

【处方】麻黄、芎劳、石膏、人参、防风各 9 克，甘草、桂心，独活各 6 克，防己、附子、当归各 3 克，杏仁 30 枚，陈姜 15 克。

【用法用量】上十三味㕮咀，以酒 3 升，水 10 升合煎取 4 升，分四服，日三夜一。

【功能主治】治中风癫眩不知人，狂言舌肿出方。

川芎汤

【处方】鸱头 1 枚，葶苈子、铅丹、虎掌、乌头、栝楼根各 1.5 克，甘遂、天雄、蜀椒、大戟各 1 克，白术 0.5 克，莨茹、铁精各 50 克。

【用法用量】上十三味为末，蜜丸如梧子，酒下 2 丸，日三服。

【功能主治】治风癫方。

地黄门冬酒

【处方】地黄 15 千克，天门冬 5 千克。

【用法用量】上二味捣取汁，作

煎服之瘥。

【功能主治】治阴虚痫妄方。

鳖甲汤

【处方】鳖甲 7 枚，甘草、白薇一作白芷、贝母、黄芩各 100 克，麻黄、白术、芍药各 125 克，防风 150 克，凝水石、桂心、茯苓、知母各 200 克，石膏 300 克。

【用法用量】上十四味㕮咀，以水 20 升煮取 4 升，温服 1 升，日三，夜一。

【功能主治】治邪气，梦寐寤时涕泣不欲闻人声，体中酸削，乍寒乍热，腰脊强痛，腹中拘急不欲饮食，或因疾病之后，劳动疲极，或触犯忌讳，众诸不节，妇人产生之后月经不利，时下青赤白，肌体不生肉虚羸瘦，小便不利，或头身发热旋复解散，或一度交接，弥日困极，皆主之方。

十黄散

【处方】雄黄、人参各 2.5 克，黄芩、大黄、黄柏、黄芪、细辛、桂心各 1.5 克，黄连、黄昏、蒲黄、麻黄 0.5 克，黄环、泽泻、山茱萸 1 克。

【用法用量】上十五味治，下筛，未食温酒服方寸匕，日三，不知加至二匕。赢劣者更加人参2.5克。（一方有生黄1.5克。）

【功能主治】治五脏六腑血气少，亡魂失魄，五脏觉不安，忽忽喜悲，心中善恐怖。

别离散

【处方】桂心、茵芋、天雄、菖蒲、细辛、茜根、附子、干姜各50克，白术桑、寄生各150克。

【用法用量】上十味治下筛，酒服方寸匕，日三。凡修合，勿令妇人鸡犬及病者、病者家人知见，令邪气。

【功能主治】治男女风邪，男梦见女，女梦见男，悲愁忧患，怒喜无常，或半年数月一发动。

五邪汤

【处方】禹余粮研、防风、桂心、芍药、远志去心、独活、甘草炙、人参、石膏碎, 绵裹、牡蛎熬、秦艽、白术、防己、菖蒲、黄丹、蛇蜕皮炙、茯神各50克。

【用法用量】十七味㕮咀，以水20升煮取4升，分四服，亦可如煮

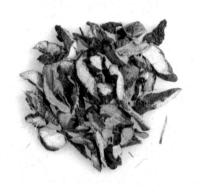

散法服之。

【功能主治】治邪气啼泣或歌或哭方。

茯神汤

【处方】茯神、茯苓、菖蒲、人参各150克，赤小豆0.4升。

【用法用量】上五味㕮咀，以水10升煮取2.5升，分三服。

【功能主治】治五邪气入人体中，心悸跳动，恍惚不定方。

虎睛汤

【处方】虎睛、鸱头、露蜂房各1具，茯苓、桂心、防风各150克，人参、甘草、天雄、独活各50克，石长生3克，枫上寄生2.5克。

【用法用量】上十二味㕮咀，以水12升煮取3升，分四服，日三夜一。

【功能主治】 治狂邪发无常，披发大叫唤，不避水火方。

远志汤

【处方】远志、干姜、白术、桂心、黄芪、紫石英各150克，人参、茯苓、甘草、芎䓖、茯神、当归、羌活、防风各100克，麦门冬、半夏各200克，五味子0.2升，大枣12枚。

【用法用量】 上十八味㕮咀，以水13升煮取3.5升，分五服，日三夜二。

【功能主治】 治心气虚，惊悸，喜忘，不进食，补心方。

茯神汤

【处方】 茯神、防风各150克，人参、远志、甘草、龙骨、桂心、独活各100克，白术50克，酸枣1升，细辛、干姜各300克。

【用法用量】 上十二味㕮咀，以水9升煮取3升，分三服。

【功能主治】 治风经五脏，大虚惊悸，安神定志方。

补心汤

【处方】紫石英、人参、茯苓、远志、当归、茯神《深师》作桂、紫菀、甘

草各100克，麦门冬1升，赤小豆0.3升，大枣30枚。

【用法用量】 上十一味㕮咀，以水12升煮取3升，分三服。

【功能主治】 治心气不足，病苦惊悸汗出心中烦闷短气，喜怒悲忧悉不自知，常苦咽喉痛，口唇黑，呕吐血，舌本强，不通水浆方。

小定心汤

【处方】 茯苓200克，桂心150克，甘草、芍药、干姜、人参、远志各100克，大枣15枚。

【用法用量】上八味㕮咀，以水8升煮取3升，分四服，日三夜一。

【功能主治】治虚羸，心气惊弱，多魇方。

大定心汤

【处方】 人参、茯苓、茯神、远志、赤石脂、龙骨、干姜、当归、甘草、白术、芍药、桂心、紫菀、防风各100克，大枣20枚。

【用法用量】 上十五味㕮咀，以水12升煮取3.5升，分五服，日三夜二。

【功能主治】 治心气虚悸，恍惚多忘，或梦惊魇志少不足方。

荆沥汤

【处方】 荆沥3升，茯神、白鲜皮各150克，人参100克，白银500克，以水10升煮取2升。

【用法用量】上五味咬咀，以荆沥银汁中煮取1.4升，分三服，相去如人行十里久进一服。

【功能主治】 治心虚惊悸不定，羸瘦病方。

镇心汤

【处方】 防风、当归、大黄各1.5克，麦门冬250克，泽泻、大豆黄卷、白薇各2克，菖蒲、人参、桔梗、远志、桂心、薯蓣、石膏各1.5克，干姜、茯苓、紫菀各50克，甘草、白术各5克，附子、茯神各100克，秦艽3克，

粳米0.5升，大枣15枚。

【用法用量】上二十四味咬咀，以水12升先煮粳米令熟去滓，纳诸药，煮取4升分服，日三夜一。

【功能主治】 治风虚劳冷，心气不足，善忘恐怖，神志不定方。

大镇心散

【处方】 紫石英、茯苓、防风、人参、甘草、泽泻各4克，黄芪、白术、薯蓣、秦艽、白薇各3克，麦门冬、当归各2.5克，桔梗、大豆黄卷、柏子仁、桂心、远志、大黄、石膏各2克，干姜、蜀椒、芍药、细辛各1.5克。

【用法用量】上二十四味治下筛，

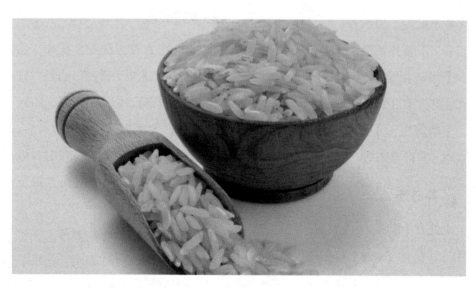

酒服三方寸匕，日三。

【功能主治】 治心虚惊悸，梦寐恐畏方。

小镇心散

【处方】人参、白术、远志、附子、桂心、黄芪、细辛、干姜、干地黄、赤小豆、龙齿、防风、菖蒲各100克，茯苓200克。

【用法用量】 上十四味治下筛，酒服二方寸匕，日三。

【功能主治】 治心气不足，虚悸恐畏，悲思恍惚，心神不定，惕惕然惊者方。

镇心丸

【处方】 紫石英、茯苓、菖蒲、肉苁蓉、麦门冬、远志、大黄、当归、细辛、大豆黄卷、卷柏、干姜各2.5克，人参、丹参、防风、秦艽、泽泻各六分，柏子仁、芍药、石膏各1.5克，乌头、桂心、桔梗、甘草、薯蓣、前胡、白蔹、铁精、银屑、牛黄各1克，白术、半夏各1.5克，䗪虫12枚，干地黄6克，大枣50枚。

【用法用量】 上三十五味为末，蜜枣和捣5 000杵，丸如梧子，酒服5丸，日三，加至20丸。

【功能主治】 治男子妇人虚损，梦寤惊悸或失精神，妇人赤白注漏或月水不利，寒热往来，腹中积聚，忧恚结气诸病方。

大镇心丸

【处方】 干地黄3克，牛黄2.5克一用牛膝，羌活、桂心、秦艽、芎䓖、人参、远志、麦门冬、丹砂、阿胶、甘草、大黄、紫石英、银屑、白蔹、当归、干姜、防风各4克，杏仁、蜀椒各2.5克，泽泻、黄芪、大豆黄卷、茯苓、薯蓣、茯神、前胡、柏子仁、铁精各2.5克，桑螵蛸12枚，大枣40枚。

【用法用量】 上三十二味为末，白蜜枣和丸，酒服7丸，日三，加至20丸。

【功能主治】 治男子妇人虚损，梦寤惊悸或失精神，妇人赤白注漏或月水不利，寒热往来，腹中积聚，忧恚结气诸病方。

小镇心丸

【处方】紫石英、朱砂、茯神、银屑、雄黄、菖蒲、人参、桔梗、干姜、远志、甘草、当归、桂心各100克，防风、防己、细辛、铁精各50克。

177

【用法用量】上十七味为末，蜜丸，如大豆，饮服10丸，日三，加至20丸。

【功能主治】治心气少弱，惊虚振悸，胸中逆气，魇梦参错，谬忘恍惚方。

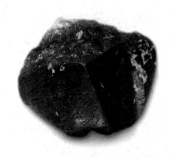

定志小丸

【处方】人参、茯苓各150克，菖蒲、远志各100克。

【用法用量】上四味为末，蜜丸，如梧子大，饮服7丸，日三。加茯神为茯神丸散，服之亦佳。

【功能主治】治心气不定，五脏不足，甚者忧愁悲伤不乐，忽忽善忘，朝瘥暮剧，暮瘥朝发狂眩方。

紫石英酒

【处方】紫石英500克，钟乳、防风、远志、桂心各200克，麻黄、茯苓、白术、甘草各150克。

【用法用量】上九味㕮咀，以酒30升春渍三日，每服0.4升，日三，亦可至醉，常令有酒气。

【功能主治】治久风虚冷，心气不足，或时惊怖方。

好忘第四
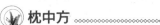

枕中方

【处方】龟甲、龙骨、菖蒲、远志各等分。

【用法用量】上四味，下筛，酒服方寸匕，日三。

（治多忘，令人不忘方：菖蒲1克，远志3.5克，茯苓、茯神、人参各2.5克。上五味治下筛，酒服方寸匕，日二夜一，五日后智神良。）

【功能主治】常服令人大聪。

开心散

【处方】菖蒲50克，远志、人参各5克，茯苓100克。

【用法用量】上四味治下筛，饮服方寸匕，日三。

【功能主治】治好忘方。

菖蒲益智丸

【处方】菖蒲、附子、远志、人参、桔梗、牛膝各2.5克，茯苓3.5克，桂心1.5克。

【用法用量】 上八味为末，蜜丸如梧子，一服7丸，加至20丸，日二夜一，禁如药法。

【功能主治】治善忘恍惚，破积聚，止痛安神定志，聪耳明目方。

 八味散方

【处方】 天门冬3克，桂心、茯苓各50克，干地黄2克，菖蒲、远志、石苇、五味子各1.5克。

【用法用量】 上八味治下筛，后食酒或水服方寸匕，三十日力倍，六十日气力强志意足。

【功能主治】 治好忘方。

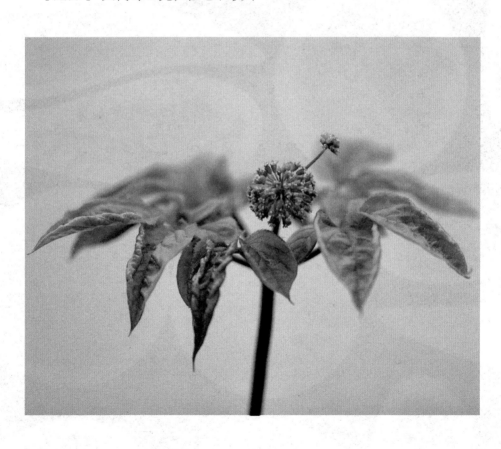

179

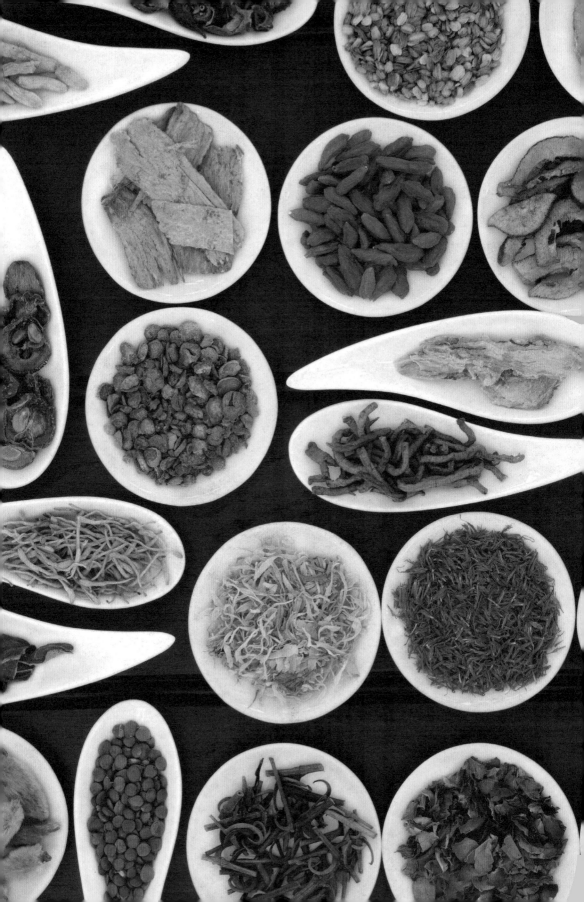

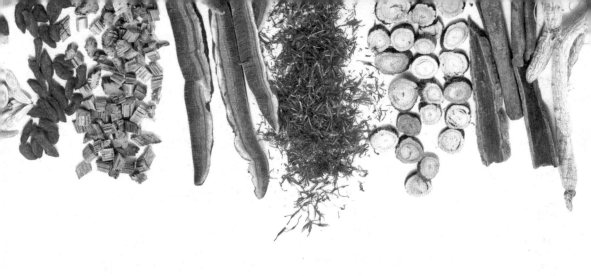

第九章 脾脏方

脾虚实第一

射干煎方

【处方】射干400克，大青150克，石膏500克一作1升，赤蜜1升。

【用法用量】上四味㕮咀，以水5升煮取1.5升，去滓，下蜜煎取2升，分三服。

【功能主治】治舌本强直，或梦歌乐而体重不能行方。

大黄泻热汤

【处方】大黄切，水1.5升渍一宿、甘草各150克，泽泻、茯苓、黄芩、细辛、芒硝、橘皮各6克。

【用法用量】上八味㕮咀，以水7升煮取3.3升，去滓，下大黄更煎二沸，去滓，下芒硝，分三服。

【功能主治】治脾脉厥逆，大腹中热切痛，舌强腹胀身重，食不下，心注脾急痛方。

温脾丸

【处方】法曲、大麦蘗、吴茱萸各0.5升，枳实3枚炙，干姜、细辛、桔梗、甘草、炙人参各150克，桂心250克，附子100克炮，去皮。

【用法用量】上十一味为末，蜜丸如梧子大，每服15丸，空腹酒服，日三。

【功能主治】治久病虚羸，脾气弱，食不消，喜噫方。

🌱 麻豆散

【处方】 大豆黄卷2升，大麻子3升熬令香。

【用法用量】 上二味治下筛，饮和服0.1升，日四五，任意多少。

【功能主治】主脾气弱不下食饵，此以当食方。

🌱 平胃丸

【处方】杏仁50枚，丹参150克，苦参、元参、葶苈各100克，芎劳、桂心各50克。

【用法用量】 上七味为末，蜜丸如梧子大，酒服五丸，日三，以知为度。

【功能主治】 凡身重不得食，食无味，心下虚满，时时欲下，喜卧者，皆针胃脘、太仓宜，服建中汤及此方。

🌱 大曲丸

【处方】大麦、曲各1升，附子、干姜、当归、人参各150克，赤石脂50克，桔梗、女萎各100克，吴茱萸、皂荚各250克，蜀椒125克，乌梅50枚。

【用法用量】 上十三味为末，蜜酢中半渍梅一宿，蒸30升米下，去核捣如泥，和药蜜，和捣2 000杵，

服10丸，日三。下甚者，加龙骨、阿胶、艾各150克。

【功能主治】 主消谷断下温和又寒冷者，常服不患霍乱方。

🌱 干姜散

【处方】干姜、法曲、蜀椒、豉、大麦各1升。

【用法用量】 上五味合治下筛，食后服三方寸匕，日三，以能食为度。

【功能主治】 治不能食，心意冥然忘食方。

🌱 消食丸

【处方】小麦、曲各1升，干姜、乌梅各200克。

【用法用量】 上四味为末蜜和服15丸，日再加至40丸。寒在胸中及反胃翻心者皆瘥。

【功能主治】治数年不能食方。

● 脾劳第二

🌱 消食膏酒

【处方】猪膏3升，宿姜汁5升，吴茱萸1升，白术500克。

【用法用量】 上四味捣茱萸、白术等二味细细下筛为散，纳膏汁中煎取6升，温清酒1升，进方寸匕，日再。

【功能主治】 治脾虚寒劳损，气胀噫满，食不下，通噫方。

肉极第三

🌿 解风痹汤

【处方】 麻黄、防己一作防风、枳实、细辛、白术各 150 克，生姜、附子各 200 克，甘草、桂心各 100 克，石膏 400 克。

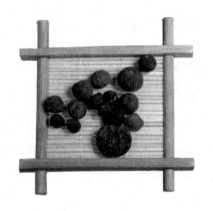

【用法用量】 上十味㕮咀，以水 9 升煮麻黄，去末，下诸药，煎取 3 升，分三服。

【功能主治】 治肉热极肌痹淫淫如鼠走，身上津液脱，腠理开，汗大泄，为脾风。风气藏于皮肤，肉色败，鼻见黄色，麻黄止汗通肉方。

🌿 西州续命汤

【处方】 麻黄、生姜各 150 克，当归、石膏各 100 克，芎䓖、桂心、甘草、黄芩、防风、芍药各 50 克，杏仁 40 枚。

【用法用量】 上十一味㕮咀，以水 9 升先煮麻黄去沫，下诸药煮取 3 升，去滓，分四服，日再。

【功能主治】 治肉极虚热肌痹淫淫如鼠走，身上津液开泄，或痹不仁，四肢急痛方。

🌿 石南散

【处方】 石南 63 克，薯蓣、芍药一作甘草、天雄、桃花一作桃仁、甘菊花各 50 克，黄芪、真珠各 37 克，山茱萸 87 克，石膏 100 克，升麻、葳蕤各 75 克。

【用法用量】 上十二味治下筛，酒下方寸匕，日再食后服。

【功能主治】 治肉热极则体上如鼠走，或如风痹，唇口坏，皮肤色变，主诸风大病方。

🌿 大黄酒

【处方】黄芪、桂心、巴戟天、石斛、柏子仁、泽泻、茯苓、干姜、蜀椒各 150 克，防风、独活、人参各 100 克，天雄、芍药、附子、乌头、茵芋、半夏、细辛、栝楼根、白术、黄芩、山茱萸各 50 克。

【用法用量】 上二十三味呋咀，绢袋贮，以清酒 30 升渍之，秋冬七日，春夏三日，初服 0.3 升，渐渐加，微微醉为度，日再。

【功能主治】 治肉极虚寒为脾风阴动伤寒，体重怠堕，四肢不举，关节疼痛，不嗜饮食虚。

肉虚实第四

五加酒

【处方】 五加皮、枸杞皮各 2 升，干地黄、丹参各 400 克，石膏一作石床、杜仲各 500 克，干姜 200 克，附子 100 克。

【用法用量】 上八味呋咀，以清酒 30 升渍三宿，一服 0.7 升，日再。

【功能主治】 治肉虚坐不安席好动，主脾病寒气所伤方。

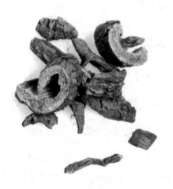

半夏汤

【处方】 半夏、宿姜各 400 克，杏仁 250 克，细辛、橘皮各 200 克，麻黄 50 克，石膏 350 克，射干 100 克。

【用法用量】 上八味呋咀，以水 9 升煮取 3 升，分三服，须利下加芒硝 150 克。

【功能主治】 治肉实，坐安席不能动作，喘气，主脾病，热气所加关格除喘方。

秘涩第五

麻子仁丸

【处方】 麻子仁 2 升，枳实、芍药各 400 克，杏仁 1 升，大黄 500 克，厚朴一尺。

【用法用量】 上六味为末，蜜丸如梧子大，饮服 5 丸，日三，渐加至 10 丸。（《肘后》《外台》无杏仁。）

【功能主治】 跌阳脉浮而涩，浮则胃气强，涩则小便数，浮涩相搏，大便则坚，其脾为约。脾约者，其人大便坚，小便利而不渴也。

三黄汤

【处方】大黄 150 克，黄芩 150 克，甘草 50 克，栀子 20 枚。

【用法用量】上四味㕮咀，以水 5 升煮取 1.8 升，分三服。若大闭，加芒硝 100 克。

【功能主治】治下焦热结不得大便方。

五柔丸

【处方】大黄 1 升蒸，30 升米下，前胡 150 克，半夏、肉苁蓉、芍药、茯苓、当归、葶苈、细辛各 50 克。

【用法用量】上九味为末，蜜和合捣万杵，为丸如梧子大，食后服 15 丸，后稍增之，日再。（崔氏云，令人喜饭消谷益气。有忧者，加松实、菖子各 25 克，服之缓中不如意，便服之，又加黄芩 50 克。）

【功能主治】治肠腑闭塞及虚损不足，饮食不生肌肤，三焦不调营卫不和方。

大五柔丸

【处方】大黄、苁蓉、芍药、葶苈、枳实、甘草、黄芩、牛膝各 100 克，桃仁 100 枚，杏仁 40 枚。

【用法用量】上十味为末，蜜和丸如梧子，一服 3 丸，日三，加至 29 丸，酒下。

【功能主治】主脏气不调，大便难，

通和营卫，利九窍消谷益气方。

濡脏汤

【处方】生葛根、猪膏各 2 升，大黄 50 克。

【用法用量】上三味㕮咀，以水 7 升煮取 5 升，去滓，纳膏，煎取 3 升，澄清。强人顿服，羸人再服。亦治大小便不通。

【功能主治】主大便不通六七日，腹中有燥屎，寒热烦迫，短气汗出胀满方。

芒硝丸

【处方】芒硝、芍药各 75 克，杏仁、大黄各 150 克，黄芩 63 克。

【用法用量】上五味为末，蜜丸如梧子大，饮服 15 丸加至 20 丸，取通利为度，日三。

【功能主治】治胀满不通方。

走马汤

【处方】巴豆 2 枚去皮、心，熬，杏仁 2 枚。

【用法用量】上二味以绵缠捶令碎，热汤 0.2 升捻取白汁，饮之，当下，老小量之。

【功能主治】一切卒中恶，心痛

第九章　脾脏方

腹胀大便不通方。

 巴豆丸 ◦◦◦◦◦◦◦◦◦◦◦◦◦◦◦

【处方】巴豆仁1升，清酒5升。

【用法用量】煮三日三夕碎，大熟，合酒微火煎令可丸如胡豆，欲取吐下者，服2丸。

【功能主治】主寒癖宿食，久饮饱不消，大便不通方。

 练中丸 ◦◦◦◦◦◦◦◦◦◦◦◦◦◦◦

【处方】大黄400克，葶苈、杏仁熬、芒硝各200克。

【用法用量】上四味为末，蜜丸如梧子大，食后服7丸，日三，后稍加之。

【功能主治】主宿食不消，大便难方。（《肘后》名承气丸。）

热痢第六

 陟厘丸 ◦◦◦◦◦◦◦◦◦◦◦◦◦◦◦

【处方】水中陟厘250克，紫石英150克，汉中木防己300克，陇西当归200克，厚朴50克，黄连100克，三岁醇苦酒5升，上好豉3升。

【用法用量】上八味以苦酒2升渍防己极令润，出之切，以板瓦覆

着炭火上，以厚纸藉瓦上令色槁燥有余，苦酒复渍之，更出熬尽苦酒止，勿令火猛，徐徐熬令极燥，各捣为末。

【功能主治】治百病下痢及伤寒身热，头痛目赤，四肢烦疼不解，协热下利，或医已吐下之，腹内虚烦，欲得冷冻饮料，不能消，腹中急痛，温食则吐，乍热乍冷，状如温疟；或小便不利，气满呕逆，下痢不止方。

 乌梅丸 ◦◦◦◦◦◦◦◦◦◦◦◦◦◦◦

【处方】乌梅1升，黄连500克金色者。

【用法用量】上二味蜜丸如梧子，服20丸，日三夜二。

【功能主治】下痢热诸治不瘥方。

 苦参橘皮丸 ◦◦◦◦◦◦◦◦◦◦◦

【处方】苦参、橘皮、黄连、黄柏、鬼臼一作鬼箭羽、蓝青、独活、阿胶、甘草各等分。

【用法用量】上九味等分为末，以蜜烊胶和，并手丸之如梧子，候干，饮服10丸，日三，后稍加猝下痢者大良。

【功能主治】治热毒痢方。

三黄白头翁汤

【处方】黄连100克，黄芩、黄柏、升麻、石榴皮各3克，艾叶1.5克，白头翁、桑寄生、当归、牡蛎、犀角、甘草各50克。

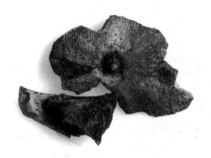

【用法用量】上十二味咬咀，以水6升煮取3升，分三服。

【功能主治】治诸热毒下黄汁，赤如烂血，滞如鱼脑，腹痛壮热方。

龙骨丸

【处方】龙骨、龙胆、羚羊角、当归、附子、干姜、黄连各63克，赤石脂、矾石各75克，犀角、甘草、熟艾各37克。

【用法用量】上十二味为末，蜜丸如小豆，先食服15丸，日三，加至20丸。

【功能主治】治下血痢腹痛方。

白头翁汤

【处方】白头翁、厚朴、阿胶、黄连、秦皮、附子、黄柏、茯苓、芍药各100克，干姜、当归、赤石脂、甘草、龙骨各150克，大枣30枚，粳米1升。

【用法用量】上十六味咬咀，以水12升先煮米令熟，出米纳药，煮取3升，分四服。

【功能主治】治赤滞下血连月不瘥方。

茯苓汤

【处方】茯苓、黄芩、黄连、黄柏、龙骨、人参、干姜、桂心、当归、芍药、甘草、栀子仁各25克，赤石脂50克，大枣12枚。

【用法用量】上十四味咬咀，以水5升煮取2升，分再服。不瘥满三剂。此方主风虚冷痢最佳。

【功能主治】治因下空竭欲死，滞下脓血，日数十行，羸笃垂死，老少并宜服之方。

温脾汤

【处方】大黄200克，人参、甘草、干姜各100克，附子1枚大者。

【用法用量】 上五味㕮咀，以水 8 升煮取 2.5 升，分三服，临熟下大黄，与后温脾汤小异，须大转泻者当用此方神效。

【功能主治】 治下久赤白连年不止，及霍乱，脾胃冷实不消方。

黄连汤

【处方】 黄连、黄柏、干姜、石榴皮、阿胶各 150 克，当归 100 克，甘草 50 克。

【用法用量】 上七味㕮咀，以水 7 升煮取 3 升，分三服。

【功能主治】 治赤白痢方。

女萎丸

【处方】女萎、藜芦各 1.5 克，乌头、桂心各 2 克，黄连、云实各 1.5 克，代赭 0.5 克。

【用法用量】 上七味为末，蜜和丸如梧子大，服 2 丸。大下痢宿勿食，清旦以冷水服之。勿饮食。至日中过后乃饮食，若得药力，明旦更服如前。亦可长服。虚羸昼夜百行脓血亦瘥。

【功能主治】 治热病时气下赤白痢遂成方。

圣 汤

【处方】 鼠尾草 100 克，豉 1 升，栀子仁、生姜各 300 克，桃皮一握。

【用法用量】 上五味㕮咀，以水 7 升煮 2 升，分三服。

【功能主治】 治下赤白痢，大孔虫生悉皆瘥方。

冷痢第七

温脾汤

【处方】 大黄、桂心各 150 克，附子、干姜、人参各 50 克。

【用法用量】 上五味㕮咀，以水 7 升煮取 2.5 升，分三服。

【功能主治】治积久冷热赤白痢方。

建脾丸

【处方】钟乳粉 150 克，赤石脂、好曲、大麦、当归、黄连、人参、细

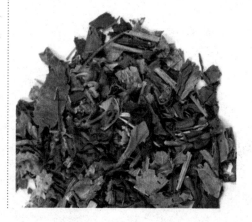

辛、龙骨、干姜、茯苓、石斛、桂心各100克，附子50克，蜀椒300克。

【用法用量】上十五味为末，白蜜丸如梧子大，酒服10丸，日三，加至30丸。弱者饮服此方，男女通治。

【功能主治】治虚劳羸瘦身体重，脾胃冷，饮食不消，雷鸣腹胀，泄痢不止方。

 增损建脾丸

【处方】钟乳粉、赤石脂各150克，矾石、干姜、苁蓉、桂心、石斛、五味子、泽泻、远志、寄生、柏子仁、人参、白头翁、天雄、当归、石榴皮、牡蛎、龙骨、甘草各100克。

【用法用量】上二十味为末，蜜丸，酒服20丸，日三，加至40丸。

【功能主治】治丈夫虚劳，五脏六腑伤败受冷，初作滞下，久则变五色赤黑如烂肠。

驻车丸

【处方】黄连300克，干姜100克，当归、阿胶各150克。

【用法用量】上四味为末，以大醋0.8升烊胶和之，并手丸如大豆，候干。大人饮服30丸，小儿以意量减，日三。

【功能主治】治大冷洞痢肠滑，下赤白如鱼脑，日夜无度，腹痛不可忍者方。

大桃花汤

【处方】赤石脂、干姜、当归、龙骨、牡蛎各150克，附子100克，人参75克，白术10克，甘草、芍药各3克。

【用法用量】上十味咬咀，以水12升煮术取9升，纳诸药煮取3升，分三服。脓者加厚朴150克，呕者加橘皮150克。

【功能主治】治冷白滞痢腹痛方。

仓米汤

【处方】仓粳米0.5升净淘干漉，薤白一握去青细切，羊脂1升熬，香豉3升以水10升煎取5升澄清。

【用法用量】上四味，先以羊脂煎薤白令黄，并米纳豉汁中，煎取4升，旦空腹温服1升。

【功能主治】治小腹冷气积聚结成冷痢，日夜三四十行方。

附子汤

【处方】附子1枚，石榴皮1具，阿胶100克，龙骨、甘草、芍药、干姜、

189

黄连各50克,黄芩25克,粳米0.3升。

【用法用量】上十味㕮咀,以水8升煮取3升,分三服。

【功能主治】治暴下积日不住及久痢方。

厚朴汤

【处方】厚朴、干姜、阿胶各100克,黄连250克,艾叶、石榴皮各150克。

【用法用量】上六味㕮咀,以水7升煮取2升,分再服。

【功能主治】治久痢诸药不瘥数十年者,消谷下气,补虚方。

四续丸

【处方】云实0.5升熬香,龙骨150克,附子、女萎各100克,白术75克。

【用法用量】上五味为末,以蜡煎烊以丸,如梧子大,服5丸,日三,不过五六服。

【功能主治】治三十年注痢骨立萎黄肠滑不瘥方。

椒艾丸

【处方】蜀椒300枚,乌梅100枚,熟艾1升,干姜150克,赤石脂100克。

【用法用量】上五味,椒、姜艾下筛,梅着10升米下蒸,令饭熟,去核,纳姜、椒末、合捣3 000杵,蜜和丸,如梧桐子大。每次服10丸,每日三服。不愈,加至20丸,再加黄连1升。

【功能主治】治三十年下痢,所食之物皆不消化,或青或黄,四肢沉重。

下痢丸

【处方】大麦、法曲各1.1升,乌梅2.5升,附子、干姜、黄连、黄柏、桂心各100克,蜀椒25克,吴茱萸200克。

【用法用量】上十味为末,蜜和丸如梧子大,食后服10丸,日三,加至20丸,亦可至40丸。

【功能主治】治数十年痢,下气消谷,令人能食,夏月长将服之不霍乱方。

麦丸

【处方】大麦、好曲各1升,附子、当归、桂心100克,蜀椒50克,吴茱萸、干姜、黄连、乌梅肉200克。

【用法用量】 上十味为末，蜜和丸如梧子，食后服 20 丸，日三。

【功能主治】治数十年下痢不止，消谷下气，补虚羸方。

乌梅丸

【处方】 乌梅肉、黄连、干姜、吴茱萸 200 克，桂心 100 克，当归 150 克，蜀椒 75 克。

【用法用量】 上七味为末，蜜和丸如梧子，食后服 10 丸，日三。

【功能主治】 治久痢诸药不瘥数十年者，消谷下气，补虚方。

七味散

【处方】黄连 4 克，龙骨、赤石脂、浓朴、乌梅肉各 1 克，阿胶 1.5 克，甘草 1 克。

【用法用量】 上治，下筛，浆水服二方寸匕，日二，小儿一钱匕。

【功能主治】治痢下久不瘥神验方。

猪肝丸

【处方】猪肝 500 克熬令干，黄连、乌梅肉、阿胶各 100 克，胡粉七棋子大。

【用法用量】 上五味为末，蜜丸如梧子，酒服 20 丸，日三，亦可散

服方寸匕。

【功能主治】 治下痢肠滑饮食及服药俱完出者方。

羊脂煎

【处方】羊脂一棋子，白蜡二棋子，黄连 1 升，米醋 0.7 升煎取稠，蜜 0.7 升煎取 0.5 升，乌梅肉 100 克，乱发灰汁洗去垢腻，烧沫 1 升。

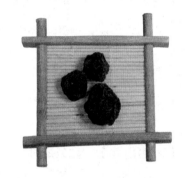

【用法用量】 上七味纳铜器中，汤上煎之，搅可丸如梧子，饮服 30 丸，日三。

【功能主治】 治久痢不瘥者方。

断痢汤

【处方】半夏 1 升，生姜 250 克，茯苓、甘草、龙骨各 100 克，附子 50 克，人参、黄连各 150 克，大枣 12 枚。

【用法用量】 上九味㕮咀，以水 8

第九章 脾脏方

升煮取 3 升，分三服。

【功能主治】治心胸下伏水方。

泻心汤

【处方】人参、甘草、黄芩、栝楼根、橘皮各 50 克，黄连 100 克，半夏 150 克，干姜 75 克。

【用法用量】上八味㕮咀，以水 6 升煮取 2 升，分三服。

【功能主治】治猝大下痢热，唇干口燥，呕逆引饮。（胡洽云治老小利。）

香苏汤

【处方】生苏一把，冬用苏子 150 克，香豉 250 克。

【用法用量】上二味，以水 5 升煮取 2 升，顿服之。

【功能主治】治下后烦气暴上方。

女曲散

【处方】女曲 1 升，干姜、细辛、椒目、附子、桂心各 50 克。

【用法用量】上六味治下筛，酒服方寸匕，不知加至二三匕，日三，产后虚满者大良。

【功能主治】治利后虚肿水肿者，服此药小便利得止，肿亦消。

小儿痢第八

温中汤

【处方】干姜、厚朴各 0.5 克，当归、桂心、甘草各 1.5 克，人参、白术、茯苓、桔梗各 1 克。

【用法用量】上九味㕮咀，以水 2 升煮取 0.9 升，六十日至百日儿一服 0.25 升，余皆随儿大小。

【功能主治】治小儿夏月积冷，洗浴过度，及乳母亦将冷洗浴，以冷乳饮儿，儿壮热忽值暴雨，凉加之，儿下如水，胃虚弱，则面青肉冷、目陷、干呕，宜先与此调其胃气下即止方。

温中大黄汤

【处方】大黄 3 克，桂心、厚朴、甘草、干姜各 0.5 克，人参、白术、茯苓、当归各 1 克，桔梗 1.5 克。

【用法用量】上十味，以水 2.5 升煮取 0.8 升，凡儿三十日至六十日一服 0.2 升，七十日至百日一服 0.5 升，二百日者服 0.3 升。

【功能主治】治小儿暴冷，水谷下或乳冷下青结不消，或冷实吐下，干呕烦闷，及冷滞赤白下者，若已服诸利汤去实，胃中虚冷，下如水，干呕、目陷、烦扰不宜利者，可除大黄。若中乳，乳母洗浴水气未消，饮儿遂为霍乱，宜利者便用大黄，不须利宜温者除之方。

黄柏汤

【处方】黄柏、黄连、黄芩、升麻、当归、白头翁—作白薇、牡蛎、石榴皮、寄生、甘草各0.5克，犀角、艾叶各0.5克。

【用法用量】上十二味吱咀，以水3升煮取1.2升。百日儿至二百一日，一服0.3升。

【功能主治】治小儿夏月伤暴寒，寒折大热，热入胃，下赤白滞如鱼脑，壮热头痛身热手足烦，此太阳之气外伤寒，使热气入胃，服此方良。误以利药下之，或以温脾汤下之，则热痢。以利药下之，便数去赤汁如烂肉者；或下之不瘥，复以涩热之药断之，下既不止，倍增壮热者服之即效。或者温病热盛，复遇暴寒折之，热入腹中，下血如鱼脑者，服之良方。

治中结阳丸

【处方】赤石脂2.5克，吴茱萸1.5

克，干姜、附子、当归、厚朴、白术、木兰皮、白头翁、黄连、黄柏、石榴皮各0.5克。

【用法用量】上十二味为末，蜜丸，如大豆，2岁以上服5丸，3岁以上服10丸，10岁以上服20丸。暴下者服少许便瘥；积下者，尽一剂，更合。

【功能主治】断冷滞下，赤白青色如鱼脑，脱肛出，积日腹痛，经时不断者方。

栀子丸

【处方】栀子7枚，黄柏1.5克，黄连2.5克，矾石2克，大枣4枚炙令黑。

【用法用量】上五味为末，蜜丸，如小豆大，服5丸，日三夜二服，不知稍加至10丸。

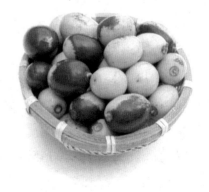

【功能主治】治少小热痢不止方。

❀ 藜芦丸

【处方】 藜芦1克，黄连1克，附子0.5克。

【用法用量】 上三味为末，蜜丸，如麻子，以粥饮服，2丸立验。

【功能主治】 治少小泄清痢方。

❀ 四物粱米汤

【处方】粱米、黍米、稻米各3升，蜡如弹子大。

【用法用量】 上四味，以水5升东向灶煮粱米三沸，去滓。复以汁煮稻米三沸，去滓。复以汁煮黍米三沸，去滓。以蜡纳汁中和之，蜡消取饮之，数试有验。

【功能主治】治少小泄注方。

❀ 龙骨汤

【处方】 龙骨、甘草、大黄、赤石脂、栝楼根、石膏、寒水石、桂心各100克。

【用法用量】 上八味治下筛，以酒、水各0.5升，煮散0.2升二沸，去滓，量儿大小服之。

【功能主治】 治少小壮热渴引饮下痢方。

❀ 大黄汤

【处方】 大黄、麦门冬、甘草各50克。

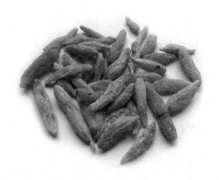

【用法用量】 上三味㕮咀，以水2升煮取1升，二三岁儿分三四服。

【功能主治】 治少小下痢苦热不食伤饱不乳方。

❀ 生金牛黄汤

【处方】 生金6克一方用13克，无生金，熟金亦得，牛黄6克，麻黄1.5克，黄连、干姜、人参、甘草各0.5克，细辛0.25克。

【用法用量】 上八味㕮咀，以水1.6升煮取0.8升，去滓，临服研牛黄以煮汤中，嫌儿热者用生姜代干姜。今世乏生金，但用成器金亦善，100～150克皆得用之。

【功能主治】 治小儿积下不止，

194

因发痫方。

 泽漆茱萸汤

【处方】泽漆、青木香、海藻各1克，吴茱萸、茯苓、白术、桔梗、芍药、当归各2.5克，大黄0.5克。

【用法用量】上十味咬咀，以水4升煮取1.5升，200天~1岁儿，一服0.25升，1岁以上至2岁一服0.4升。

【功能主治】治小儿夏月暴寒，寒入胃则暴下如水，四肢被寒所折则壮热，经日不除，经月许变，通身虚，满腹痛，其脉微细，服此汤一剂得效后渐安。

枳实散

【处方】枳实100克。

【用法用量】治下筛，3岁以上服方寸匕。若儿小，以意斟酌，日三服。

【功能主治】治少小久痢淋沥，水谷不调，形羸不堪大汤药者宜此方。

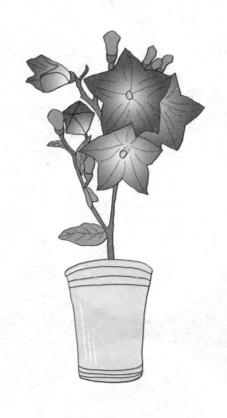

第九章　脾脏方

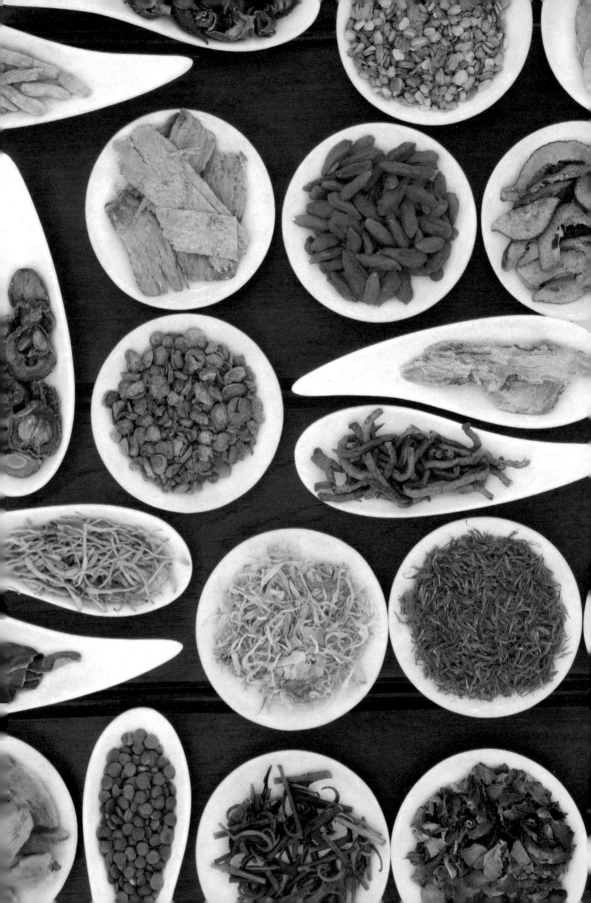

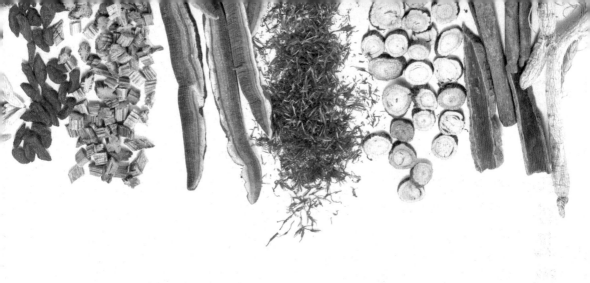

第十章 胃腑方

胃虚实第一

泻胃热汤方

【处方】 栀子仁、射干、升麻、茯苓各100克，芍药200克，白术250克，赤蜜、生地汁各1升。

【用法用量】 上八味㕮咀，以水7升，煮取1.5升，去滓，下地黄汁，煮两沸，次下蜜，煮取3升，分三服，老少以意加减。

【功能主治】 胃中热病，灸三里三十壮，穴在膝下三寸。胃虚冷右手关上脉阳虚者，足阳明经也。病苦胫寒不得卧，恶风寒洒洒，目急，腹痛虚鸣。

补胃汤

【处方】 柏子仁、防风、细辛、桂心、橘皮各100克，川芎、吴茱萸、人参各150克，甘草50克。

【用法用量】 上九味㕮咀，以水10升，煮取3升，分为三服。

【功能主治】 治少气口苦，身体无泽方。

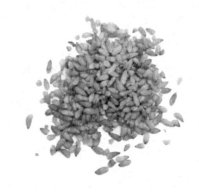

人参散

【处方】 人参、甘草、细辛各六分，麦冬、桂心、当归各 3.5 克，干姜 100 克，远志 50 克，吴茱萸 1 克，川椒 1.5 克。

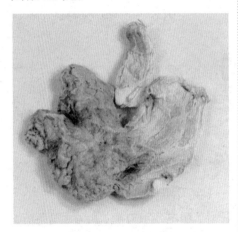

【用法用量】上十味治下筛，食后，温酒服方寸匕。

【功能主治】补胃虚寒，身枯绝，诸骨节皆痛方。

反胃第二

大半夏汤

【处方】 半夏 3 升，白术、白蜜各 1 升，人参 100 克，生姜 150 克。

【用法用量】 上五味㕮咀，用水 5 升，和蜜扬之 200 ~ 300 下，煮取 1.5 升，分三服。

【功能主治】治胃反不受食，食已即呕吐方。

治中散

【处方】 干姜、食茱萸各 100 克。

【用法用量】 上二味治下筛，酒服方寸匕，日二。胃冷服之，验。

【功能主治】食后吐酸水方。

呕吐哕逆第三

半夏汤

【处方】 半夏 1 升，生姜 500 克，茯苓、桂心各 250 克。

【用法用量】 上四味㕮咀，以水 8 升，煮取 2.5 升，分三服。若少气加甘草 100 克。

【功能主治】 治逆气心中烦闷，气满呕吐气上方。

小麦汤

【处方】 小麦 1 升，人参、厚朴各 200 克，茯苓 150 克，甘草 50 克，青竹茹 100 克，姜汁 0.3 升。

【用法用量】 上七味㕮咀，以水 8 升，煮取 3 升，去滓，分三服。

【功能主治】治呕吐不止方。

猪苓散

【处方】 猪苓、茯苓、白术各

150克。

【用法用量】 上三味治下筛，以饮服方寸匕，日三。渴者多饮水。

【功能主治】 治呕而膈上寒方。

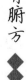 犀角人参饮子

【处方】 犀角、人参各150克，薤白250克，粟米0.1升。

【用法用量】 上四味㕮咀，以水5升，煮至2升下米，煮令米熟，分四服，相去人行七里久，进一服。

【功能主治】 治呕逆胃气虚邪，风热，不下食并皆治之方。

橘皮汤

【处方】 橘皮200克，生姜250克。

【用法用量】 上二味㕮咀，以水7升，煮取3升，分三服，不止，更合服之。

【功能主治】 治干呕哕若手足厥冷者方。

半夏干姜散

【处方】 半夏、干姜各等分。

【用法用量】 上二味为散，取方寸匕，浆水1.5升，煮取0.7升，顿温服之，日三。

【功能主治】 治干呕吐逆，吐涎沫者方。

大黄甘草汤

【处方】大黄200克，甘草100克。

【用法用量】 上二味㕮咀，以水3升，煮取1.5升，分再服。

【功能主治】 治食已即吐方。

噎塞第四

五噎丸

【处方】干姜、川椒、食茱萸、桂心、人参各五分，细辛、白术、茯苓、附子、橘皮各2克。

【用法用量】 上十味为末，蜜丸如梧子大，酒服3丸，日三。不止，稍加至10丸。

【功能主治】 治胸中久寒呕逆逆气，饮食不下，结气不消方。

竹皮汤

【处方】 竹皮—用竹叶、细辛各100克。甘草、生姜、通草、人参、茯苓、桂心、麻黄、五味子各50克。

【用法用量】 上十味㕮咀，以水10升，煮竹皮减2升，去竹皮下药，

第十章 胃腑方

煮取3升，分三服。

【功能主治】治噎声不出方。

干姜汤

【处方】 干姜、石膏各200克，人参、桂心、栝楼根《集验》作桔梗各100克，甘草50克，半夏、小麦各1升，吴茱萸2升，赤小豆30粒。

【用法用量】上十味哎咀，以酒5升，水10升，煮枣20枚，去滓合煮，取3升，分三服。

【功能主治】治饮食辄噎方。

通气汤

【处方】半夏400克，生姜300克，桂心150克，大枣30枚。

【用法用量】上四味哎咀，以水8升，煮取3升，分五服，日三夜二。

【功能主治】治胸满气噎方。

羚羊角汤

【处方】 羚羊角、通草、橘皮各100克，吴茱萸、厚朴、干姜各150克，乌头5枚。

【用法用量】上七味哎咀，以水9升，煮取3升，分三服，日三。

【功能主治】气噎不通，不得食方。

胀满第五

温胃汤

【处方】附子、当归、厚朴、人参、橘皮、芍药、甘草各50克，干姜2.5克，川椒0.3升。

【用法用量】上九味哎咀，以水9升，煮取3升，分三服。

【功能主治】治胃气不平，时胀咳，不能食方。

附子粳米汤

【处方】 附子1枚，半夏、粳米各0.5升，甘草50克，大枣10枚。

【用法用量】上五味哎咀，以水8升煮米，熟去滓，每服1升，日三服。（《集验方》加干姜100克。）

【功能主治】 治腹中寒气胀满，肠鸣切痛，胸胁逆满呕吐方。

厚朴三物汤

【处方】浓朴250克，大黄200克，陈枳实大者5枚。

【用法用量】上三味哎咀，以水12升，煮取5升纳大黄，煎取3升，去滓，服1升。腹中转动者勿服，不动者更服。（一方加芒硝100克。）

【功能主治】治腹满发热数十日，

脉浮而数，饮食如故方。

厚朴七物汤

【处方】 厚朴 250 克，甘草、大黄各 150 克，大枣 10 枚，枳实 5 枚，桂心 100 克，生姜 250 克。

【用法用量】 上七味咬咀，以水 10 升，煮取 5 升，去滓，纳大黄，煮取 4 升，服 0.8 升，日三。呕逆者加半夏 0.5 升，利者去大黄，寒多者加生姜至 250 克。

【功能主治】 治腹满气胀方。

吴茱萸汤

【处方】 吴茱萸、半夏、小麦各 1 升，甘草、人参、桂心各 100 克，生姜 400 克，大枣 20 枚。

【用法用量】 上八味咬咀，以酒 5 升，水 3 升，煮取 3 升，分三服。

【功能主治】 治久寒胸胁逆满，不得食方。

大桂汤

【处方】 桂心、生姜各 500 克，半夏 1 升，黄芪 200 克。

【用法用量】 上四味咬咀，以水 15 升，煮取 5 升，分五服，日三夜二。

【功能主治】 治虚羸胸膈满方。

痼冷积热第六

露宿丸

【处方】 礜石、桂心、附子、干姜各 100 克。

【用法用量】 上四味为末，蜜丸如梧子大，每服 10 丸，日三。后稍加之。

（又方治遇冷气，心下结紧呕逆，寒食不消，并主伤寒，晨夜触寒冷恶气方：礜石、桂心、附子、乌头各 200 克。上四味为末，蜜丸如胡豆大，以酒服 3 丸，日三，加至 10 丸。药耐寒，忌热食，近火。宜冷冻饮料食。）

【功能主治】 主寒冷积聚方。

赤 丸

【处方】 茯苓、桂心各 200 克，细辛 50 克，乌头、附子各 100 克，射罔如枣大 1 枚。

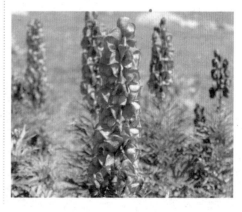

第十章 胃腑方

【用法用量】上六味为末，纳真珠为色，蜜丸如麻子，空腹酒服1丸，日再夜一。不知，加至2丸，以知为度。

【功能主治】治寒气厥逆方。

半夏汤

【处方】半夏1升，桂心200克，生姜400克。

【用法用量】上三味㕮咀，以水7升，煮取2升，一服0.7升，日三服。

【功能主治】治胸满有气，心腹中冷方。

生姜汤

【处方】生姜500克，甘草150克，桂心200克。

【用法用量】上三味㕮咀，以水6升，煮取1.5升，一服0.5升，日三服。

【功能主治】温中下气方。

甘草汤

【处方】甘草、五味子、生姜各100克，人参50克，吴茱萸1升。

【用法用量】上五味㕮咀，以水4升，煮茱萸令小沸，去滓纳药，煮取1.6升，分二服，服数剂。

【功能主治】治虚羸气欲绝方。

茱萸硝石汤

【处方】吴茱萸0.8升，硝石1升，生姜500克。

【用法用量】上三味，以酒10升水解令得20升，煮药，取4升，服2升，病即下，去勿更服也。初下如泔，后如污泥。若如沫漾，吐者，更可服。养如乳妇法。

【功能主治】治久寒不欲饮食数十年饮方。

大建中汤

【处方】川椒0.2升，干姜200克，人参100克，胶饴1升。

【用法用量】上四味㕮咀，以水4升，煮取2升，去滓，纳饴，微火煮令得1.5升，分三服。服汤如一炊顷，可饮粥约2升，更服，当一日食糜，更服之。

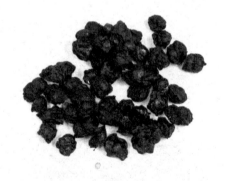

【功能主治】治心胸中大寒大痛，呕不能饮食，饮食下咽自知偏从一面，下流有声，决决然。若腹中寒气上冲皮起，出见有头足上下而痛，其头不可触近方。

大黄附子汤

【处方】大黄150克，附子3枚，细辛100克。

【用法用量】上三味㕮咀，以水5升，煮取2升，分再服。

【功能主治】治胁下偏痛发热，其脉紧弦，此寒也。当以温药下之。

大乌头汤

【处方】乌头大者5枚熬黑不切。

【用法用量】以水3升，煎取1升，去滓纳白蜜1千克，煎令水气尽得2升，强人服0.7升，羸人0.5升。一服未效，明日更服，每日只一服，不可再也。

【功能主治】主寒疝绕脐苦痛发即自汗出，手足厥寒，其脉沉弦者方。

乌头桂枝汤

【处方】秋干乌头实中者5枚除去角，白蜜500克。

【用法用量】上二味以蜜煎乌头，

减半去滓，以桂枝汤0.5升解之，令得约1升。初服0.2升，不知，更进0.3升，复不知，加至0.5升。其知者，如醉状，得吐者，为中病也。

【功能主治】治寒疝腹中痛逆冷，手足不仁，若一身尽痛，灸刺诸药不能治方。

竹叶汤

【处方】竹叶、小麦各1升，知母、石膏各150克，茯苓、黄芩、麦冬各100克，人参75克，栝楼根、半夏、甘草各50克，生姜250克。

【用法用量】上十二味㕮咀，以水12升，煮竹叶、小麦，取8升，去滓纳药，煮取3升，分三服，老少分五服。

【功能主治】治五心热，手足烦疼，口干唇燥，胸中热方。

半夏汤

【处方】半夏1升，生姜400克，前胡200克，茯苓、白术各250克，杏仁、枳实各150克，人参、黄芩各100克，甘草50克。

【用法用量】上十味㕮咀，以水9升，煮取3升，分三服。胸中大热者，沉冷服之。大小便涩者，加大黄150

克。（一方用栀子仁 100 克，为十一味。）

【功能主治】治胸中客热，心一下烦满气上，大小便难方。

承气汤

【处方】前胡、枳实、桂心、大黄、寒水石、知母、甘草各 50 克，硝石、栝楼根、石膏各 100 克。

【用法用量】上十味哎咀，以水 10 升，煮取 3 升，分三服。

【功能主治】治气结胸中，热在胃脘，饮食呕逆渴方。

地黄煎

【处方】地黄汁 4.3 升，茯神、知母、葳蕤各 200 克，栝楼根 250 克，竹沥 0.3 升一用竹叶，姜汁、白蜜、麦冬汁、鲜骨皮各 2 升，石膏 400 克。

【用法用量】上十一味哎咀，以水 12 升，先煮诸药，取汁 3 升，去滓，下竹沥、地黄、麦冬汁，微火煎四五沸，下蜜、姜汁，微火煎，取 6 升，初服 0.4 升，日三夜一。加至 0.6 ~ 0.7 升。

【功能主治】治热方。

细 丸

【处方】大黄、葶苈各 150 克，香豉 0.3 升，杏仁、巴豆各 1.5g。

【用法用量】上五味为末，蜜丸如梧子大，每日饮服 2 丸，以利为度。

【功能主治】治客热结塞不流利方。

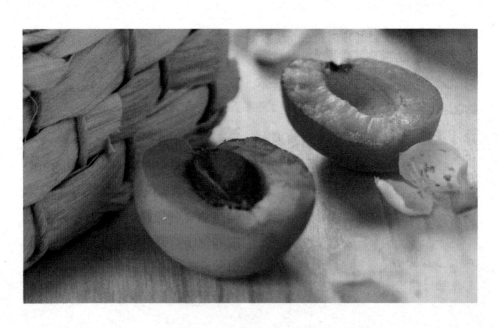

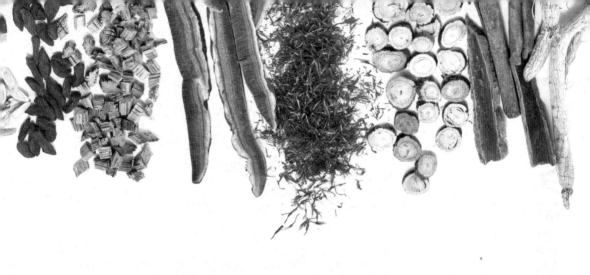

第十一章 肺脏方

肺虚实第一

橘皮汤

【处方】橘皮、麻黄、柴胡干、紫苏《删繁》作干兰各150克，杏仁、宿姜各200克，石膏400克。

【用法用量】上七味㕮咀，以水9升煮麻黄两沸，去沫，下药，煮取3升，去滓，分三服。

【功能主治】治肺热气上咳息奔喘方。

酥蜜膏酒

【处方】酥、崖蜜、饴糖、生姜汁、生百部汁、枣肉、杏仁各1升研，柑皮五具末。

【用法用量】上八味合和，微火煎常搅三上三下约一炊久，取姜汁等各减半止，温酒1升，服方寸匕，细细咽之，日二夜一。

【功能主治】治肺气虚寒，疠风所伤，语声嘶塞，气息喘惫咳唾，止气嗽通声方。

补肺汤

【处方】五味子150克，干姜、桂心、款冬花各100克，麦冬1升，桑白皮500克，大枣100枚，粳米0.1升。

【用法用量】上八味㕮咀，以水10升，先煮桑白皮五沸下药，煮取3升，分三服。

【功能主治】治肺气不足，逆满上气，咽中闷塞短气，寒从背起，口中如含霜雪，言语失声甚者吐血方。

🌿 麻子汤

【处方】 麻子 1 升，桑皮、饧各 500 克，桂心、人参各 100 克，阿胶、紫菀各 50 克，生姜 150 克，干地黄 200 克。

【用法用量】 上九味咬咀，以酒 15 升，水 15 升，合煮取 4 升，分五服。

【功能主治】 治肺气不足，咳唾脓血，气短不得卧方。

🌿 小建中汤

【处方】 大枣 12 枚，生姜、桂心各 150 克，甘草 100 克，芍药 300 克。

【用法用量】 上五味咬咀，以水 8 升，煮取 3 升，去滓，合饴糖 400 克，煮三沸，分三服。

【功能主治】 治肺与大肠俱不足，虚寒乏气，小腹拘急，腰痛羸瘠百病方。

肺劳第二

🌿 麻黄引气汤

【处方】 麻黄、杏仁、生姜、半夏各 2.5 克，紫苏 2 克，白前、细辛、桂心各 1.5 克，橘皮 1 克，石膏 400 克，竹叶切 1 升。

【用法用量】 上十一味咬咀，以水 10 升，煮取 3 升，去滓，分三服。

【功能主治】 治肺劳实气喘鼻张，面目苦肿方。

🌿 半夏汤

【处方】 半夏 1 升，生姜 500 克，桂心 200 克，甘草、厚朴各 100 克，人参、橘皮、麦冬各 150 克。

【用法用量】 上八味咬咀，以水 10 升，煮取 4 升，分四服。腹痛加当归 100 克。

【功能主治】 治肺劳虚寒，心腹冷气逆游气，胸胁气满，从胸达背痛，忧气往来，呕逆饮食即吐，虚乏不足方。

🌿 厚朴汤

【处方】厚朴、麻黄、桂心、黄芩、石膏、大戟、橘皮各 100 克，枳实、甘草、秦艽、杏仁、茯苓各 150 克，细辛 100 克，半夏 1 升，生姜 500 克，大枣 15 枚。

【用法用量】 上十六味咬咀，以水 13 升，煮取 4 升，去滓，分五服。

【功能主治】 治肺劳风虚冷痰水气，昼夜不得卧，头不得近枕，上气胸满，喘息气绝，此痰水盛溢方。

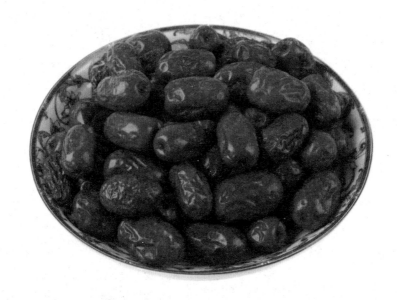

气极第三

钟乳散

【处方】钟乳别研、干姜、桔梗、茯苓、细辛、桂心、附子、人参各63克，白术50克，防风、栝楼根、牡蛎各125克。

【用法用量】上十二味治下筛，酒服方寸匕，日三，渐加至二匕。五十以上可数服，得力乃止。(《翼方》云：有冷加椒，有热加芩，各150克。)

【功能主治】治气极虚寒，阴畏阳气，昼瘥暮甚，气短息寒，亦治百病，令人力强能饮食。

黄芪汤

【处方】黄芪200克、人参、白术、桂心各100克，生姜400克，大枣10枚，附子63克一方不用。

【用法用量】上七味㕮咀，以水8升，煮取2升，去滓，分四服。

【功能主治】治气极虚寒皮毛焦，津液不通，虚劳百病，虚损力乏方。

大露宿丸

【处方】礜石《肘后》作矾石、干姜、桂心、皂荚、桔梗、附子各150克。

【用法用量】上六味为末，蜜丸如梧子大，酒服10丸，日三，渐加之。慎热及火等。

【功能主治】治气极虚寒皮痹不已，内舍于肺，寒气入客于六腑，腹胀虚满，寒冷积聚百病方。

第十一章 肺脏方

硫黄丸

【处方】硫黄、礜石、干姜、附子、乌头、桂心、细辛、白术、桔梗、茯苓各100克。

【用法用量】上十味为末，蜜丸如梧子，酒服10丸，日三。渐加之，以知为度。

【功能主治】治气极虚寒饮，胸中痰满，心腹痛，气急，不下饮食方。

积气第四

七气丸

【处方】大黄125克，人参、半夏、吴萸、柴胡、干姜、细辛、桔梗、菖蒲各1克，茯苓、川芎、甘草、川椒一用桂心、石膏、桃仁各1.5克。

【用法用量】上十五味为末，蜜丸如梧子大，每服酒下3丸，日三服。渐加至10丸。（《翼方》无茯苓、川芎、甘草、石膏、桃仁。）

【功能主治】主七气。七气者，寒气、热气、怒气、恚气、喜气、忧气、愁气，此之为病皆生积聚，坚牢如杯，心腹绞痛，不能饮食，时去时来，发则欲死。凡寒气状，吐逆心满。热气状，恍惚眩冒失精。怒气状，不可当，热痛上荡心，短气欲绝不得息。恚气状，积聚心满，不得食饮。喜气状，不可疾行久立。忧气状，不可苦作，卧不安席。愁气状，平故如怒喜忘，四肢浮肿不得举止。亦治产后中风余疾方。

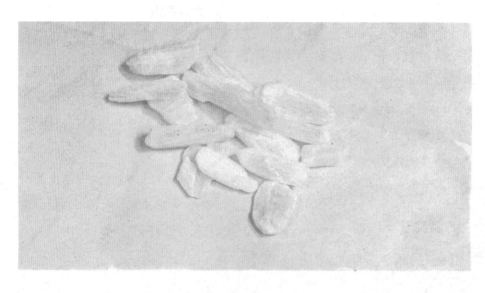

七气汤

【处方】干姜、黄芩、厚朴《深师》作桂心、半夏、甘草、地黄、芍药、栝楼根《深师》作橘皮各50克，川椒150克《深师》作桔梗，枳实5枚，人参50克，吴萸0.5升。

【用法用量】上十二味哎咀，以水10升，煮取3升，分三服，日三。

【功能主治】治寒气、热气、忧气、劳气、愁气或饮食为膈气，或劳气内伤，五脏不调，气衰少力方。

五膈丸

【处方】麦冬、甘草各250克，人参200克，川椒、远志、桂心、细辛各150克，附子75克，干姜100克。

【用法用量】上九味为末，蜜丸，微使淖，先食含如弹丸1枚，细细咽之。喉中胸中当热，药力稍尽，复含1丸，日三夜二。服药十日愈。

【功能主治】治忧膈、食膈、饮膈、气膈、劳膈五病，同主咸以忧、恚、思、虑、饮食得之，若冷食及生菜便发。其病苦心满，不得气息，引背痛如刺之状，食则心下坚大如粉絮，大痛欲吐，吐即瘥。饮食不得下，甚者及手足冷，上气咳逆喘息短气方。

大蒜煎

【处方】蒜3.2千克去皮切，水40升，煮取10升去滓，酥1升纳蒜汁中，牛乳

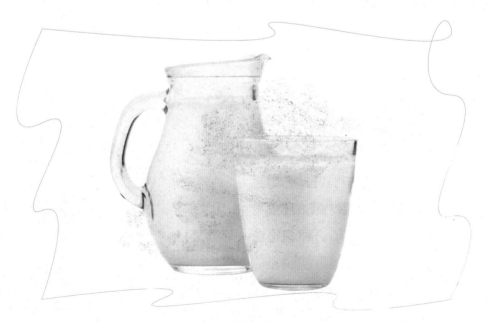

2升，荜芨、胡椒、干姜各150克，石蜜、阿魏、戎盐各100克，石菖蒲、木香各50克，干蒲桃200克。

【用法用量】 上十二味为末，纳蒜汁中，以铜器微火煎，取10升，空腹酒下50克，五日以上稍加至150克，二十日觉四体安和，更加至300克。此治一切冷气，甚良。

【功能主治】 治疝瘕积聚，冷癖痰饮，心腹胀满，上气咳嗽刺风，风癫偏风，半身不遂，腰疼膝冷，气息痞塞百病方。

桔梗破气丸

【处方】桔梗、橘皮、干姜、浓朴、枳实、细辛、葶苈各1.5克，吴萸、白术各3克，胡椒、川椒、乌头各1

克，荜芨5克，人参、桂心、附子、茯苓、前胡、防葵、川芎各2.5克，甘草、大黄、槟榔、当归各3克。

【用法用量】 上二十四味为末，蜜丸如梧子大，每服酒下10丸，日三。有热者，空腹服之。

【功能主治】 治气上下痞塞不能息方。

槟榔汤

【处方】槟榔三七枚，附子1枚，半夏1升，细辛50克，生姜400克，大黄、紫菀、柴胡各150克，橘皮、甘草、紫苏冬用子、茯苓各100克。

【用法用量】 上十二味㕮咀，以水10升，煮取3升，分三服，相去如人行十里久。若有瘕结坚实如石，

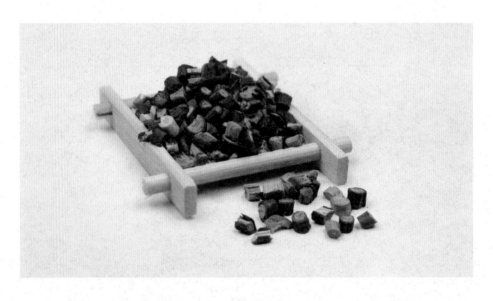

加鳖甲、防葵各100克。气上加桑皮切2升，枳实、厚朴各100克，消息气力强弱，进二剂后，隔十日，更服前桔梗破气丸。

【功能主治】治气实苦积聚不得食息方。

半夏汤

【处方】半夏1升，生姜、桂心各250克，橘皮200克。

【用法用量】上四味咬咀，以水7升，煮取3升，分四服，日三夜一。人强者作三服。亦治霍乱后，吐逆腹痛。

【功能主治】治逆气心腹满，气上冲胸胁痛，寒冷，心腹痛，呕逆及吐不下食，忧气结聚。

贝母汤

【处方】贝母50克，生姜250克，桂心、麻黄、石膏、甘草各150克，杏仁30枚，半夏0.3升。

【用法用量】上八味咬咀，以水10升，煮取3升，分三服，日三。

【功能主治】治上气咽喉窒塞，短气不得卧，腰背痛，胸满不得食，面色萎黄方。

麻黄汤

【处方】麻黄400克，甘草200克，大枣30枚，射干如博棋子2枚。

【用法用量】上四味咬咀，以井华水10升，煮麻黄三沸，去沫纳药，煮取4升，分四服，日三夜一。

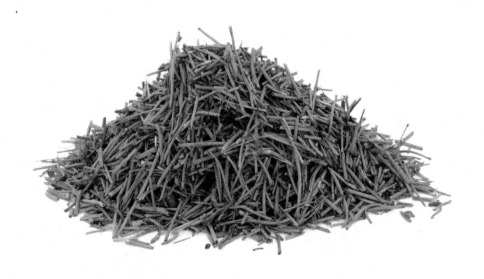

【功能主治】治上气脉浮，咳逆，喉中水鸡声，喘息不通，呼吸欲死方。

奔气汤

【处方】生姜 500 克，半夏、吴萸各 1 升，桂心 250 克，人参、甘草各 100 克。

【用法用量】上六味㕮咀，以水 10 升，煮取 3 升，分四服。

【功能主治】治大气上奔胸膈中，诸病发时，迫满短气不得卧。剧者便欲死，腹中冷湿气，肠鸣相逐成结气方。

枳实汤

【处方】枳实 3 枚，附子 2 枚，大枣 14 枚，半夏 250 克，人参、甘草、白术、干姜、厚朴各 100 克。

【用法用量】上九味㕮咀，以水 7 升，煮取 2.5 升，每服 0.8 升，日三。

【功能主治】下气治胸中满闷方。

下气汤

【处方】半夏 1 升，生姜 500 克，人参 75 克，橘皮 150 克。

【用法用量】上四味㕮咀，以水 7 升，煮取 3 升，去滓，分三服，

日三。

【功能主治】治气满腹胀方。

黎勒丸

【处方】诃黎勒 10 枚为末。

【用法用量】蜜丸如梧子大，食后服 3 丸，不忌。得利即止。

【功能主治】治气满闭塞，不能食喘息方。

人参汤

【处方】人参、麦冬、干姜、当归、茯苓、甘草、五味子、黄芪、芍药、枳实各 50 克，桂心 150 克，半夏 1 升，大枣 15 枚。

【用法用量】上十三味㕮咀，以水 9 升，煮取 3 升，去滓，每服九合，从旦至晡，令尽。皆热服，慎勿冷。

【功能主治】安食下气，理胸胁并治客热方。

海藻橘皮丸

【处方】海藻、橘皮、白前各 1.5 克，杏仁、茯苓、芍药、桂心各 2.5 克，苏子 0.5 升，枣肉、桑白皮、昆布各 100 克，吴萸、人参、白术、葶苈各 50 克。

【用法用量】上十五味为末，蜜

212

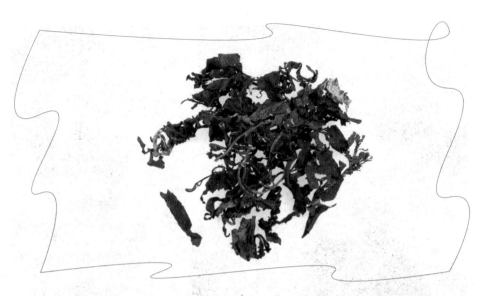

丸如梧子大，饮服 10 丸，日二，加至 15 丸，以小便利为度。

【功能主治】 下气治风虚支满，膀胱虚冷，气上冲肺息奔，令咽喉气闷往来方。

白石英散

【处方】 炼成白石英 500 克，白石英无多少以锤子砧上细碗向明，选去靥翳、色暗黑黄赤者，唯取白净者为佳，捣筛瓷器中，研令极细熟，以生绢袋于铜器中，水飞如作粉法，如此三度，研讫澄之，渐渐去水，水尽至石英曝干，看中有粗恶不净者，去之。堪用者更研使熟，白绢袋盛着瓷器中，以瓷碗盖之，于 30 升米下蒸之，以饭熟讫出，取悬之使干，更于瓷器中，研之为成，石斛、苁蓉各 3 克，泽泻、茯苓、橘皮各 50 克，菟丝子 150 克。

【用法用量】 上七味治下筛，总于瓷器中研令相得，重筛，酒服方寸匕，日二，不得过服。慎猪、鱼、鹅、鸭、蒜、冷、醋、滑。

【功能主治】 明目利小便，治气及补五劳七伤，无所不治方。

补伤散

【处方】天冬 1 升，防风、泽泻、人参、阿胶各 75 克，栝楼根、前胡、芍药、石膏、干姜、大豆卷各 100 克，紫菀、白薇各 50 克，桂心、白术各 200 克，地黄、甘草、山药、当归各 125 克。

【用法用量】 上十九味治下筛，食前酒服方寸匕，日三。

【功能主治】 治肺伤善泄咳，善

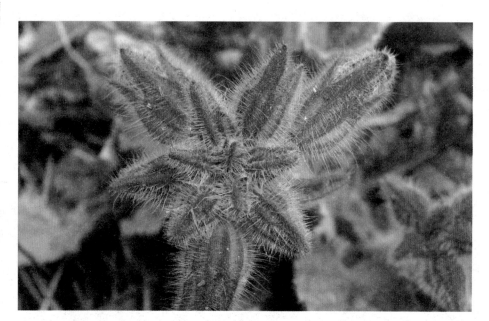

惊恐，不能动筋，不可远行，膝不可久立，汗出鼻干，少气喜悲，心下急痛，痛引胸中，卧不安席，忽忽喜梦，寒热，小便赤黄，目不能远视，唾血方。

理气丸

【处方】杏仁、桂心各50克，干姜、益智仁各100克。

【用法用量】上四味为末，蜜丸如梧子大，未食服3丸，以知为度。

【功能主治】治气不足方。

肺痿第五

甘草干姜汤

【处方】甘草200克，干姜100克。

【用法用量】上二味㕮咀，以水3升，煮取1.5升，去滓，分二服。服此汤已小温覆之。

【功能主治】温脏治肺痿，多涎唾，小便数，肺中冷，必眩不渴若渴者属消渴症，不咳，上虚下不能制溲方。

甘草汤

【处方】甘草100克。

【用法用量】上二味㕮咀，以水3升，煮取1.5升，去滓，分三服。

【功能主治】治肺痿涎唾多，出血，心中温温液液方。（《翼方》名温液汤。）

生姜甘草汤

【处方】生姜250克，甘草200克，

人参 150 克，大枣 12 枚。

【用法用量】上四味咬咀，以水 7 升，煮取 3 升，去滓，分三服。

【功能主治】治肺痿咳唾，涎沫不止，咽燥而渴方。

麻黄汤

【处方】麻黄、芍药、生姜仲景用干姜、细辛、桂心各 150 克，半夏、五味子各 250 克，石膏 200 克。

【用法用量】上八味咬咀，以水 10 升，煮取 3 升，分三服。（仲景名小青龙加石膏汤，用甘草 100 克，为九味。）

【功能主治】治肺胀咳而上气，咽燥而喘，脉浮者，心下有水方。

肺痈第六

桔梗汤

【处方】桔梗 150 克《集验方》用 100 克，《古今录验方》用 50 克，甘草 100 克。

【用法用量】上二味咬咀，以水 3 升，煮取 1 升，去滓，分二服，必吐脓血也。（一方有款冬花 75 克。）

【功能主治】治咳胸中满而振寒，脉数咽干而不渴，时时出浊唾腥臭，久久吐脓如米粥，是为肺痈方。

泻肺汤

【处方】葶苈 150 克为末，大枣 20 枚。

【用法用量】上二味咬咀，以水 2 升先煮枣，取 2 升，去枣纳葶苈二方寸匕，煮取 0.7 升，顿服，令尽，三日服一剂，可至三四剂。

【功能主治】治肺痈喘不得卧方。

桂枝去芍药加皂荚汤

【处方】桂枝、生姜各 150 克，甘草 100 克，皂荚 50 克，大枣 15 枚。

【用法用量】上五味咬咀，以水 7 升，煮取 3 升，去滓，分三服。

【功能主治】治肺痈吐涎沫不止方。

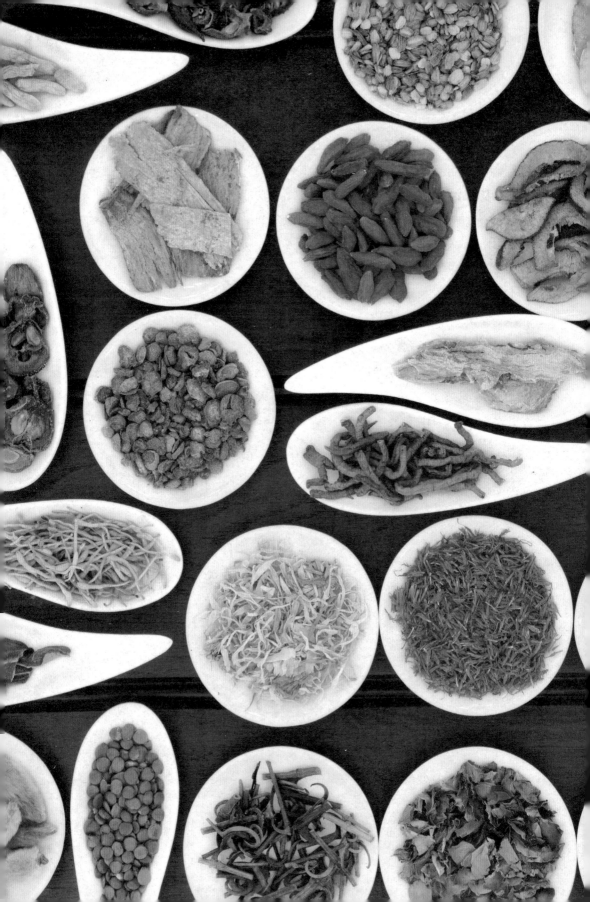

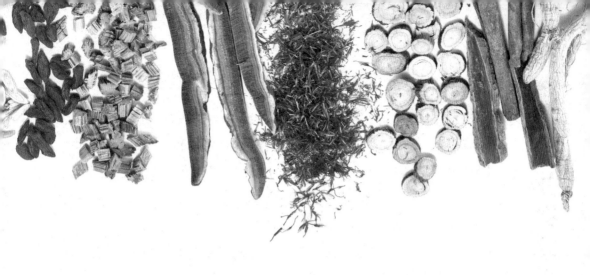

第十二章 大肠腑方

大肠虚实第一

生姜泄肠汤

【处方】生姜、橘皮、青竹茹、白术、黄芩、栀子仁各150克,桂心50克,茯苓、芒硝各100克,地黄500克,大枣14枚。

【用法用量】上十一味㕮咀,以水7升,煮取3升,去滓,下芒硝,分二服。

【处方】治大肠实热,腹胀不通,口为生疮者方。

黄连补汤

【处方】黄连200克,茯苓、川芎各150克,地榆250克,酸石榴皮5片,伏龙肝鸡子大1枚。

【用法用量】上六味㕮咀,以水7升煮取2.5升,去滓下伏龙肝沫,分三服。

【功能主治】治大肠虚冷,痢下青白,肠中雷鸣相逐方。

皮虚实第二

蒴藋蒸汤

【处方】蒴藋根叶切3升,菖蒲

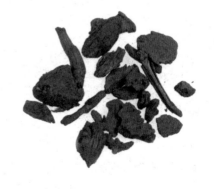

叶切3升，桃叶皮枝3升，细糠10升，秫米3升。

【用法用量】 上五味以水150升，煮取米熟为度，大盆器贮，于盆上作小竹床子罩盆，人身坐床中，周围四面将席荐障风，身上以衣被盖覆。若气急时，开孔对中泄气，取通身接汗可得两食久许。如此三日，蒸还温药足汁用之。若盆里不过热，盆下安炭火。非但治寒，但是皮肤一切劳冷悉治之。

【功能主治】 治皮虚，主大肠病，寒气关格方。

🌿 栀子煎

【处方】 栀子仁、枳实、大青、杏仁、柴胡、芒硝各100克，生地黄、淡竹叶切各1升，生元参250克，石膏400克。

【用法用量】上十味以水9升煮，取3升，去滓，下芒硝，分三服。

【功能主治】 治皮实，主肺病热气方。

咳嗽第三

🌿 射干麻黄汤

【处方】 射干、细辛、款冬花、紫菀各150克，麻黄、生姜各200克，

半夏、五味子各0.5升，大枣3枚。

【用法用量】 上九味㕮咀，以东流水12升，先煮麻黄，去上沫，纳药，煮取3升，去滓，分三服，日三。

【功能主治】 治咳而上气，喉中如水鸡声者方。

🌿 厚朴麻黄汤

【处方】 厚朴250克，麻黄200克，石膏150克，细辛、干姜各100克，小麦1升，杏仁、半夏、五味子各0.5升。

【用法用量】 上九味㕮咀，以水12升，先煮麦熟，去麦纳药，煮取3升，去滓，分三服，日三。

【功能主治】 治咳逆上气胸满，喉中不利如水鸡声，其脉浮者方。

🌿 泽漆汤

【处方】 泽漆1.5千克细切，以东流水50升，煮取15升，去滓澄清，半夏0.5升，生姜、紫菀一作紫参、白前各250克，黄芩、甘草、桂心、人参各150克。

【用法用量】上九味纳泽漆汁中，煮取5升，每服0.5升，日三，夜一。

【功能主治】治上气而脉沉者方。

麦门冬汤

【处方】麦门冬汁3升，半夏1升，粳米0.2升，人参、甘草各150克，大枣20枚。

【用法用量】上六味以水12升，煮取6升，去滓，分四服，日三夜一。

【功能主治】下气止逆，治大逆上气，咽喉不利方。

麻黄石膏汤

【处方】麻黄200克，石膏如鸡子大，厚朴250克，小麦1升，杏仁0.5升。

【用法用量】上五味以水10升，先煮小麦熟，去麦下药，煮取3升，去滓，分三服。

【功能主治】治上气胸满方。

十枣汤

【处方】大枣10枚，大戟、甘遂、芫花各等分。

【用法用量】上大戟、甘遂、芫花捣为末，以水10.5升，煮枣取0.8升，去滓，纳药末，强者一钱匕，羸者半匕，顿服。平旦服而不下者，明旦更加半匕。下后自补养。

【功能主治】夫有支饮家，咳烦胸中痛者，不卒死，至100日、1岁可与此方。

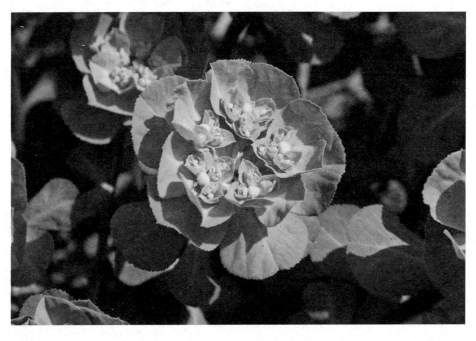

温脾汤

【处方】甘草 200 克，枣 10 枚。

【用法用量】上二味哎咀，以水 5
升，煮取 2 升，分三服，若咽中痛而
声鸣者，加干姜 50 克。

【功能主治】治食饱而咳者方。

百部根汤

【处方】百部根、生姜各 250 克，
细辛、甘草各 150 克，贝母、白术、
五味子各 50 克，桂心 200 克，麻黄
300 克。

【用法用量】上九味哎咀，以水
12 升，煮取 3 升，去滓，分三服。
（《古今录验》有杏仁 200 克，紫菀 150
克。）

【功能主治】治嗽不得卧，两眼
突出方。

海藻汤

【处方】海藻 200 克，半夏、
五味子各 0.5 升，生姜 50 克，细辛
100 克，茯苓 300 克，杏仁 50 枚。

【用法用量】上七味哎咀，以水
10 升，煮取 3 升，去滓，分三服，
日三。

【功能主治】治咳而下利，胸中

痞而短气，心中时悸，四肢不欲动，
手足烦不欲食，肩背痛，时恶寒方。

白前汤

【处方】白前、紫菀、半夏、大
戟各 100 克。

【用法用量】上四味哎咀，以水
10 升浸一宿，明旦煮取 3 升，分为
三服。

【功能主治】治水咳逆上气，身
体浮肿，短气胀满，昼夜倚壁不得卧，
咽中作水鸡鸣方。

麻黄散

【处方】麻黄 250 克，杏仁百枚，
甘草 150 克，桂心 50 克。

【用法用量】上四味治下筛，别
研杏仁如脂，纳药末和合，临气上
时服一方寸匕。食久气未下，重
服。

【功能主治】治上气嗽方。

蜀椒丸

【处方】蜀椒 2.5 克，乌头、杏仁、
石菖蒲、礜石一云矾石、皂荚各 0.5 克，
款冬花、细辛、紫菀、干姜各 1.5 克，
麻黄、吴茱萸各 2 克。

【用法用量】上十二味为末，蜜

丸如梧子大，暮卧吞 2 丸。治二十年久嗽，不过 20 丸。

【功能主治】 治上气咳嗽方。太医令王叔和所撰御，服甚良。

🌱 通气丸

【处方】蜀椒 2 升，饴糖 1.5 千克，杏仁 1 升，天门冬 5 克，干姜、人参各 2 克，乌头 3.5 克，桂心 3 克，大附子 5 枚，蜈蚣五节。

【用法用量】 上十味为末，别治杏仁如脂，稍稍纳药末，捣千杵，烊饴乃纳药末中令调和，含如半枣 1 枚，日六七，夜三四服，以胸中温为度。

【功能主治】 治久上气咳嗽，咽中腥臭，虚气搅心痛冷疼，耳中嘈嘈，风邪毒痓时气，食不生肌肉，胸中膈塞，呕逆，多唾恶心，心下坚满，饮多食少，恶痓淋痛病方。

🌱 射干煎

【处方】生射干、款冬花各 100 克，紫菀、细辛、桑白皮、附子、甘草各 1 克，白蜜、生姜汁、竹沥 1 升，饴糖 250 克。

【用法用量】 上十一味，先以射干纳白蜜、竹沥中，煮五六沸去之，

咬咀六物，以水 1 升合浸一宿，煎七上七下，去滓，乃合饴糖、姜汁煎如铺，服如酸枣 1 丸，日三。剧者，夜二。不止加之，以止为度。

【功能主治】 治咳嗽上气方。

🌱 杏仁煎

【处方】 杏仁 0.5 升，五味子、款冬花各 0.3 升，紫菀、干姜各 100 克，桂心 150 克，甘草 200 克，麻黄 500 克。

【用法用量】 上八味以水 10 升，煮麻黄取 4 升，治诸药为末，又纳胶饴 250 克，白蜜 500 克，合纳汁中，搅令相得，煎如饴，先食服如半枣许，日三服。不知者加之，以知为度。

【功能主治】 治冷嗽上气，鼻中不利方。

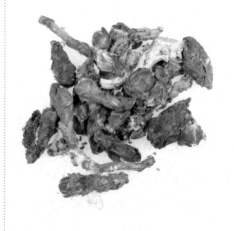

🌿 通声膏方

【处方】 五味子、款冬花、通草各150克，人参、青竹皮、细辛、桂心、菖蒲各100克，杏仁、姜汁各1升，白蜜2升，枣膏3升，酥5升。

【用法用量】 上十三味㕮咀，以水5升，微火煎，三上三下，去滓，纳姜汁、枣膏、酥、蜜，煎令调和，酒服枣大2丸。

🌿 杏仁饮子

【处方】 杏仁40枚，紫苏子1升，橘皮50克，柴胡200克。

【用法用量】 上四味㕮咀，以水10升，煮取3升，分三服。

【功能主治】 治暴热嗽方。

🌿 苏子煎

【处方】 苏子、杏仁、生姜汁、地黄汁、白蜜各2升。

【用法用量】 上五味，捣苏子，以姜汁、地黄汁浇之，以绢绞取汁，更捣，以汁浇，又绞令味尽，去滓，熬杏仁令黄黑，治如脂，又以向汁浇之，绢绞往来六七度，令味尽，去滓纳蜜合和，置铜器中，于汤上煎之，令如饴，每服方寸匕，日三夜一。

【功能主治】 治上气咳嗽方。

🌿 芫花煎

【处方】 芫花、干姜各100克，白蜜1升。

【用法用量】 上二味为末，纳蜜中令相合，微火煎，令如糜，每服如枣核大1枚，日三夜一，以知为度。欲利者多服。

【功能主治】 治新久嗽方。

🌿 款冬煎

【处方】 款冬花、干姜、紫菀各150克，五味子100克，芫花50克熬令赤。

【用法用量】 上五味㕮咀，以水10升煮三味，取3.5升，去滓，纳芫花、干姜末，加蜜3升合，投汤中令调，于铜器中，微火煎，令如饴，每服半枣许，日三。

【功能主治】 治新久嗽方。

🌿 紫菀丸

【处方】 紫菀、贝母、半夏、桑白皮、百部、射干、五味子各2.5克，皂荚、干姜、款冬花、细辛、橘皮、鬼督邮各2克，白石英、杏仁各4克，蜈蚣2枚。

【用法用量】 上十六味为末，蜜和丸如梧子大，饮服10丸，日再服，稍加至20丸。

【功能主治】 治积年咳嗽，喉中呀声，一发不得坐卧方。

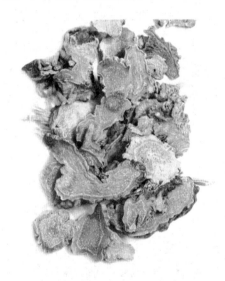

款冬丸

【处方】 款冬花、干姜、蜀椒、吴茱萸、桂心、菖蒲、人参、细辛、莞花各2.5克，紫菀、甘草、桔梗、防风、芫花、茯苓、皂荚各1.5克。

【用法用量】 上十六味为末，蜜丸如梧子大，酒服3丸，日三。

【功能主治】 治三十年上气咳嗽唾脓血，喘息不得卧方。

五味子汤

【处方】 五味子、桔梗、紫菀、甘草、川断各150克，桑皮、地黄、赤小豆各250克，竹茹150克。

【用法用量】 上九味咬咀，以水9升，煮取2.7升，分三服。

【功能主治】 治唾中有脓血，牵胸胁痛方。

竹皮汤

【处方】 生竹皮150克，紫菀100克，饴糖500克，生地黄切500克。

【用法用量】 上四味咬咀，以水6升，煮取3升，去滓，分三服。

【功能主治】治咳逆下血不息方。

百部丸

【处方】 百部根150克，升麻25克，桂心、五味子、甘草、干姜、紫菀各50克。

【用法用量】 上七味为末，蜜丸如梧子大，每服3丸，日三，以知为度。

【功能主治】 治诸嗽不得气息，唾脓血方。

钟乳七星散

【处方】 钟乳、矾石、款冬花、桂心各等分。

【用法用量】 上四味治下筛，作

第十二章　大肠腑方

如大豆七，聚七星形，以小筒吸取酒送下，先食服，日三，不止加之。

【功能主治】 治寒冷咳嗽，上气胸满，唾脓血方。

七星散

【处方】 款冬花、紫菀、桑白皮、代赭、细辛、伏龙肝各50克。

【用法用量】 上六味治下筛，作七星聚如扁豆者，以竹筒口当药上，一一吸咽之，令药入腹中。先食日3丸，凡服四日，日复作七星聚，以一臡肉炙令熟，以展转药聚上，令药悉遍肉上，仰卧咀嚼肉，细细咽汁，令药力歃歃割割然毒瓦斯入咽中。药力尽，总咽即取瘥止。

【功能主治】 治三十年咳嗽方。

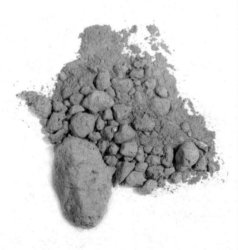

痰饮第四

小半夏汤

【处方】 半夏1升，生姜500克，橘皮200克。

【用法用量】 上三味咬咀，以水10升，煮取3升，分三服。若心中急及心痛，纳桂心200克。若腹满痛，纳当归150克，羸弱及老人尤宜服之。

【功能主治】 病心腹虚冷，游痰气上，胸胁满不下食，呕逆者方。

甘草汤

【处方】 甘草100克，桂心、白术各150克，茯苓200克。

【用法用量】 上四味咬咀，以水6升宿渍，煮取3升，去滓，服1升，日三，小盒饭利。

【功能主治】 治心下痰饮，胸胁支满目眩方。

木防己汤

【处方】 木防己150克，桂心100克，人参200克，石膏鸡子大12枚。

【用法用量】 上四味咬咀，以水6升，煮取2升，分二服，虚者即愈。实者三日复发，发则复与。若不愈去石膏加茯苓 200 克，芒硝 0.3 升，微下利即愈。（一方不加茯苓。）

【功能主治】 治膈间有支饮，其人喘满，心下痞坚，面色黧黑，其脉沉紧，得之数十日，医吐下之不愈者，用此方。

厚朴大黄汤

【处方】 厚朴一尺，大黄 300 克，枳实 200 克。

【用法用量】 上三味哎咀，以水 5 升，煮取 2 升，温服，分二服。

【功能主治】 夫酒客咳者，必致吐血，此坐久饮过度所致。其脉虚者必胸满，胸中有支饮，此方主之。

小半夏加茯苓汤

【处方】 半夏 1 升，生姜 250 克，茯苓 150 克。

【用法用量】 上三味哎咀，以水 7 升，煮取 1.5 升，去滓，温分再服。（《胡洽》不用茯苓，用桂心 200 克。）

【功能主治】 治卒呕吐心下痞，膈间有水，目眩悸方。

椒目丸

【处方】 椒目、木防己、大黄各 50 克，葶苈 100 克。

【用法用量】 上四味为末，蜜丸如梧子大，先食饮服 1 丸，日三，后稍增，口中有津液止。渴者，加芒硝 25 克。

【功能主治】 治腹满，口干燥，此肠间有水气，此方主之。

甘遂半夏汤

【处方】 甘遂大者 3 枚，半夏 12 枚以水 1 升，煮取 0.5 升，去滓，芍药 3 枚，甘草 1 枚如指大。

【用法用量】 上四味以蜜 0.5 升，纳二药汁合 1.5 升，煎取 0.8 升，顿服之。

【功能主治】 病者脉伏，其人欲自利，利者反快，虽利心下续坚满，此为留饮，欲去故之。

大茯苓汤

【处方】 茯苓、白术各 150 克，半夏、桂心、细辛一作人参、生姜各 200 克，橘皮、附子、当归各 100 克。

【用法用量】 上九味哎咀，以水 10 升，煮取 3 升，去滓，分三服，服三剂，良。

【功能主治】 主胸中结痰饮结，脐下弦满，呕逆不得食，亦主风水方。

茯苓汤

【处方】茯苓 200 克，半夏 1 升，生姜 500 克，桂心 400 克。

【用法用量】 上四味咬咀，以水 8 升，煮取 2.5 升，分四服。冷极者加大附子 200 克；若气满者加槟榔三七枚。

【功能主治】 主胸膈痰满方。

大半夏汤

【处方】半夏 1 升，白术 150 克，茯苓、人参、甘草、桂心、附子各 100 克，生姜 400 克。

【用法用量】 上八味咬咀，以水 8 升，煮取 3 升，分三服。

【功能主治】 治冷痰饮，胸膈中气不运方。

半夏汤

【处方】半夏、吴茱萸各 150 克，生姜 300 克，附子 1 枚。

【用法用量】 上四味，以水 5 升，煮取 2.5 升，分三服，老少各半，日三。

【功能主治】 治痰饮气吞酸方。

干枣汤

【处方】大枣 10 枚，大戟、大黄、甘草、甘遂、黄芩各 50 克，芫花、

荛花各 25 克。

【用法用量】 上八味咬咀，以水 5 升，煮取 1.6 升，分四服。空心服，以快下为度。

【功能主治】 治肿及支满饮方。

当归汤

【处方】当归、人参、桂心、黄芩、甘草、芍药、芒硝各 100 克，大黄 200 克，泽泻、生姜各 150 克。

【用法用量】 上十味咬咀，以水 10 升，煮取 3 升，分三服。

【功能主治】 治留饮宿食不消，腹中积聚转下方。

吴茱萸汤

【处方】吴萸 150 克，半夏 200 克，人参、桂心各 100 克，甘草 50 克，生姜 150 克，大枣 20 枚。

【用法用量】 上七味咬咀，以水 9 升，煮取 3 升，去滓，分三服，日三。

【功能主治】 治胸中积冷，心嘈烦满汪汪，不下饮食，心胸应背痛方。

前胡汤

【处方】前胡 150 克，人参、当归、半夏、甘草各 100 克，大黄、防风、麦冬、吴萸、黄芩各 50 克，生姜

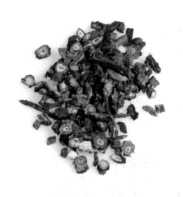

200 克，杏仁 40 枚。

【用法用量】 上十二味咬咀，以水 10 升，煮取 3 升，去滓，分三服。

【功能主治】 治胸中久寒实，隔塞胸痛，气不通利，三焦冷热不调，饮食减少无味，或寒热身重卧不欲起方。

旋覆花汤

【处方】旋覆花、细辛、前胡、茯苓、甘草各 100 克，生姜 400 克，桂心 200 克，半夏 1 升，乌头 3 枚。

【用法用量】上九味咬咀，以水 9 升，煮取 3 升，去滓，分三服。

【功能主治】治胸膈痰结唾如胶，不下食者方。

姜椒汤

【处方】姜汁 3.5 克，川椒 0.3 升，桂心、附子、甘草各 50 克，橘皮、

桔梗、茯苓各 100 克，半夏 150 克。

【用法用量】 上九味咬咀，以水 9 升，煮取 2.5 升，去滓纳姜汁，煮取 2 升，分三服，服三剂止。若饮服大散诸五石丸，必先服此汤，及进黄丸，佳。

【功能主治】 治胸中积聚痰饮，饮食减少，胃气不足，咳逆呕吐方。

姜附汤

【处方】 生姜 400 克，附子 200 克生用，四破。

【用法用量】 上二味咬咀，以水 8 升，煮取 2 升，分四服。亦主卒风。

【功能主治】 治痰冷，癖气，呕沫头痛，胸满短气，饮食不消化方。

撩膈散

【处方】 瓜丁 28 枚，赤小豆二七枚，人参、甘草各 0.5 克。

【用法用量】上四味治下筛为末，酒服方寸匕，日二。亦治诸黄。

【功能主治】 治心上结痰饮实，寒冷心闷方。

松萝汤

【处方】 松萝 100 克，乌梅、栀子各 14 枚，恒山、甘草各 150 克。

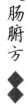

【用法用量】上五味㕮咀，以酒3升浸一宿，平旦以水3升，煮取1.5升，去滓，顿服之，亦可分二服。一服得快吐，即止。

【功能主治】治胸中痰积热皆除方。

杜蘅汤

【处方】杜衡、松萝各150克，瓜丁二七枚。

【用法用量】上三味㕮咀，以酒1.2升渍二宿，去滓，分二服。若一服即吐者，止。未吐者，重服，相去如人行十里久，令药力尽，服稀糜1升即定。老小用之，亦佳。

【功能主治】治吐百病方。

蜜煎

【处方】蜜0.5升，恒山、甘草各50克一方用25克。

【用法用量】上三味取二味㕮咀，以水10升，煮取2升，去滓纳蜜，温服0.7升，吐即止。不吐，更服0.7升，勿与冷水。

【功能主治】主寒热方。

葱白汤

【处方】葱白二七茎，桃叶一作枇杷叶一握，真珠、恒山、乌头、甘草各25克。

【用法用量】上六味㕮咀，以酒水各4升和煮，取3升，去滓纳珠末，每服1升，吐即止。

【功能主治】治冷热膈痰，发时头痛闷乱，欲吐不得者方。

旋覆花丸

【处方】旋覆花、桂心、枳实、人参各2.5克，甘遂1.5克，吴茱萸、细辛、大黄、黄芩、葶苈、厚朴、芫花、橘皮各2克，干姜、芍药、白术各3克，茯苓、野狼毒、乌头、礜石各4克。

【用法用量】上二十味为末，蜜丸如梧子大，酒服5丸，日二。后加以知为度。

【功能主治】治停痰饮结在两胁，腹胀满，羸瘦不能食，食不消化，喜唾干呕，大小便或涩或利，腹中摇动作水声，腹内热，口干好饮水浆，卒起头眩欲倒，胁下痛方。

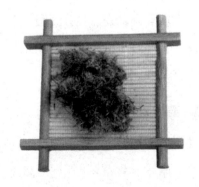

中军候黑丸

【处方】芫花150克，巴豆4克，杏仁2.5克，桂心、桔梗各2克。

【用法用量】上五味为末，蜜丸如胡豆，每服3丸，稍增得快下止。

【功能主治】治饮停结，满闷目暗方。

顺流紫丸

【处方】石膏2.5克，桂心2克，巴豆7枚，代赭、乌贼骨、半夏各1.5克。

【用法用量】上六味为末，蜜丸如胡豆，平旦服1丸，加至2丸。

【功能主治】治心腹积聚，两胁胀满，留饮痰癖，大小便不利，小腹切痛膈上塞方。

九虫第五

藘芜丸

【处方】藘芜、贯众、雷丸、山茱萸、天冬、野狼牙各4克，藋芦、甘菊花各2克。

【用法用量】上八味为末，蜜丸如大豆，3岁饮服5丸，5岁以上以意加之，渐至10丸。（加藋芦3克名藋芦丸，治老小及妇人等万病。腹内冷热

不通，急满痛，胸膈坚满，手足烦热上气，不得饮食，身体气肿腰脚不遂，腹内状如水鸡鸣，女人月经不调，无所不治。）

【功能主治】治少小有蛔虫，结在腹中，数发腹痛，微下白汁，吐闷寒热，饮食不生肌皮，肉痿黄四肢不相胜举。

青葙散

【处方】青葙子50克，橘皮、萹竹各100克，藋芦200克，甘草0.5克，野狼牙1.5克。

【用法用量】上六味治下筛，米饮和，每服0.1升，日三。不知，稍加之。（《短剧》无甘草。）

【功能主治】治热病有䘌，下部生疮方。

姜蜜汤

【处方】生姜汁0.5升，白蜜0.3升，黄连150克。

【用法用量】上三味以水2升，别煮黄连，取1升，去滓纳姜、蜜更煎，取1.2升，5岁儿平旦空腹服0.4升，日二。

【功能主治】治湿䘌方。

桃皮汤

【处方】桃皮、艾叶各 50 克，槐子 150 克，大枣 30 枚。

【用法用量】上四味哎咀，以水 3 升，煮取 0.5 升，顿服之，良。

【功能主治】治蛲虫、蛔虫及痔，虫食下部生疮方。

猪胆苦酒汤

【处方】猪胆 1 具，苦酒 0.5 升和之。

【用法用量】火煎令沸，三上三下，药成放温，空腹饮三满口，虫死便愈。

【功能主治】治热病有蜃，上下攻移方。

雄黄兑散

【处方】雄黄 25 克，桃仁 50 克，青葙子、黄连、苦参各 150 克。

【用法用量】上五味为末，绵裹如枣核大，纳下部。亦可枣汁服方寸匕，日三。

【功能主治】治时气病蜃，下部生疮方。

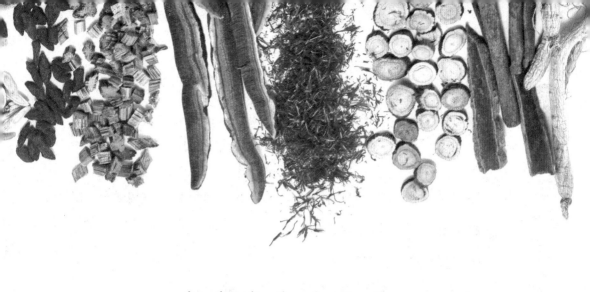

第十三章 肾脏方

肾虚实第一

泻肾汤

【处方】芒硝、茯苓、黄芩各150克，生地汁、菖蒲各250克，磁石400克碎如雀头，大黄1升，玄参、细辛各200克，甘草100克。

【用法用量】上十味㕮咀，以水9升，煮七味取2.5升，去滓，下大黄纳药汁中更煮，减0.2～0.3升，去大黄，纳生地汁，微煎一二沸，下芒硝，分为三服。

【功能主治】治肾实热小腹胀满，

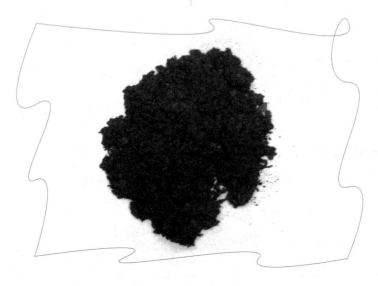

四肢正黑，耳聋，梦腰脊离解及伏水等气急方。

肾劳第二

栀子汤

【处方】栀子仁、芍药、通草、石苇各150克，石膏250克，滑石400克，子芩200克，生地榆、白皮、淡竹叶切各1升。

【用法用量】上十味㕮咀，以水10升，煮取3升，去滓，分三服。

【功能主治】治肾劳实热，小腹胀满，小便黄赤，未有余沥，数而少，茎中痛，阴囊生疮。

麻黄根粉

【处方】麻黄根、石硫黄各150克，米粉0.5升。

【用法用量】上三味治下筛，安絮如常用粉法搭疮上，粉湿更搭之。

【功能主治】治肾劳热，阴囊生疮方。

竹叶黄芩汤

【处方】竹叶切2升，黄芩、茯苓各150克，甘草、麦冬、大黄各100克，生姜300克，芍药200克，

生地黄切1升。

【用法用量】上九味㕮咀，以水9升，煮取3升，去滓，分三服。

【功能主治】治精极实热，眼视无明，齿焦发落，形衰体痛，通身虚热方。

棘刺丸

【处方】棘刺、干姜、菟丝子各100克，天门冬、乌头、小草、防葵、山药、萆薢、细辛、石龙芮、枸杞子、巴戟天、葳蕤、石斛、厚朴、牛膝、桂心各50克。

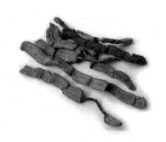

【用法用量】上十八味为末，蜜丸如梧子大，酒服5丸，日二服。

【功能主治】治虚劳，诸气不足，梦泄失精方。

韭子丸

【处方】韭子1升，甘草、桂心、紫石英、禹余粮、远志、山萸肉、当

归、天雄、紫菀、山药、细辛、茯苓、僵蚕、菖蒲、人参、杜仲、白术、干姜、川芎、附子、石斛、天冬各75克，苁蓉、黄芪、菟丝子、干地黄、蛇床子各100克，大枣50枚，牛髓、干漆各200克。

【用法用量】 上三十一味为末，牛髓合白蜜、枣膏合捣3000杵，丸如梧子大，空腹服15丸，日再，加至20丸。

【功能主治】 治房室过度，精泄自出不禁，腰背不得屈伸，食不生肌，两脚苦弱方。

韭子散

【处方】 韭子、麦冬各1升，菟丝子、车前子各0.2升，川芎150克，白龙骨150克。

【用法用量】 上六味治下筛，酒服方寸匕，日三。不止，稍增。甚者，夜一服。（《肘后》用泽泻75克。）

【功能主治】 治小便失精及梦泄精方。

枣仁汤

【处方】 小酸枣仁0.2升，泽泻、人参、芍药、桂心、泽泻各50克，黄芪、甘草、茯苓、白龙骨、牡蛎各100克，生姜1千克。

【用法用量】 上十二味㕮咀，以水9升，煮取4升，一服0.7升，日三。若不能食，小腹急，加桂心300克。

【功能主治】 治大虚劳，梦泄精，茎核微弱，气血枯竭，或醉饱伤于房室，惊惕怔忡。

禁精汤

【处方】 韭子2升，粳米0.1升。

【用法用量】 上二味于铜器中合熬，米黄黑乘热，以好酒1升投之，绞取汁7升，每服1升，日三服，尽二剂。

【功能主治】 治失精羸瘦，酸削少气，目视不明，恶闻人声方。

羊骨汤

【处方】 羊骨1具，饴糖250克，生地黄、白术各1.5千克，大枣20枚，桑皮、厚朴、阿胶各50克，桂心400克，麦门冬、人参、芍药、生姜、甘草各150克，茯苓200克。

【用法用量】 上十五味㕮咀，以水50升，煮羊骨，取汁30升，去骨，煮药约取5升，下饴令烊，平旦服1升，后旦服1升。

【功能主治】 治虚劳失精，神疲多睡，视力减退。

第十三章 肾脏方

骨极第三

三黄汤

【处方】大黄切，别渍水1升，黄芩各150克，栀子14枚，甘草50克，芒硝100克。

【用法用量】上五味㕮咀，以水4升，先煮黄芩、栀子、甘草，取1.5升，去滓，下大黄，又煮两沸，下芒硝，分三服。

【功能主治】治骨极，主肾热病，则膀胱不通，大小便闭塞，颜焦枯黑，耳鸣虚热方。

骨虚实第四

虎骨酒

【处方】虎骨1具。

【用法用量】通炙令黄焦，碎如雀头大，酿米300升，曲40升，水300升，如常酿酒法，所以加水曲者，其骨消曲而饮水，所以加之也。

【功能主治】治骨虚酸疼不安好倦，主膀胱寒方。

腰痛第五

杜仲酒

【处方】杜仲、干姜一作干地黄各200克，萆薢、羌活、细辛、防风、川芎、秦艽、乌头、天雄、桂心、川椒各150克，五加皮、石斛各250克，栝楼根、地骨皮、续断、桔梗、甘草各50克。

【用法用量】上十九味㕮咀，以酒40升，渍四宿，初服0.5升，加至0.7～0.8升，日再。

【功能主治】治肾脉逆小于寸口，膀胱虚寒，腰痛胸中动，四时通用之方。

肾着汤

【处方】甘草100克，干姜150克，茯苓、白术各200克。

【用法用量】上四味㕮咀，以水5升，煮取3升，分三服，腰中即温。

【功能主治】肾着之为病，其人身体重，腰中冷如坐水中，形如水状，反不渴，小便自利，食饮如故，是其证也。从作劳汗出，衣里冷湿，久久得之，腰以下冷痛，腰重如带五千钱者方。

丹参丸

【处方】凡参、杜仲、牛膝、续断各150克，桂心、干姜各100克。

【用法用量】上六味为末，蜜丸

如梧子大，每服 20 丸，日再夜一，禁如药法。

【功能主治】 治腰痛并冷痹方。

补肾第六

建中汤

【处方】胶饴 400 克，黄芪、干姜、当归各 150 克，人参、半夏、橘皮、芍药、甘草各 100 克，附子 50 克，大枣 15 枚。

【用法用量】 上十一味㕮咀，以水 10 升，煮取 3.5 升，去滓，下胶饴，烊沸，分四服。

【功能主治】 治五劳七伤，小腹急痛，膀胱虚满，手足逆冷，食饮苦吐酸痰，呕逆，泄下少气，目眩耳聋，口焦，小便自利方。

小建中汤

【处方】 甘草 50 克，桂心、生姜各 150 克，芍药 300 克，胶饴 1 升，大枣 12 枚。

【用法用量】 上六味㕮咀，以水 9 升，煮取 3 升，去滓，纳胶饴，每服 1 升，日三服，间三日，复作一剂，后可与诸丸散。

【功能主治】治男女因积劳虚损，或大病后不复常，苦四肢沉滞，骨肉

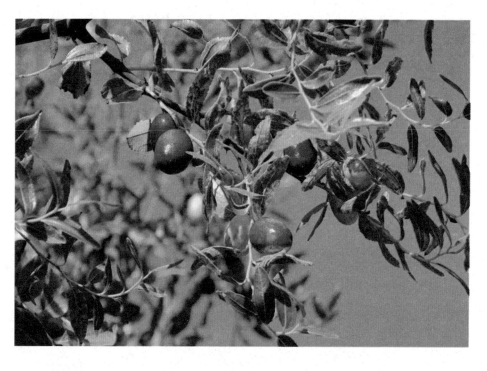

酸疼，吸吸少气，行动喘，或小腹拘急，腰背强痛，心中虚悸，咽干唇燥，面体少色，或饮食无味，阴阳废弱，悲忧惨戚，多卧少起，久者积年，轻者百日，渐至瘦削，五脏气竭，则难可复振方。

黄芪建中汤

【处方】黄芪、生姜、桂心各150克，甘草100克，芍药300克，大枣12枚，饴糖1升。

【用法用量】上七味㕮咀，以水1升，煮取3升，去滓，纳饴，温服1升，日三。间日再作呕者，加生姜；腹满者，去枣加茯苓200克，佳。

【功能主治】治虚劳里急诸不足方。

前胡建中汤

【处方】前胡、黄芪、白芍、当归、茯苓、桂心各100克，甘草50克，人参、半夏、白糖各300克，生姜400克。

【用法用量】上十一味㕮咀，以水12升，煮取4升，去滓，纳糖，分四服。

【功能主治】治大劳虚羸劣，寒热呕逆，下焦虚热，小便赤痛，客热上熏，头痛目疼及骨肉痛口干方。

乐令建中汤

【处方】黄芪、人参、橘皮、当归、桂心、细辛、前胡、芍药、甘草、茯苓、麦冬各50克，半夏125克，生姜250克，大枣20枚。

【用法用量】上十四味㕮咀，以水20升，煮取4升，每服0.5升，日三夜一。

【功能主治】治虚劳少气，心胸淡冷，时惊惕，心中悸动，手足逆冷，体常自汗，五脏六腑虚损，肠鸣风湿，营卫不调百病，补诸不足，又治风里急方。

黄芪汤

【处方】黄芪、麦冬、桂心、白芍各150克，人参、当归、细辛、甘草、五味子各50克，前胡300克，茯苓200克，生姜、半夏各400克，大枣20枚。

【用法用量】上十四味㕮咀，以水14升，煮取3升，每服0.8升，日二服。

【功能主治】治虚劳不足，四肢烦疼，不欲食，食即胀，汗出方。

大建中汤

【处方】川椒0.2升，半夏1升，

生姜 500 克，甘草 100 克，人参 150 克，饴糖 400 克。

【用法用量】上六味咬咀，以水 10 升，煮取 3 升，去滓，纳饴，温服 0.7 升。里急拘引加芍药、桂心各 150 克；手足厥、腰背冷加附子 1 枚；劳者加黄芪 50 克。

【功能主治】治虚劳寒，饮在胁下，决决有声，饮已如从一边下，决决然也，有头并冲皮起，引两乳内痛，里急，善梦失精，忽忽多忘方。

肾沥汤

【处方】羊肾 1 具，桂心 50 克，人参、泽泻、五味子、甘草、防风、川芎、地骨皮、黄芪、当归各 100 克，茯苓、玄参、芍药、生姜各 200 克，磁石 250 克。

【用法用量】上十六味咬咀，以水 15 升，先煮肾，取 10 升，去肾入药，煎取 3 升，分三服。可常服之。

【功能主治】治虚劳损羸乏，咳逆短气，四肢烦疼，腰背相引痛，耳鸣面黧黯，骨间热，小便赤黄，心悸目眩，诸虚乏方。

增损肾沥汤

【处方】羊肾 1 具，麦门冬、地

骨皮、人参、石斛、栝楼根、干地黄、泽泻各 200 克，远志、生姜、甘草、当归、桂心、五味子、桑白皮—作桑寄生、茯苓各 100 克，大枣 30 枚。

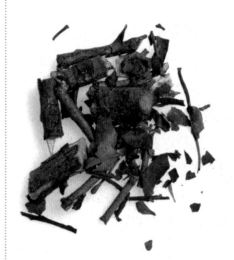

【用法用量】上十七味咬咀，以水 15 升，先煮肾，取 12 升，去肾纳药，煮取 3 升，去滓，分三服。

【功能主治】治大虚不足，小便数，嘘吸焦引饮，膀胱满急。每年三伏中常服三剂，于方中商量用之。

五补汤

【处方】五味子、桂心、人参、甘草各 50 克，麦冬、小麦各 1 升，生姜 400 克，粳米 0.3 升，薤白、枸杞根、白皮各 500 克。

【用法用量】上十一味咬咀，以水 12 升，煮取 3 升，每服 1 升，日三。

口燥先煮竹叶一把，水减1升，去叶纳诸药，煮之。（《翼方》无生姜。）

【功能主治】 治五脏虚竭短气，咳逆伤损，悒郁不足，下气通津液方。

凝唾汤

【处方】 麦冬250克，人参、茯苓各25克，前胡150克，芍药、甘草、地黄、桂心各50克，大枣30枚。

【用法用量】 上九味㕮咀，以水9升，煮取3升，分温三服。

【功能主治】 治虚损短气，咽喉凝唾不出如胶塞喉方。

人参汤

【处方】人参、当归、白芍、甘草、桂心、麦冬、白糖、生姜各100克，前胡、橘皮、川椒、茯苓、五味子各50克，枳实150克，大枣15枚。

【用法用量】 上十五味㕮咀，以东流水15升，渍药半日，用三年陈芦梢煎，取4升，纳糖复煎数沸，服1升。二十以下，六十以上者，服0.7～0.8升。虽年盛而久赢者，亦服0.7～0.8升，日三夜一。不尔，药力不接，则不能救病，要用劳水陈芦，不则，水强火盛猛，则药力不出也。

（贞观初有人患赢瘦殆死，余处此方一

剂，即瘥。如汤沃雪，所以记录之。）

【功能主治】 治男子五劳七伤，胸中逆满，害食乏气呕逆，两胁下胀，小腹急痛，宛转欲死，调中平脏，理绝伤方。

内补散

【处方】地黄、菟丝子、山萸肉、地麦各250克，远志、巴戟天各25克，麦冬、五味子、甘草、人参、苁蓉、石斛、茯苓、桂心、附子各75克。

【用法用量】 上十五味治下筛，酒服方寸匕，日三，加至三匕。

【功能主治】 治男子五劳六绝。其心伤者，令人善惊，妄怒无常；其脾伤者，令人腹满喜噫，食竟欲卧，面目萎黄；其肺伤者，令人少精，腰背痛，四肢厥逆；其肝伤者，令人少血，面黑；其肾伤者，有积聚，小腹腰背满痹，咳唾，小便难。六绝之为病，皆起于大劳脉虚，外受风邪，内受寒热，令人手足疼痛，膝以下冷，腹中雷鸣，时时泄痢，或闭或利，面目肿，心下愦愦，不欲语，憎闻人声方。

石斛散

【处方】石斛5克，牛膝1克，杜仲、

附子各2克，柏子仁、松脂、石龙芮、云母粉、芍药、泽泻、萆薢、防风、山茱萸、菟丝子、细辛、桂心各1.5克。

【用法用量】上十六味治下筛，酒服方寸匕，日二。阴不起倍菟丝子、杜仲，腹中痛倍芍药，膝中痛倍牛膝，背痛倍萆薢，腰中风倍防风，少气倍柏子仁，躄不能行倍泽泻。随病所在倍三分，亦可。

【功能主治】治大风，四肢不收不能自反复，两肩疼痛，身重胫急筋肿不能行，时寒时热，足如刀刺，身不能自任，此皆得之饮酒。中大风露，卧湿地，寒从下入，腰以下冷，不足无气。子精虚，脉寒，阴下湿茎消，令人不乐恍惚时悲，此方除风轻身益气，明目强阴，令人有子补不足方。

肾沥散

【处方】羊肾1具阴干，茯苓75克，五味子、巴戟、山茱萸、石龙芮、桂心、牛膝、甘草、防风、干姜、细辛各50克，干地黄100克，人参、钟乳粉、菟丝子、石斛、丹参、肉苁蓉、附子各2.5克。

【用法用量】上二十味治下筛，合钟乳粉和搅，更筛令匀，平旦以清

酒服方寸匕，稍加至二匕，日再。

【功能主治】治虚劳百病方。

薯蓣散

【处方】山药、荆实一方用枸杞子、续断一方用远志、茯苓一方用茯神、牛膝、菟丝子、巴戟、杜仲、苁蓉各50克，五味子、山萸肉一方用防风、蛇床子1克。

【用法用量】上十二味治下筛，酒服方寸匕，日三夜二。唯禁酸、蒜，自外无所忌。服后五夜知觉，十夜力生，十五夜力壮如盛年，二十夜力倍。若多忘，加远志、茯苓。体涩，加柏子仁服三剂，益肌肉。亦可为丸，服30丸，日二夜一，以头面身体暖为度。

【功能主治】补丈夫一切病，不能具述方。

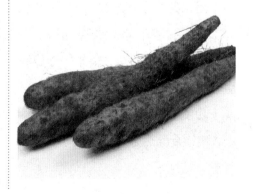

第十三章 肾脏方

钟乳散

【处方】 钟乳 300 克无论粗细，以白净无赤黄黑为上，铜铛中可盛 150 克汁，并取粟粗糠 0.2 升许，纳铛中煮五六沸，乃纳乳煮，水欲减又添如故。一晬时出，以暖水净淘之，曝干，玉碓研，不作声止，重密绢水下，澄取之用，鹿角白者、白马茎别研、硫黄别研、铁精、石斛、人参、磁石、桂心、僵蚕各 50 克，蛇床子 150 克。

【用法用量】 上十一味为末，以枣膏和捣 3 000 杵，酒服 30 丸如梧子，日再。慎房室及生冷醋滑鸡猪陈败。

【功能主治】 治五劳七伤，虚羸无气力伤极方。

地黄散

【处方】 生地黄 15 千克。

【用法用量】 细切曝干，又取生者 15 千克，捣汁渍之，令相得，出曝干，复如是九番曝，捣末，食后酒服方寸匕，勿令绝。

【功能主治】 主益气调中补绝，令人嗜饮食除热方。

三石散

【处方】 钟乳、紫石英、白石英、白术、桔梗、防风各 2.5 克，栝楼根、人参、川椒、干姜、附子、牡蛎、桂心、杜仲、细辛、茯苓各 5 克。

【用法用量】 上十六味治下筛，酒服方寸匕，日三。行十数步至五十步以上，服此大佳。少年勿用。自余补方通用，老少皆宜，冬日服之。（《翼方》名更生散，不用紫石英、川椒、杜仲、茯苓，用赤石脂，为十三味。）

【功能主治】 治风劳毒冷，百治不瘥补虚方。

石苇丸

【处方】石苇、细辛、礜石、远志、茯苓、泽泻、菖蒲、杜仲、蛇床子、苁蓉、桔梗、牛膝、天雄、山萸肉、柏子仁、续断、山药各 100 克，防风、赤石脂各 150 克。

【用法用量】 上十九味为末，取枣膏如蜜，和丸如梧子，酒服 30 丸，日三。七日愈，二十日百病除，常服良。

【功能主治】五劳七伤。

五补丸

【处方】杜仲、巴戟各3克，人参、五加皮、五味子、天雄、牛膝、防风、远志、石斛、山药、狗脊各2克，地黄、苁蓉各6克，鹿茸7.5克，菟丝子、茯苓各2.5克，覆盆子、石龙芮各4克，萆薢、蛇床子、石南各1.5克，白术1.5克，天冬3.5克。

【用法用量】 上二十四味为末，蜜和丸如梧子，酒服10丸，日三。有风加芎䓖、当归、黄芪、五加皮、石南、独活、天雄、茯神、白术、柏子仁各1.5克。

【功能主治】 治肾气虚损，五劳七伤，腰脚酸疼，肢节苦痛，心中喜忘，恍惚不定，夜卧多梦，觉则口干，食不得味，心常不乐，多有恚怒，房室不举，心腹胀满，四体疼痹，口吐酸水，小腹冷气，尿有余沥，大便不

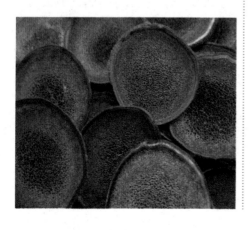

利方悉主之，人服延年不老，四时勿绝，一年万病除愈方。

无比薯蓣丸

【处方】山药100克，苁蓉200克，五味子、菟丝子、杜仲各150克，牛膝、山茱萸、地黄、泽泻、茯神一作茯苓、巴戟、赤石脂各50克。

【用法用量】 上十二味为末，蜜丸如梧子，食前酒服20丸，加至30丸，日再。无所忌，唯禁醋、蒜、陈臭等物。服七日后，令人健，四肢润泽，唇口赤，手足暖，面有光彩，消食，身体安和，音声清朗，是其验也。十日后长肌肉，其药通中入脑鼻，必酸疼，勿怪。若求大肥，加炖煌石膏100克。失性健忘加远志50克。体少润泽加柏子仁50克。

【功能主治】 治诸虚劳百损方。

大薯蓣丸

【处方】 山药、附子《古今录验》作茯苓、人参、泽泻各4克，天冬、地黄、黄芩、当归各5克，干漆、杏仁、阿胶各1克，白术、白蔹《古今录验》作防风、芍药、石膏、前胡各1.5克，桔梗、干姜、桂心各2克，大黄3克，五味子8克，甘草10克，大豆卷2.5

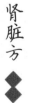

克，大枣 100 枚。

【用法用量】上二十四味为末，蜜和枣膏，捣 3 000 杵，丸如梧子，酒服 5 丸，日三。渐增至 10 丸。

（仲景无丸如弹丸，每服 1 丸，以 100 丸为剂。）

【功能主治】治男子女人虚损伤绝，头目眩，骨节烦疼，饮食减少，羸瘦百病方。

🌿 八味肾气丸

【处方】地黄 400 克，萸肉、山药各 200 克，丹皮、茯苓、泽泻各 150 克，桂心、附子各 100 克。

【用法用量】上八味为末，蜜丸如梧子大，酒服 15 丸，日三。加至 25 丸。（仲景云：常服去附子，加五味子。姚公云：加五味子 150 克，苁蓉 200 克。张文仲加五味子、苁蓉各 200 克。《肘后方》用地黄 200 克，泽泻、附子各 50 克，余各 100 克。）

【功能主治】治虚劳不足，大渴欲饮水，腰痛，小腹拘急，小便不利方。

🌿 肾气丸

【处方】地黄 4 克，远志、防风、干姜、牛膝、麦冬、葳蕤、山药、石斛、细辛、骨皮、甘草、附子、桂心、

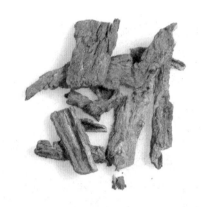

茯苓、山萸肉各 2 克，苁蓉 3 克，钟乳粉 5 克，羊肾 1 具。

【用法用量】上十九味为末，蜜丸如梧子，酒服 15 丸，日三。

【功能主治】治虚劳肾气不足，腰疼阴寒，小便数，囊冷湿，尿有余沥，精自出，阴痿不起，忽忽喜悲方。

🌿 黄芪汤

【处方】黄芪、干姜、当归、羌活一作白术、川芎、甘草、茯苓、细辛、桂心、乌头、附子、防风、人参、芍药、石斛、干地黄、苁蓉各 100 克，羊肾 1 具，枣膏 0.5 升。

【用法用量】上十九味为末，以枣膏与蜜为丸如梧子大，酒服 15 丸，日二，加至 30 丸。（一方无川芎、干

姜、当归、羌活，为十五味。《古今录验》无羊肾，有羌活、钟乳、紫石英、石硫黄、赤石脂、白石脂、矾石各1克，名五石黄丸。）

【功能主治】治五劳七伤，诸虚不足，肾气虚损，耳无所闻方。

神化丸

【处方】苁蓉、牛膝、山药各3克，续断、黄肉、大黄各2.5克，远志、泽泻、天雄、柏子仁、菟丝、人参、防风、栝楼根、杜仲、石斛、川连、白术、甘草、礜石、当归各50克，桂心、石南、干姜、萆薢、茯苓、蛇床子、细辛、赤石脂、石菖蒲、芎藭各1克。

【用法用量】上三十一味为末，蜜丸如梧子，酒服5丸，日三，加至20丸。

【功能主治】治五劳七伤，气不足，阴下湿痒或生疮，小便数，有余沥，阴头冷疼，精自出，小腹急，绕脐痛，膝重不能久立，目视漠漠，见风泪出，胫酸精气衰微，卧不欲起，手足厥冷，调中利食方。

三仁九子丸

【处方】酸枣仁、柏子仁、薏苡仁、

菟丝子、枸杞子、蛇床子、子地肤、子乌、麻子、牡荆子、地黄、山药、桂心各100克，苁蓉、菊花子各150克，五味子100克。

【用法用量】上十六味为末，蜜丸如梧子，酒服20丸，日三夜一。

【功能主治】治五劳七伤，补益方。

填骨丸

【处方】人参、石斛、当归、牡蒙、石长生、石苇、白术、远志、苁蓉、巴戟、紫菀、茯苓、天雄、附子、干姜、蛇床子、牛膝、牡蛎、牡丹、甘草、柏子仁、山药、阿胶、地黄、五味子各100克，蜀椒150克。

【用法用量】上二十六味为末，蜜丸如梧子，酒服3丸，日三。

【功能主治】治五劳七伤，补五脏除万病方。

通明丸

【处方】麦冬1.5千克，地黄、石苇各500克，紫菀、五味子、苁蓉、甘草、阿胶、杜仲、远志、茯苓、天雄各250克。

【用法用量】上十二味为末，蜜丸如梧子，食上饮若酒服10丸，日三，加至20丸。

第十三章 肾脏方

【功能主治】治五劳七伤六极，强力行事举重，重病后骨髓未满房室，所食不消，胃气不平。

补虚益精大通丸

【处方】地黄 400 克，干姜、当归、石斛、苁蓉、天冬、白术、甘草、人参、芍药各 300 克，紫菀、大黄、黄芩各 250 克，防风 200 克，杏仁、茯苓各 150 克，白芷 50 克，麻仁 25 克，川椒 3 升。

【用法用量】上十九味为末，白蜜、枣膏和丸如弹子，空腹服 1 丸，日三十日效。

【功能主治】治五劳七伤百病方。

赤石脂丸

【处方】赤石脂、山茱肉各 3.5 克，防风、远志、栝楼根、牛膝、杜仲、山药各 2 克，菖蒲、续断、天雄、柏子仁、苁蓉 1 克，石苇 1 克，蛇床子 3 克。

【用法用量】上十五味为末，蜜、枣膏和丸如梧子大，空腹服 5 丸，日三服，十日知。久服不老，加菟丝子 2 克佳。

【功能主治】治五劳七伤，每事不如意，男子诸疾方。

鹿角丸

【处方】鹿角、白马茎一作鹿茎、石斛、山药、地黄、人参、菟丝子、防风、蛇床子各 2.5 克，山茱肉、杜仲、赤石脂、泽泻、干姜各 2 克，石龙芮、远志各 1.5 克，苁蓉 3.5 克，天雄 1 克。五味子、巴戟天、牛膝各等分。

【用法用量】上二十一味为末，蜜丸如梧子，酒服 30 丸，日二。忌米醋。（一方无干姜、五味子。）

【功能主治】补益方。

苁蓉丸

【处方】苁蓉、山药各 2.5 克，远志 2 克，菟丝子、蛇床子各 3 克，天雄 4 克，五味子、山茱各 3.5 克，巴戟天 5 克。

【用法用量】上九味为末，蜜丸如梧子，酒服 20 丸，日二，加至 25 丸。

【功能主治】补虚益气，治五脏虚劳损伤阴痿，阴下湿痒或生疮，茎中痛，小便余沥，四肢嘘吸，阳气绝，阳脉伤方。

干地黄丸

【处方】地黄、茯苓、天雄各 3.5

克，蛇床子3克，桂心、麦冬各2.5克，远志、苁蓉、杜仲、甘草各5克，五味子2克，阿胶、枣肉各4克。

【用法用量】 上十三味为末，蜜丸如梧子，酒服20丸，日再，加至30丸。常服弥佳。

【功能主治】 治五劳七伤六极，脏腑虚弱，饮食不下，颜色黧黯，八风所伤，补虚益气，进食，资颜色，长阳方。

覆盆子丸

【处方】覆盆子、菟丝子各6克，苁蓉、鹿茸、巴戟、白龙骨、茯苓、天雄、白石英、五味子、续断、山药

各5克，地黄4克，远志、干姜各3克，蛇床子2.5克。

【用法用量】 上十六味为末，蜜丸如梧子，酒服15丸，日再。细细加至30丸。慎生冷陈臭。

【功能主治】 治五劳七伤，羸瘦，补益，令人充健方。

曲囊丸

【处方】地黄、山药、牡蛎、天雄、蛇床子、远志、杜仲、鹿茸、桂心、五味子、鹿衔草、石斛、车前子、菟丝子、苁蓉、雄鸡肝、未连蚕蛾各等分。

【用法用量】上十七味合捣为末，蜜丸如小豆大，酒服3丸，加至7丸，

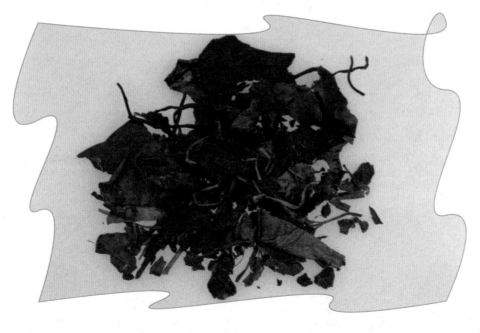

日三夜一。

【功能主治】 治风冷，补虚弱，亦主百病方。

磁石酒

【处方】 磁石、石斛、泽泻、防风各250克，杜仲、桂心各200克，天雄、桑寄生、天冬、黄芪各150克，石南100克，狗脊400克。

【用法用量】 上十二味㕮咀，以酒40升浸渍，服0.3升，渐加至0.5升，日再服。亦可单渍磁石服之。

【功能主治】 疗丈夫虚劳冷，骨中疼痛，阳气不足，阴下疥（一作痛）热方。

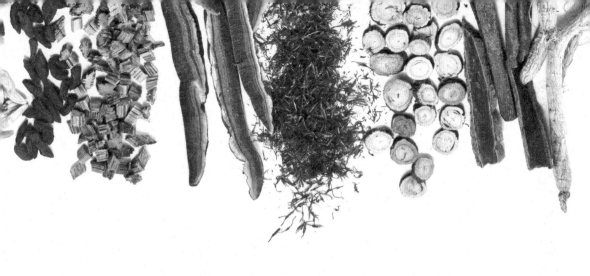

第十四章 膀胱腑方

龙骨丸

【处方】龙骨、柏子仁、地黄、甘草、防风各2.5克,黄芪、禹余粮、白石英、桂心、茯苓各3.5克,五味子、羌活、人参、附子各3克,山茱肉、元参、川芎各2克,磁石、杜仲、干姜各4克。

【用法用量】上二十味为末,蜜丸如梧子大,空腹酒服30丸,日二,加至40丸。

【功能主治】治膀胱肾冷,坐起欲倒,眈眈气不足,骨痿方。

胞囊论第二

榆皮通滑泄热煎

【处方】榆白皮、赤蜜、葵子各

1升,滑石、通草各150克,车前子250克。

【用法用量】上六味㕮咀,以水30升,煮取7升,去滓,下蜜更煎,取3升,分三服。

【功能主治】治肾热应胞囊涩热,小便黄赤,苦不通方。妇人难产亦同此方。

滑石汤

【处方】滑石400克,子芩150

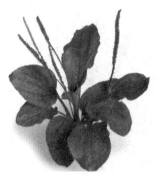

克，车前子、冬葵子各 1 升，榆白皮 200 克。

【用法用量】 上五味哎咀，以水 7 升，煮取 3 升，分三服。

【功能主治】 治膀胱急热，小便黄赤方。

三焦虚实第三

 泽泻汤

【处方】 泽泻、半夏、柴胡、生姜各 150 克，桂心、甘草各 50 克，人参、茯苓各 100 克，骨皮 250 克，石膏 400 克，竹叶 0.5 升，䒱心 1 升。

【用法用量】 上十二味哎咀，以水 20 升，煮取 6 升，分五服。

【功能主治】 通脉泻热治上焦，饮食下胃，胃气未定汗出，面背身中皆热。

麦门冬理中汤

【处方】麦门冬、生芦根、竹茹、

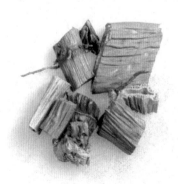

糯米各 1 升，䒱心 0.5 升，甘草、茯苓各 100 克，橘皮、人参、葳蕤各 150 克，生姜 200 克，白术 250 克。

【用法用量】 上十二味哎咀，以水 1.5 升，煮取 3 升，分三服。

【功能主治】 治上焦热腹满，不欲饮食，或食先吐而后下，肘挛痛方。

厚朴汤

【处方】厚朴、茯苓、川芎、白术、元参各 200 克，桔梗、附子、人参、橘皮各 150 克，生姜 400 克，吴茱萸 0.8 升。

【用法用量】 上十一味哎咀，以水 20 升，煮取 5 升，分为五服。

【功能主治】 治上焦闭塞干呕，呕而不出，热少冷多，好吐白沫清涎，吞酸方。

大黄泻热汤

【处方】 川大黄切，以水 1 升浸、黄芩、泽泻、升麻、芒硝各 150 克，羚羊角、栀子各 200 克，元参 400 克，地黄汁 1 升。

【用法用量】 上九味哎咀，以水 7 升，煮取 2.3 升，下大黄更煮两沸，去滓，下硝，分三服。

【功能主治】 开关格通隔绝，治

中焦实热闭塞，上下不通，不吐不下，腹满膨膨喘急方。

蓝青丸

【处方】蓝青汁3升，川连400克，黄柏200克，乌梅肉、地肤子、地榆、白术各100克，阿胶250克。

【用法用量】上八味为末，以蓝青汁和微火煎，丸如杏仁大，饮服3丸，日二。以七月七日合，大良，当并手丸之。

【功能主治】治中焦热，下痢水谷方。

黄连煎

【处方】黄连、酸石榴皮、地榆、阿胶各200克，黄柏、当归、厚朴、干姜各150克。

【用法用量】上八味㕮咀，以水9升，煮取3升，去滓，下阿胶更煎取烊，分三服。

【功能主治】治中焦寒，洞泄下痢，或因霍乱后泻黄白无度，腹中虚痛方。

柴胡通塞汤

【处方】柴胡、羚羊角、黄芩、橘皮、泽泻各150克，香豉1升别盛，生地

1升，芒硝50克，栀子200克，石膏300克。

【用法用量】上十味㕮咀，以水10升，煮取3升，去滓，纳芒硝，分为三服。

【功能主治】治下焦热，大小便不通方。

赤石脂汤

【处方】赤石脂400克，乌梅20枚，栀子14枚，廪米1升，白术、升麻各150克，干姜100克。

【用法用量】上七味㕮咀，以水10升煮米，取熟去米下药，煮取2.5升，分为三服。

【功能主治】治下焦热或下痢脓血，烦闷恍惚方。

止呕人参汤

【处方】人参、葳蕤、黄芩、知母、茯苓各150克，生芦根、栀子仁、白术、橘皮各200克，石膏400克。

【用法用量】上十味㕮咀，以水9升，煮取3升，去滓，分三服。

【功能主治】治下焦热盛，气逆不续，呕吐不禁，名走哺方。

香豉汤

【处方】香豉、薤白各1升，川连、

黄柏、白术、茜根各 150 克，栀子、黄芩、地榆各 200 克。

【用法用量】 上九味㕮咀，以水 9 升，煮取 3 升，分三服。

【功能主治】 治下焦热，毒痢，鱼脑杂痢赤血，脐下小腹绞痛不可忍，欲痢不出方。

黄柏止泄汤

【处方】 黄柏、人参、地榆、阿胶各 150 克，川连 250 克，茯苓、榉皮各 200 克，艾叶 1 升。

【用法用量】 上八味㕮咀，以水 10 升，煮取 3 升，去滓，下胶，消尽，分三服。

【功能主治】 治下焦虚冷，大小便洞泄不止方。

人参续气汤

【处方】人参、橘皮、茯苓、乌梅、麦冬、黄芪、干姜、川芎各 150 克，吴茱萸 0.3 升，桂心 100 克，白术、厚朴各 200 克。

【用法用量】 上十二味㕮咀，以水 12 升，煮取 3 升，分为三服。

【功能主治】 治下焦虚寒，津液不止，短气欲绝方。

茯苓丸

【处方】茯苓、地黄、当归各 4 克，甘草、干姜、人参各 3.5 克，黄芪 3 克，川芎 2.5 克，桂心 2 克，厚朴 1.5 克，杏仁 50 枚。

【用法用量】 上十一味为末，蜜丸如梧子大，初服 20 丸，加至 30 丸为度，日二，清饮汤下。

【功能主治】 治下焦虚寒损，腹中瘀血，令人喜忘，不欲闻人语，胸中噎塞而短气方。

伏龙肝汤

【处方】 伏龙肝 0.5 升末，地黄 250 克一方用黄柏，阿胶、牛膝一作牛蒡根、甘草、地榆、干姜、黄芩各 150 克，发灰 0.2 升。

【用法用量】 上九味㕮咀，以水 9 升，煮取 3 升，去滓，下胶煮消，下发灰，分为三服。

【功能主治】 治下焦虚寒损，或先见血后便转，此为近血，或利不利方。

当归汤

【处方】当归、干姜、小蓟、阿胶、羚羊角、地黄、柏枝皮各 150 克，芍药、白术各 200 克，蒲黄 0.5 升，青竹茹 0.5 升，伏龙肝 1 升，发灰鸡子大 1 枚，黄芩、甘草各 100 克。

【用法用量】上十五味哎咀，以水 12 升，煮取 3.5 升，去滓，下胶取烊，次下发灰，蒲黄，分为三服。

【功能主治】治三焦虚损，或上下发泄，吐唾血，皆从三焦起，或热损发，或因酒发，宜此方。

霍乱第四

 治中汤

【处方】人参、干姜、白术、甘草各 150 克。

【用法用量】上四味哎咀，以水 8 升，煮取 3 升，分三服。不瘥，顿服三剂。远行防霍乱，根据前作丸如梧子大，服 30 丸。如作散，服方寸匕。酒服亦得。若转筋者，加石膏 150 克。

【功能主治】治霍乱吐下胀满，食不消化，心腹痛方。

 当归四逆加吴茱黄生姜汤

【处方】生姜 250 克，当归、芍药、细辛、桂心各 150 克，甘草、通草各 100 克，吴茱黄 2 升，大枣 25 枚。

【用法用量】上九味哎咀，以水 6 升，酒 6 升合煮，取 5 升，分五服。

旧方用枣 30 枚，今以霍乱病法多痞，故除之，如退枣入葛根 100 克佳。霍乱，四逆加半夏 0.1 升，附子小者 1 枚。若恶寒乃与大附子。

【功能主治】治多寒，手足厥冷，脉细欲绝方。

 四逆汤

【处方】甘草 50 克，干姜 75 克，附子 1 枚。

【用法用量】上三味哎咀，以水 3 升，煮取 1.2 升，温分再服。强者可与大附子 1 枚，干姜 150 克。

【功能主治】治吐下而汗出，小便复利，或下利清谷，里寒外热，脉微欲绝，或发热恶寒，四肢拘急，手足厥冷方。

 通脉四逆汤

【处方】大附子 1 枚，甘草 75 克，

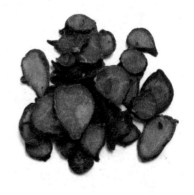

第十四章 膀胱腑方

干姜 150 克强者 200 克。

【用法用量】 上三味哎咀，以水 3 升，煮取 2.2 升，分二服，脉出即愈。若面色赤者，加葱白九茎。腹中痛者，去葱加芍药 100 克。呕逆，加生姜 150 克。咽痛，去芍药加桔梗 50 克。利止脉不出者，去桔梗加人参 100 克。皆与方相应，乃服之。（仲景用通脉四逆加猪胆汁汤。）

【功能主治】 治吐利已断，汗出而厥，四肢拘急不解，脉微欲绝方。

四顺汤

【处方】附子 1 枚，人参、干姜、甘草各 150 克。

【用法用量】 上四味哎咀，以水 6 升，煮取 2 升，分三服。

【功能主治】治霍乱，转筋肉冷，汗出呕者方。

竹叶汤

【处方】 竹叶一撮，小麦 1 升，生姜十累，甘草、人参、附子、芍药各 50 克，橘皮、桂心、当归各 100 克，白术 150 克。

【用法用量】 上十一味哎咀，以水 15 升，先煮竹叶、小麦，取 12 升，去滓，下药，煮取 3 升，分三服。上

气者加吴茱萸 0.5 升即瘥。理中、四顺等皆大热，若有热，宜此汤。（《古今录验》无芍药。）

【功能主治】 治霍乱吐利，已服理中、四顺等汤，热不解者方。

甘草泻心汤

【处方】 甘草 200 克，干姜、黄芩各 150 克，黄连 50 克，半夏 250 克，大枣 12 枚。

【用法用量】 上六味哎咀，以水 10 升，煮取 6 升，分六服。

【功能主治】 治妇人霍乱，呕逆吐涎沫，医反下之，心下即痞，当先治其吐涎沫，可服小青龙汤。涎沫止，次治其痞可与此方。

附子粳米汤

【处方】 中附子 1 枚，粳米、半夏各 0.5 升，干姜仲景方无、甘草各 50 克，大枣 10 枚。

【用法用量】 上六味哎咀，以水 8 升，煮取米熟，去滓分三服。

【功能主治】 治霍乱四逆，吐少呕多者方。

理中散

【处方】 麦门冬、干姜各 300 克，

人参、白术、甘草各250克，附子、茯苓各150克。

【用法用量】 上七味治下筛，以白汤0.3升服方寸匕。常服将蜜丸如梧子大，酒服20丸。

【功能主治】 治老年羸劣，冷气恶心，食饮不化，心腹虚满，拘急短气，霍乱呕逆，四肢厥冷，心烦气闷流汗，扶老方。

人参汤

【处方】 人参、附子、厚朴、茯苓、甘草、橘皮、当归、葛根、干姜、桂心各100克。

【用法用量】 上十味㕮咀，以水7升，煮取2.5升，分三服。

【功能主治】 治毒冷霍乱吐利，烦呕，转筋肉冷汗出，手足指皆肿，喘息垂死，绝语音不出，百方不效，脉不通者，服此汤取瘥乃止。随吐续服勿止，并灸之方。

杜若丸

【处方】 杜若、藿香、白术、橘皮、吴茱萸、干姜、人参、厚朴、木香、鸡舌香、瞿麦、桂心、薄荷、女萎、茴香各等分。

【用法用量】 上十五味等分为末，

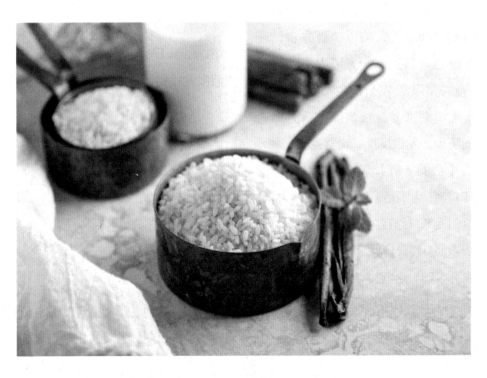

第十四章 膀胱腑方

蜜丸如梧子，酒下 20 丸。

【功能主治】 治霍乱人将远行预备方。

杂补第五

琥珀散

【处方】 琥珀 50 克研，芜菁子、胡麻子、车前子、蛇床子、菟丝子、枸杞子、庵䕡子、麦门冬各 1 升，橘皮、肉苁蓉、松脂、牡蛎各 200 克，松子、柏子、荏子各 150 克，桂心、石苇、石斛、滑石、茯苓、川芎、人参、杜衡、续断、远志、当归、牛膝、牡丹各 150 克，通草 175 克。

【用法用量】上三十味各治下筛，合捣 2 000 杵，盛以苇囊先食，服方寸匕，日三夜一。用牛羊乳汁煎令熟，常服令人强性轻身，益气消谷，能食，耐寒暑，百病除愈。久服老而更少，发白反黑，齿落重生。

【功能主治】 治虚劳百病，除阴痿精清，力不足，大小便不利如淋状，脑门受寒气结在关元，强行阴阳，精少余沥，腰脊痛，四肢重，咽干口燥，食无常味，乏气力，惊悸不安，五脏虚劳，上气喘闷方。

苁蓉散

【处方】 肉苁蓉、五味子、远志、甘草各 1 升，生地黄 15 千克取汁，楮实子、慎火草、干漆各 2 升。

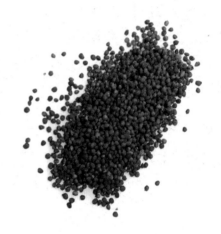

【用法用量】 上八味以地黄汁浸一宿，出曝干复浸，令汁尽为散，空腹酒服方寸匕，日三，服三十日力倍常。

【功能主治】 主轻身益气强骨，补髓不足，能使阴气强盛方。

天雄散

【处方】 天雄、五味子、远志各 50 克，苁蓉 125 克，蛇床子、菟丝子各 300 克。

【用法用量】 上六味治下筛，酒服方寸匕，日三，常服勿止。

254

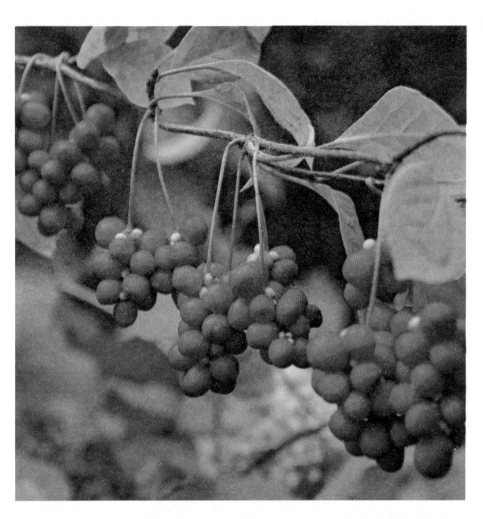

【功能主治】 治五劳七伤，阴痿不起衰损者方。

石硫黄散

【处方】石硫黄、白石英、鹿茸、远志、蛇床子、五味子、天雄、僵蚕白、马茎、菟丝子、女萎各等分。

【用法用量】 上十一味治下筛，酒服方寸匕，日三。无房勿服。

【功能主治】极益房劳补虚损方。

杜仲散

【处方】杜仲、蛇床子、五味子、干地黄各3克，苁蓉、远志各4克，木防己、巴戟各3.5克，菟丝子5克。

【用法用量】 上九味治下筛，食前酒服方寸匕，日三，常服不绝佳。

【功能主治】 益气补虚，治男子

赢瘦短气，五脏痿损，腰痛，不能房室方。

苁蓉散

【处方】苁蓉、续断、蛇床子各4克，天雄、薯蓣、五味子各3.5克，远志3克，干地黄、巴戟天各2.5克。

【用法用量】上九味治下筛，酒服方寸匕，日三。

【功能主治】补虚益阳，治阳气不足，阴囊湿痒，尿有余沥，漏泄虚损，云为不起方。

白马茎丸

【处方】白马茎、石苇、天雄、远志、赤石脂、蛇床子、菖蒲、薯蓣、杜仲、栝楼根、苁蓉、石斛、山茱萸、柏子仁、续断、牛膝、细辛、防风各4克。

【用法用量】上十八味为末，白蜜丸如梧子大，酒服4丸，日二服，渐加至20丸，七日知，一月日百病愈。

【功能主治】治空房独怒，见敌不兴，口干汗出失精，囊下湿痒，尿有余沥，卵偏大引疼，膝冷胫酸，眈眈，少腹急，腰脊强，男子百病方。

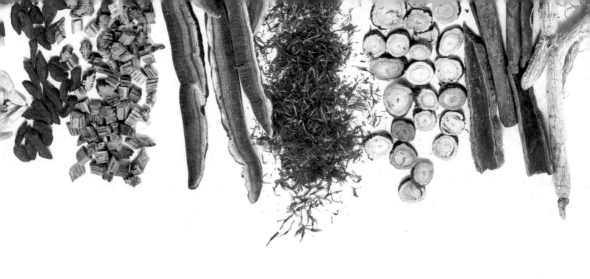

第十五章 消渴淋闭方

消渴第一

茯神汤

【处方】 茯神100克《外台》作茯苓，知母、葳蕤各200克，栝楼根、生麦冬各250克，生地黄300克，小麦2升，淡竹叶3升切，大枣20枚。

【用法用量】 上九味㕮咀，以水30升，煮小麦、竹叶取9升，去滓下药，煮取4升，分四服。不论早晚，若渴即进。非但只治胃渴，通治渴患热者。

【功能主治】 治泄热止渴，治胃腑实热，引饮常渴方。

猪肚丸

【处方】猪肚1具治如食法，黄连、粱米各250克，栝楼根、茯神各200

克，知母150克，麦门冬100克。

【用法用量】 上七味为末，纳猪肚中缝塞，安甑中蒸极烂，乘热入药，臼中捣可丸，如硬加蜜和丸如梧子大，饮服20丸，日三。

【功能主治】 治消渴方。

浮萍丸

【处方】 干浮萍、栝楼根各等分。

【用法用量】 上二味为末，以人乳和丸如梧子大，空腹饮服20丸，日三。三年病者，三日愈。治虚热大佳。

【功能主治】 治消渴方。

黄连丸

【处方】 黄连、生地黄各500克

257

张文仲云5千克。

【用法用量】上二味绞地黄汁渍黄连出曝燥，复纳汁中，令汁尽，曝燥干为末，蜜丸如梧子，服20丸，日三。食前后无拘。亦可为散，以酒服方寸匕。

【功能主治】治渴方。

🌱 枸杞汤

【处方】枸杞枝叶500克，黄连、栝楼根、甘草、石膏各150克。

【用法用量】上五味㕮咀，以水10升，煮取3升，分五服，日三夜二。剧者多合，渴即饮之。

【功能主治】治渴而利者方。

🌱 铅丹散

【处方】铅丹、胡粉、甘草、泽泻、石膏、栝楼根、白石脂《肘后》作贝母、赤石脂各2.5克。

【用法用量】上八味治下筛，水服方寸匕，日三。壮人服匕半。一年病者，一日愈。二年病者，二日愈。渴甚者，夜二服。腹痛者减之。丸服亦佳，每服10丸。伤多令人腹痛。

【功能主治】治消渴，止小便数兼消中方。

🌱 茯神丸方

【处方】茯神、黄芪、人参、麦冬、甘草、黄连、知母、栝楼根各150克，菟丝子0.3升，苁蓉、干地黄、石膏各300克。

【用法用量】上十二味为末，牛胆汁0.3升，和蜜为丸如梧子大，以茅根煎汤，服30丸，日二服。渐加至50丸。

【功能主治】治肾消渴，小便数者。

🌱 酸枣丸

【处方】酸枣仁1.5升，酢安石榴子0.5升，覆盆子、葛根各150克，栝楼根、茯苓各175克，麦门冬、石蜜各75克，桂心63克，乌梅50枚。

【用法用量】上十味为末，蜜丸，口含化，不限昼夜，以口中有津液为度，服尽复取含，无忌。

【功能主治】治口干燥，内消方。

🌱 猪肾荠苨汤方

【处方】猪肾1具，大豆1升，荠苨、人参、石膏各150克，茯神一作茯苓、磁石绵裹、知母、葛根、栝楼根、黄芩、甘草各100克。

【用法用量】上十二味㕮咀，以

水 15 升，先煮猪肾、大豆、取 10 升，去滓下药，煮取 3 升，分三服。渴即饮之。下焦热者，夜辄合一剂，病势渐歇即止。

增损肾沥汤

【处方】羊肾 1 具，远志、人参、泽泻、桂心、当归、茯苓、龙骨、干地黄、黄芩、甘草、川芎各 100 克，麦门冬 1 升，五味子 0.5 升，生姜 300 克，大枣 20 枚。

【用法用量】上十六味以水 15 升，先煮羊肾，取 12 升，次下诸药，取 3 升，分三服。

【功能主治】治肾气不足，消渴小便多，腰痛方。

地黄丸

【处方】生地黄汁、生栝楼根汁各 2 升，生羊脂 3 升，白蜜 4 升，黄连 1 升为末。

【用法用量】上五味合煎，令可丸如梧子大，饮服 5 丸，日二。

【功能主治】治面黄，手足黄，咽中干燥，短气，脉如连珠，除热止渴利，补养方。

九房散

【处方】菟丝子、蒲黄、黄连各 150 克，肉苁蓉 100 克，硝石 50 克。

【用法用量】上五味治下筛，并鸡中黄皮 150 克为散，饮服方寸匕。

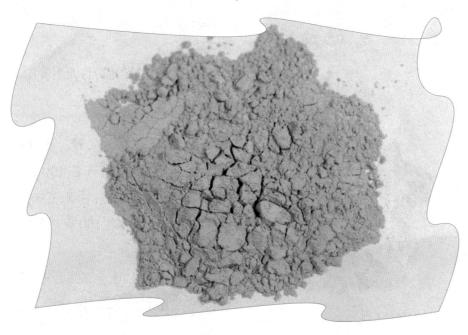

第十五章 消渴淋闭方

如人行十里久更服，日三。

【功能主治】治小便多或不禁方。

黄芪汤

【处方】黄芪、桂心、芍药、当归、甘草、生姜各100克，黄芩、干地黄、麦冬各50克，大枣30枚。

【用法用量】上十味㕮咀，以水10升，煮取3升，分三服，日三。

【功能主治】治消中虚劳少气，小便数方。

棘刺丸

【处方】棘刺、石龙芮、巴戟天各100克，厚朴、麦门冬、菟丝子、萆薢、柏子仁、葳蕤、小草、干地黄、细辛、杜仲、牛膝、苁蓉、石斛、桂心、防葵各50克，乌头25克。

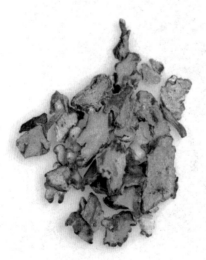

【用法用量】上十九味为末，蜜和更捣5 000～6 000杵，丸如梧子大，饮下10丸，日三。

【功能主治】治男子百病，小便过多失精方。

骨填煎

【处方】茯苓、菟丝子、当归、山茱萸、牛膝、五味子、附子、巴戟天、石膏、麦冬各150克，石苇、人参、苁蓉《外台》作远志、桂心各200克，大豆卷1升，天冬250克。

【用法用量】上十六味为末，次取生地黄、栝楼根各5千克捣，绞取汁于微火上煎减半，便作数分，纳药，并下白蜜1.5千克，牛髓500克，微火煎令如糜食，如鸡子黄大，日三。亦可饮服之。

【功能主治】治虚劳渴无不效方。

茯神煮散

【处方】茯神、苁蓉、葳蕤各200克，生石斛、黄连各400克，栝楼根、丹参各250克，甘草、五味子、知母、当归、人参各150克，麦蘖3升《外台》作小麦。

【用法用量】上十三味为末，以绢袋盛三方寸匕，水3升，煮取1升，日二服，一作一服。

【功能主治】治虚热，四肢羸乏，渴热不止，消渴补虚方。

枸杞汤

【处方】枸杞根白皮切5升，麦门冬3升，小麦2升。

【用法用量】上三味以水20升，煮麦熟，药成去滓，每服1升，日再。

【功能主治】治虚劳，口中苦渴，骨节烦热或寒者方。

阿胶汤

【处方】阿胶二挺，麻子1升，附子1枚，干姜100克，远志200克。

【用法用量】上五味为末，以水7升，煮取2.5升，去滓，纳胶令烊，分三服。

【功能主治】治虚热小便利而多，服石散人虚热，当风取冷，患脚气喜发动，兼消渴，肾脉细弱，服此汤立减方。

淋闭第二

地肤子汤

【处方】地肤子150克，知母、黄芩、猪苓、瞿麦、枳实一作松实、升麻、通草各100克，葵子1升，海藻50克。

【用法用量】十味为末，以水10升，煮取3升，分三服。大小便皆闭者加大黄150克。

【功能主治】治下焦结热，小便赤黄不利，数起出少，茎痛或血出，温病后余热，及霍乱后当风，取热过度，饮酒房劳，及行步冒热，冷饮逐热，热结下焦，及散石热动关格，小腹坚，胞胀如斗，有此诸淋，悉治之立验方。

石苇散

【处方】石苇、当归、蒲黄、芍药各等分。

【用法用量】上四味治下筛，酒服方寸匕，日三。

【功能主治】治血淋方。

水肿第三

大豆散

【处方】乌豆10升熬令香，勿令大热。

【用法用量】去皮为细末筛下饧粥，皆得服之，初服0.1升，稍加之，若初服多，后即嫌臭，服尽更作取瘥止。不得食肥腻，渴则饮羹汁，慎酒肉猪鸡鱼、生冷醋滑、房室。得食浆

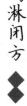

粥，牛羊兔鹿肉。此病难治，虽诸大药丸散汤膏，当时暂瘥，过后复发，唯此散瘥后不发，终生服之，终生不发矣。

【功能主治】治久水，腹肚如鼓者方。

徐王煮散

【处方】牛角、防己、羌活、人参、丹参、牛膝、升麻、防风、秦艽、生姜、屑谷皮、紫菀、杏仁、附子、石斛各150克，桑白皮300克，橘皮、白术、泽泻、茯苓、郁李仁、猪苓、黄连各50克。

【用法用量】上二十三味治下筛为粗散，以水1.5升，煮三寸匕，取1升，顿服，日再。不能者但一服，两三月以前可服，主利多而小便涩者，用之大验。

【功能主治】治水肿利小便方。

褚澄汉防己煮散

【处方】汉防己、泽漆叶、石苇、泽泻各150克，桑白皮、白术、丹参、赤茯苓、橘皮、通草各150克，生姜500克，郁李仁0.5升。

【用法用量】上十二味治下筛为粗散，以水1.5升煮三方寸匕，取0.8

升，去滓，顿服，日三。取小便利为度。

【功能主治】治水肿上气方。

茯苓丸

【处方】茯苓、白术、椒目各2克，木防己、葶苈、泽泻各2.5克，甘遂6克，赤小豆、前胡、芫花、桂心各1克，芒硝3.5克另研。

【用法用量】上十二味为末，蜜丸如梧子，蜜汤下5丸，日一。

【功能主治】治水肿。（甄权为安康公处此方。）

猪苓散

【处方】猪苓、葶苈、人参、元参、五味子、防风、泽泻、桂心、野狼毒、椒目、白术、干姜、大戟、甘草各100克，苁蓉125克，女曲0.3升，赤小豆0.2升。

【用法用量】上十七味治下筛，酒服方寸匕，日三夜一。老小一匕，以小便利为度。

【功能主治】治虚满通身肿，利三焦通水道方。

麻豆煎

【处方】大麻子皆取新肥者佳、赤

小豆各100升。

【用法用量】 上二味皆以新精者净拣择，水淘洗曝干，蒸麻子使熟，更曝令干，贮净器中，欲服取5升，麻子熬令黄香，以缓火勿令焦，作极细末，以水5升搦取汁令尽，贮净密器，明旦欲服，今夜以小豆1升淘浸，至旦干漉去水，以新水煮豆，未及好熟，即漉出令干，纳麻子汁中，煮令大烂熟，空腹恣服，日三服，当小心闷，少时即止，五日后小便数或赤，而唾黏口干，不足怪之，服讫，常须微行，未得即卧。

【功能主治】 治水气通身浮肿，百药不瘥，待死者方。

苦瓠丸

【处方】 苦瓠白穰实。

【用法用量】 捻如大豆，以面裹煮一沸，空腹吞7枚，至午当出水1升，三四日水自出不止，大瘦乃瘥。三年内慎口味，苦瓠须好，无厌黟，细理研净者，不尔，有毒不堪用。

【功能主治】 治大水，头面遍身肿胀方。

麻黄煎

【处方】 麻黄、茯苓、泽泻各200克，防风、泽漆、白术各250克，杏仁、大戟各1升，黄芪、猪苓各150克，独活400克，大豆2升水7

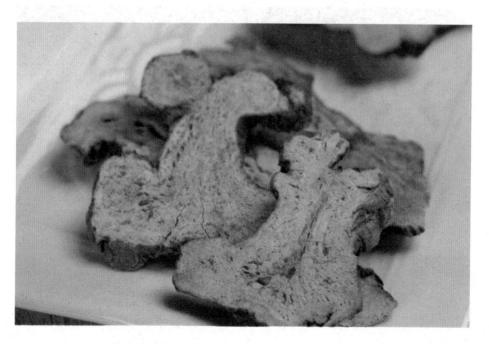

升煮取 1 升，清酒 1 升。

【用法用量】 上十三味哎咀，以豆汁、酒及水 10 升合煮，取 6 升，分六七服，一日一夜，令尽，当小便极利为度。

【功能主治】治风水，通身肿欲裂，利小便方。

🌾 大豆散

【处方】 大豆 1 升，杏仁 1 升，麻黄、木防己、防风、猪苓各 200 克，泽泻、黄芪、乌头各 150 克，半夏 300 克，生姜 350 克，茯苓、白术各 250 克，甘遂、甘草各 100 克，清酒 1 升。

【用法用量】 上十六味哎咀，以水 14 升煮豆，取 10 升，去豆，纳药及酒合煎，取 7 升，分七服，日四夜三，得小便快利为度。肿消停药，不必尽剂。若不利小便者，加生大戟 1 升，葶苈 100 克，无不快利，万不失一。

【功能主治】治风水，通身大肿，眼合不得开，短气欲绝方。

🌾 麻子汤

【处方】麻子 5 升，赤小豆 3 升，当陆 1 升即商陆，防风 150 克，附子 50 克。

【用法用量】 上五味哎咀，先捣

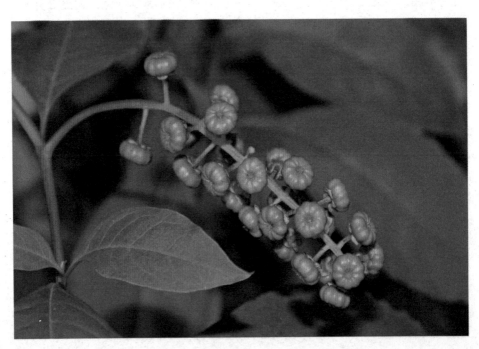

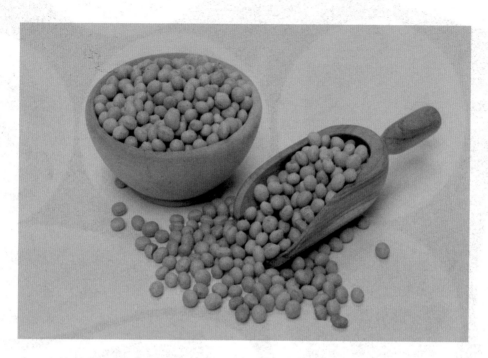

麻子令熟，以水 30 升煮麻子，取 13 升，去滓，纳药及豆煮，取 4 升，去滓，食豆饮汁。

【功能主治】治遍身流肿方。

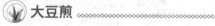

大豆煎

【处方】大豆 10 升净择。

【用法用量】以水 50 升煮取 1.5 升，澄清纳釜中，以 15 升美酒纳中更煎，取 9 升，宿勿食，平旦服 3 升，温覆取汗两食顷当下，去风气肿退，慎风冷，十日平复，除日合服佳。若急不可待，遂急合服，肿不尽退，加之，肿瘥，更服 3 升。若十分瘥，

勿服。病中亦可任性饮之，使酒气相接。

【功能主治】治男子女人新久肿得，暴恶风入腹，妇人新产上圊风入脏，腹中如马鞭者，嘘吸短气咳嗽方。

摩膏

【处方】生商陆 500 克，猪膏 500 克煎，可得 2 升。

【用法用量】上二味和煎令黄，去滓，以摩肿，亦可服少许，并涂以纸覆上燥辄敷之，不过三日，瘥。

【功能主治】治表，凡肿病须百方内外攻之，不可一概方。

第十五章　消渴淋闭方

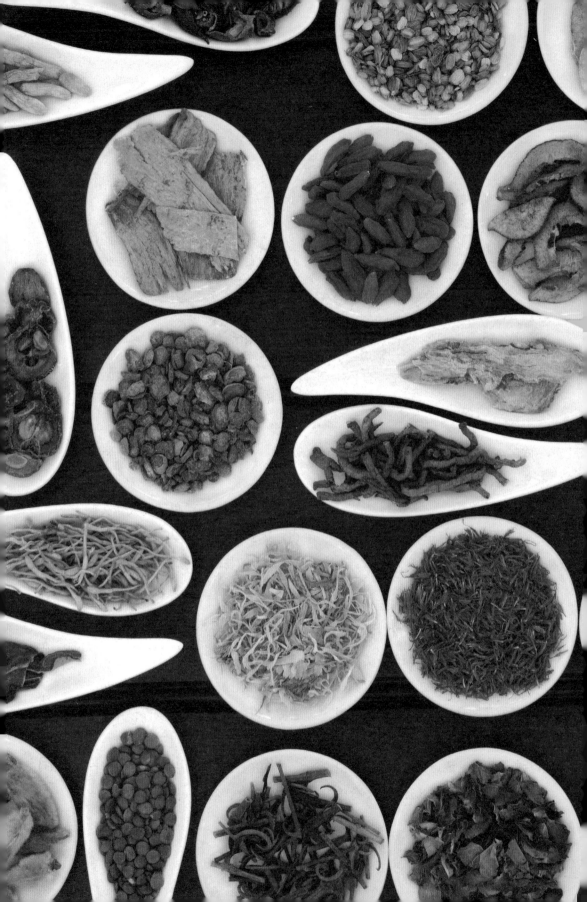

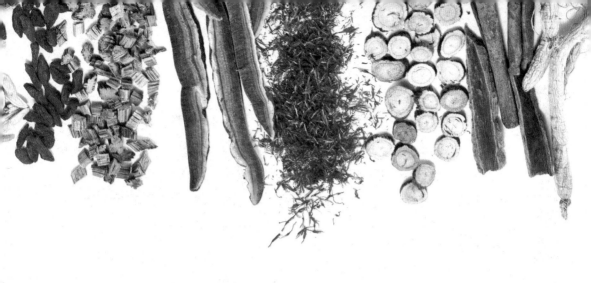

第十六章消痈肿毒方

疗肿第一

齐州荣姥丸

【处方】牡蛎 450 克烂者，钟乳、枸杞根皮各 100 克，白石英 50 克，桔梗 75 克，白姜石 500 克软黄者。

【用法用量】上六味各捣，绢筛合和令调，先取伏龙肝 9 升为末，以清酒 12 升搅令浑，澄清取 2 升和药捻作饼子，大六分，厚二分，其浊滓仍置盆中，布饼于笼上，以一幅纸藉盆上，以泥酒气蒸之，仍数搅令气散发，经半日，药饼子干，纳瓦坩中，一重纸，一重药遍布，勿令相着，以泥密封三七日，干，以纸袋贮置，干处举之。用法以针刺疮中心深至疮根，并刺四畔令血出，以刀刮取药如大豆

许纳疮上。若病重困日夜三四度，轻者一两度着，重者两日，根烂始出。轻者一日半日烂出，当看疮浮起，是根出之候。若根出已烂者，勿停药仍着之，药甚安稳，令生肌易。其病在口咽及胸腹中者，必外有肿异相也。

【功能主治】凡是疗肿皆用治之方。

痈疽第二

五香连翘汤

【处方】青木香、沉香、丁香、薰陆香、麝香、连翘、射干、升麻、独活、寄生、通草各 100 克，大黄 150 克。

【用法用量】上十二味哎咀，以

水9升，煮取4升，纳竹沥7升煮，更取3升，分三服，取快利。

【功能主治】治一切恶核瘰、痈疽、恶肿患方。

黄芪竹叶汤

【处方】黄芪、甘草、黄芩、芍药、麦冬各150克，当归、人参、石膏、川芎、半夏各100克，生姜250克，生地黄400克，大枣30枚，淡竹叶一握。

【用法用量】上十四味㕮咀，以水12升，先煮取竹叶，取10升，去滓，纳药，煮取3升，分四服，相去如人行二十里久，日三夜一。

【功能主治】治痈疽发背方。

八味黄芪散方

【处方】黄芪、川芎、大黄、黄连、芍药、莽草、黄芩、栀子仁各等分。

【用法用量】上八味治下筛，鸡子白和如泥，涂故帛上，随肿大小敷之，干则易。若已开口，封疮上，须开头令歇气。

【功能主治】治痈疽发背方。

王不留行散

【处方】王不留行子0.3升《千金翼》

作1升，龙骨、当归各100克，野葛皮0.25克，干姜、桂心各50克，栝楼根3克。

【用法用量】上七味治下筛，食后温酒服方寸匕，日三。

【功能主治】治痈肿不能溃，困苦无赖方。

内补散

【处方】木占斯、人参、干姜一云干地黄、桂心、细辛、厚朴、败酱、防风、栝楼根、桔梗、甘草各50克。

【用法用量】上十一味治下筛，酒服方寸匕。药入咽觉流入疮中。若痈疽灸之不能发坏者，可服之。未坏者去败酱。已发脓者，纳败酱。服药日七八，夜两三，以多为善。若病在下，当脓血出，此为肠痈也。病在里痛者，服此即不痛。长服治诸疮及痔痔，已溃便早愈，医人不知用此药。发背无有治者，若始觉背上有不好处而渴者，即勤服之。若药力行，觉渴止便消散。若虽已坏，但日夜服勿住药，肿自消散不觉。欲长服者，当去败酱。妇人乳痈，宜速服此。

【功能主治】治痈疽发背，妇人乳痈、诸疖未溃者，便消不消者，令速溃疾愈方。

排脓内塞散

【处方】防风、茯苓、白芷、桔梗、远志、甘草、人参、川芎、当归、黄芪各 50 克，厚朴 100 克，桂心 1 克，附子 2 枚，赤小豆 0.5 升酒浸熬之。

【用法用量】上十四味治下筛，酒服方寸匕，日三夜一。

【功能主治】治大疮热退，脓血不止，疮中肉虚疼痛方。

猪蹄汤

【处方】猪蹄 1 具治如食法，黄芪、黄连、芍药各 150 克，黄芩 100 克，蔷薇根、野狼牙根各 400 克。

【用法用量】上七味㕮咀，以水 30 升，煮猪蹄令熟，澄清取 20 升，下诸药，煮取 10 升，去滓，洗疮，一食顷，以帛拭干，贴生肉膏，日二。如痛加当归、甘草各 100 克。

【功能主治】治痈疽发背方。

麝香膏

【处方】麝香、茼茹一作真珠、雄黄、矾石各 50 克。

【用法用量】上四味治下筛，以

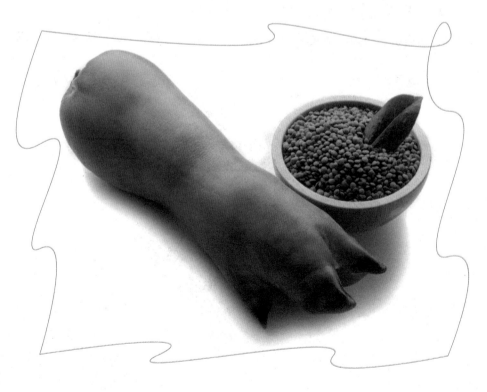

猪膏调和如泥涂之，恶肉尽止，却敷生肉膏。

【功能主治】 治痈疽及发背诸恶疮，去恶肉方。

食恶肉膏方

【处方】大黄、川芎、莽草、真珠、雌黄、附子生用各50克，白蔹、矾石、黄芩、蔺茹各100克，雄黄25克。

【用法用量】 上十一味㕮咀，以猪脂1.5升，煎五六沸，去滓，纳茹、矾石末，搅调敷之疮中，恶肉尽乃止。

漆头蔺茹散

【处方】漆头蔺茹、硫黄、丹砂、麝香、马齿矾、雄黄、雌黄、白矾各

100克。

【用法用量】 上八味治下筛，以粉之，吮食恶肉。

【功能主治】 食恶肉散方。

白蔺茹散

【处方】 蔺茹、矾石、雄黄、硫黄各1克。

【用法用量】 上四味治下筛，纳疮中，恶肉尽即止，不得过好肉。

生肉膏

【处方】 生地黄500克，辛夷100克，独活、当归、大黄、黄芪、川芎、白芷、芍药、黄芩、续断各50克，薤白250克。

【用法用量】 上十二味㕮咀，以

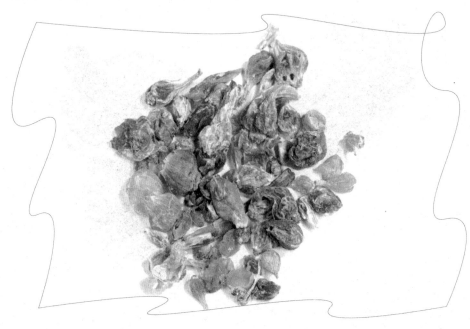

腊月猪脂4升，煎取白芷、黄下之，去滓，敷立瘥。

【功能主治】治痈疽发背坏后生肉方。

蛇衔生肉膏

【处方】蛇衔、当归各3克，干地黄150克，黄连、黄芪、黄芩、大黄、续断、蜀椒、芍药、白及、川芎、莽草、白芷、附子、甘草、细辛各50克，薤白一把。

【用法用量】上十八味哎咀，醋渍二宿，以腊月猪脂7升煎，三上三下，醋尽下之，去滓，取敷，日二夜一。

【功能主治】治痈疽金疮败坏者方。

五香汤

【处方】青木香、藿香、薰陆香、沉香、丁香各100克。

【用法用量】上五味哎咀，以水5升，煮取2升，分三服。不瘥更作，并以滓敷肿上。

【功能主治】治热毒气卒肿，痛结作核，或似痈疖而非使人头痛、寒热气急者。

漏芦汤

【处方】漏芦、白及、黄芩、麻

黄、白薇、枳实、升麻、芍药、甘草各100克，大黄150克。

【用法用量】上十味哎咀，以水10升，煮取3升，分为三服，快下之，无药处单用大黄亦得。

小竹沥汤

【处方】淡竹沥1升，射干、杏仁、独活、枳实、白术、防己、防风、秦艽、芍药、甘草、茵芋、茯苓、黄芩、麻黄各100克。

【用法用量】上十五味哎咀，以水9升，煎取半，下竹沥，取3升，分四服。

【功能主治】治气痛方。

白薇散方

【处方】白薇、防风、射干、白术各3克，麻黄、秦艽、当归、防己、乌头、青木香、天门冬、枳实、独活、葳蕤、山茱萸各2克，柴胡、白芷各1.5克，莽草、蜀椒各0.5克。

【用法用量】上十九味治下筛，以浆水服方寸匕，日三，加至二匕。

【功能主治】痈疽，疔疮；风热相搏结，气痛左右走，身中或有恶核者；气肿痛，状如瘤，无头，但虚肿，色不变，皮急痛。

蒺藜散

【处方】蒺藜子1升熬黄为末，以麻油和如泥。

【用法用量】炒令焦黑，敷故熟布上，如肿大小，勿开孔贴之。无蒺藜以赤小豆为末，和鸡子如前敷，干即易，妙。

【功能主治】治气肿痛方。

藜芦膏

【处方】藜芦1克，黄连、矾石、雄黄、松脂、黄芩各4克。

【用法用量】上六味为末，以猪脂3升煎令熔，调和敷上癣头疮极效。又治浅疮，经年抓搔痒处成孔者。

【功能主治】治赤色肿，有尖头者方。

瞿麦散

【处方】瞿麦50克，芍药、桂心、赤小豆酒浸熬、麦门冬、川芎、黄芪、当归、白蔹各100克。

【用法用量】上九味为末，先食，酒下方寸匕，日三。

【功能主治】治痈排脓止痛，利小便方。

薏苡仁散

【处方】薏苡仁、桂心、白蔹、当归、苁蓉、干姜各100克。

【用法用量】上六味治下筛，先食，温酒服方寸匕，日三夜二。

【功能主治】治痈肿令自溃，长肉方。

黄芪茯苓汤

【处方】黄芪、麦门冬各150克，生姜200克，五味子0.4升，川芎、茯苓、桂心各100克，大枣20枚。

【用法用量】上八味㕮咀，以水15升，煮取4升，分六服。（《翼方》有远志、人参、当归各100克，甘草300克。）

【功能主治】治痈疽溃后脓太多，虚热方。

栀子汤

【处方】栀子仁二七枚，芒硝100克，黄芩、甘草、知母各150克，大黄200克。

【用法用量】上六味㕮咀，以水5升煮减半，下大黄，取1.8升，去滓，纳芒硝，分三服。

【功能主治】治表里俱热，三焦

不实，身体生疮及发痈疖，大小便不利方。

五利汤

【处方】 芒硝 50 克，升麻、黄芩各 100 克，大黄 150 克，栀子仁 250 克。

【用法用量】 上五味㕮咀，以水 5 升，煮取 2.4 升，去滓，下芒硝，分四服，快利即止。

【功能主治】治年四十已还强壮，常大患热，发痈疽无定处，大小便不通方。

干地黄丸

【处方】 干地黄 200 克，天门冬 250 克，黄芪、黄芩、大黄、黄连、泽泻、细辛各 150 克，甘草、桂心、芍药、茯苓、干漆各 100 克，人参 50 克。

【用法用量】 上十四味为末，蜜丸如桐子大，酒服 10 丸，日三，加至 20 丸。

【功能主治】凡壮热人能长服之，终身不患痈疽，令人肥悦，耐劳苦方。

地黄煎

【处方】 生地黄随多少。

【用法用量】三捣三压，取汁令尽，铜器中，汤上煮，勿盖覆令泄气，得减半，出之，布绞去粗滓，再煎令如饧，丸如弹丸许，酒服，日三，勿加，百日痈疽永不发。

【功能主治】 补虚除热，散乳石毒痈疖痔疾，悉宜服之方。

枸杞煎

【处方】 枸杞 15 千克锉，叶生至未

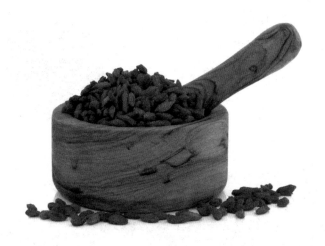

落可用茎，叶落至未生可用根。

【用法用量】以水100升，煮取50升，去滓淀，将滓更入釜与水根据前，煮取50升，并前澄清去淀，釜中煎，取20升许，更入小铜锅子煎如饧止，或器盛。

【功能主治】治虚劳，轻身益气，令人有力，一切痈疽永不发方。

乌麻膏

【处方】生乌麻油500克，黄丹200克，蜡2克。

【用法用量】上三味，以腊日前一日从午，纳油铜器中微火煎至明旦，看油减0.5克，下黄丹消尽，下蜡令沫消，药成，至午时出。

【功能主治】治诸漏恶疮，一十三般疔肿，五色游肿，痈疖毒热，狐刺蛇毒，狂犬虫野狼六畜所伤不可识者，二十年漏金疮，中风，皆以此膏贴之，恶脓尽即瘥。止痛生肌，一贴不换药，唯一日一度拭去膏上脓再贴之，至瘥止。

青龙五生膏

【处方】生梧桐白皮、生桑白皮、生柏白皮、生青竹茹、生龙胆草各250克，蜂房、蝟皮、蛇蜕皮各1具，

雄黄、雌黄各50克，蜀椒、附子、川芎各2.5克。

【用法用量】上十三味咬咀，以三年苦酒20升浸一宿，于炭火上炙干捣，下细筛，以猪脂2.5升，微火煎令相得如饴，以新白瓷器盛着水中，随病深浅敷之，并以清酒服如枣核大，日一。

【功能主治】治痈疽痔漏，恶疮、脓血出，皆以此方导之。

灭瘢膏

【处方】安息香一作女萎、矾石、野狼毒、羊踯躅、乌头、附子、野葛、白芷、乌贼骨、皂荚、天雄、芍药、川芎、赤石脂、大黄、当归、莽草、石膏、干地黄、地榆、白术、续断、鬼臼、蜀椒、巴豆、细辛各50克。

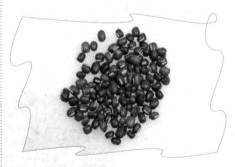

【用法用量】上二十六味捣末，用成煎猪脂2千克，和煎，三上三下，以好盐一大匙下之，膏成须服者，与

服。须摩者，与摩，勿近目处。忌妊娠人。

【功能主治】 治诸色痈肿，恶疮瘥后有瘢痕方。

练石散

【处方】 粗理黄石 500 克，鹿角 250 克烧，白蔹 150 克。

【用法用量】上三味，以醋 5 升，烧石赤纳醋中不限数，以醋减半止，细捣末，以余醋和如泥，浓敷之，干即易，取消止，尽更合。诸漏及瘰，其药悉皆用之。仍火针针头破敷药。又单磨鹿角、半夏末和敷之，不如前方佳也。

【功能主治】治痈有坚如石核者，复大色不变，或作石痈方。

麻子小豆汤

【处方】 麻子、赤小豆各 5 升，生商陆 3 升，附子 100 克，射干 150 克，升麻 200 克。

【用法用量】 上六味㕮咀，以水 40 升，先煮四味，取 25 升，去滓，次研麻子碎，和汁煮一沸，去滓，取汁煮豆烂，其汁每服 0.5 升，日二夜一。

【功能主治】 治毒肿无定处，或赤色恶寒，或心腹刺痛烦闷者，此是毒气深重所致方。

发背第三

内补散

【处方】 当归、桂心各 100 克，人参、川芎、厚朴、防风、甘草、白芷、桔梗各 50 克。

【用法用量】 上九味治下筛，酒服方寸匕，日三夜二。未瘥更服勿绝。

【功能主治】 治痈疽发背已溃，排脓生肉方。

李根皮散

【处方】 李根皮 1 升，栝楼根、半夏各 250 克，通草、白蔹、桔梗、厚朴、黄芩、附子各 50 克，甘草、当归各 100 克，葛根 150 克，桂心、芍药各 200 克，川芎 300 克。

【用法用量】 上十五味治筛，酒服方寸匕，日三。疮大困者，夜再服之。曾有人患骨从疮中出，兼有三十余痈疖，服此散瘥。

【功能主治】 治痈疽发背，及小小瘰方。

大内塞排脓散

【处方】山茱萸、五味子、茯苓、干姜各 0.5 克，甘草、石斛、人参、桂心、地胆、菟丝子、芍药各 1.5 克，巴戟天、麦门冬、干地黄、肉苁蓉、远志各 4 克，当归、石苇、川芎各 2 克，附子 1 克。

【用法用量】 上二十味治下筛，酒服方寸匕，日三夜一。

【功能主治】 治发背痈肿，经年瘥后复发，此因大风或结气在内，经脉闭塞至夏月以来出攻于背，久不治，积聚作脓血为疮内漏方。

丹毒第四

 升麻膏方

【处方】升麻、白薇《肘后》作白蔹、漏芦、连翘、芒硝、黄芩各 100 克，蛇衔、枳实各 150 克，蒴藋 200 克，栀子 40 枚。

【用法用量】 上十味微捣，以水 3 升，浸半日，以猪膏 5 升煎，令水气尽，去滓，膏成敷上。诸丹皆用之，及热疮肿上，日三。

 升麻汤

【处方】 升麻、漏芦、芒硝各 100 克，黄芩 150 克，蒴藋 250 克，栀子 20 枚。

【用法用量】 上六味㕮咀，以水 10 升浸良久，煮取 7 升冷，以故帛染汁拓诸丹毒上，常令其湿，拓后须服饮并漏芦汤方。

【功能主治】 治丹毒方。

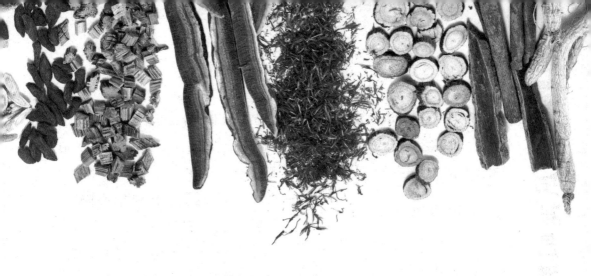

第十七章 痔漏方

九漏第一

空青商陆散

【处方】空青、蝲脑各1克，蝲肝1具，商陆、独活、黄芩、当归、干姜、妇人蓐草、鳖甲、斑蝥、干姜、地胆、茴香、矾石各0.5克，蜀椒30粒。

【用法用量】上十六味，治下筛，酒服方寸匕，日三服，十五日服之。

【功能主治】治野狼漏始发于颈肿，无头有根，起于缺盆之上，连延耳根肿大。此得之忧患，气上不得下，其根在肝（一作肺）。空青主之，商陆为之佐方。

狸骨知母散

【处方】狸骨、知母、桂心、鲮鲤甲、山龟壳、雄黄、甘草、干姜各等分。

【用法用量】上八味，治下筛，饮服方寸匕，日三，仍以蜜和纳疮中，无不瘥者。先灸作疮，后以药敷之。已作疮，不用灸。

【功能主治】治鼠漏始发于颈，无头尾，如鼷鼠，使人寒热脱肉。此得之食有鼠毒不去，其根在胃。以狸骨主之，知母为之佐方。

茝子桔梗丸

【处方】茝子、龙骨各25克，附子50克，蜀椒百粒，桂心、桔梗、干姜、矾石、独活、芎䓖各0.5克。

【用法用量】上十味为末，以枣20枚合捣，醋浆和丸，如大豆，温浆下5丸，加至10丸。

【处方】 治蝼蛄漏始发于颈项，状如肿。此得之食瓜果，实毒不去，其根在大肠，荏子主之。

雄黄黄芩散

【处方】 雄黄、黄芩各50克，蜂房1具，茴香、吴茱萸、鳖甲、干姜各25克，蜀椒200粒。

【用法用量】上八味，治下筛，敷疮口上，日一度，十日止。

【功能主治】治蜂漏始发于颈瘰，三四处俱相连以溃。此得之饮流水，中有蜂毒不去，其根在脾。雄黄主之，黄芩为之佐方。

礜石防风散

【处方】礜石、防风、知母、雌黄、桃白皮、干地黄、独活、青黛、斑蝥、

白芷、松脂一作柏脂、芍药、海藻、当归各1克，白术、蛽皮各2克，蜀椒百粒。

【用法用量】上十七味，治下筛，饮服一钱匕，日三。

【功能主治】治蚍蜉漏始发于颈，初得之如伤寒。此得之食中有蚍蜉毒不去，其根在肾。石主之，防风为之佐方。

矾石白术散

【处方】矾石、白术、空青、当归各1克，细辛50克，蛽皮、斑蝥、枸杞、地胆各0.5克，干乌脑三大豆许。

【用法用量】 上十味为末，以醋浆服方寸匕，日三。病在上侧轮卧，在下高枕，以便药流下。

【功能主治】 治蛴螬漏始发于颈

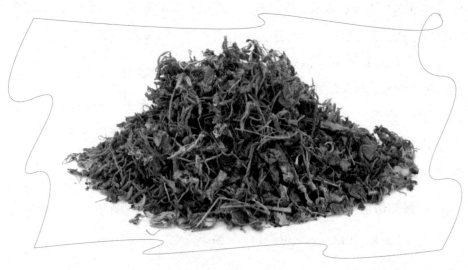

下，无头尾，如枣核块累移在皮中，使人寒热心满。此得之喜怒哭泣，其根在心。矾石主之，白术为之佐方。

地胆甘草散

【处方】地胆、雄黄、干姜、续断、石决明、菴根、龙胆草各1.5克，甘草0.5克，细辛1克，大黄0.25克。

【用法用量】上十味，治下筛，敷疮，日四五度。（《古今录验》无雄黄，有硫黄。）

【功能主治】治浮沮漏始发于颈，如两指，使人寒热欲卧。此得之忧愁思虑，其根在胆。地胆主之，甘草为之佐方。

雌黄芍药丸

【处方】雌黄、芍药、茯苓、续断、干地黄、空青、礜石、干姜、桔梗、蜀椒、恒山、虎肾、狸肉、乌脑、斑蝥、矾石各0.5克，附子50克。

【用法用量】上十七味为末，蜜丸，如大豆，酒服10丸，日二。

【功能主治】治瘰漏始发于颈，有根，初苦痛，令人寒热。此得之因新沐湿结发，汗流于颈所致，其根在肾。雌黄主之，芍药为之佐方。

斑蝥白芷丸

【处方】斑蝥、白芷、绿青、大黄各1克，升麻、钟乳、甘草、防风、地胆、续断、麝香、礜石各0.5克，麦门冬、白术各50克，人参、当归、桂心各150克。

【用法用量】上十七味为末，蜜丸如大豆，酒服10丸，日二。勿食菜，慎房室百日。

【功能主治】治转脉漏始发于颈，濯濯脉转，苦惊惕，身振寒热。此得之因惊卧失枕，其根在小肠（《集验》作心）。斑蝥主之，白芷为之佐方。

灸 法

九漏，灸肩井两百壮。漏，灸鸠尾骨下宛宛中七十壮。诸漏，灸周遭四畔，瘥。诸恶漏中冷息肉，灸足内踝上各三壮，二年六壮。寒热胸满颈痛，四肢不举，腋下肿，上气，胸中有音，喉中鸣，天池主之。寒热颈颌肿，后溪主之。寒热酸痛，四肢不举，腋下肿，马刀，喉痹，髀膝胫骨摇，酸痹不仁，阳辅主之。寒热颈腋下肿，申脉主之。胸中满，腋下肿，马刀，善自嚼舌颊，天牖中肿，寒热，胸胁、腰、膝外廉痛，临泣主之。寒热颈肿，丘墟主之。腋下肿，马刀肩肿，吻伤，太冲主之。寒热颈瘰，大迎主之。

曾青散

【处方】曾青、荏子、矾石一作礜石、附子各25克，栝楼根、露蜂房、当归、防风、芎藭、黄芪、黄芩、狸骨、甘草各100克，细辛、干姜各50克，斑蝥、芫青各5枚。

【用法用量】上十七味，治下筛，酒服一方寸匕，日再。

【功能主治】治寒热瘰及鼠方。

蔷薇丸

【处方】蔷薇根150克，黄芪、黄芩、鼠李根皮、栝楼根、芍药、苦参、石龙芮、防风一作防己、白蔹、龙胆各50克，栀子仁200克。

【用法用量】上十二味为末，蜜丸，如梧子大，饮服15丸，日再。（《冀方》有黄柏50克。）

【功能主治】治身体有热瘰，及常有细疮，并口中生疮方。

肠痈第二

大黄牡丹汤

【处方】栀子仁、大黄200克，牡丹150克，芒硝100克，瓜子1升，桃仁50粒。

【用法用量】上五味㕮咀，以水5升煮取1升，顿服，当下脓血。

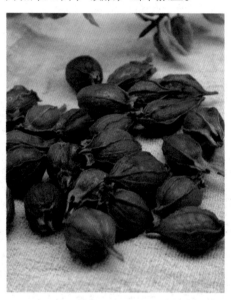

肠痈汤方

【处方】牡丹、甘草、败酱、生姜、茯苓各100克，桔梗、薏苡仁、麦门冬各150克，丹参、芍药各200克，生地黄250克。

【用法用量】上十一味㕮咀，以水10升，煮取3升，分三服，日三。

鹿角散

【处方】鹿角1克，甘草0.5克。

【用法用量】上二味，治下筛，和以鸡子黄于铜器中，置温处，炙上敷之，日再，即愈。

【功能主治】治妇人乳生疮，头汁出疼痛不可忍者方。

🌿 连翘汤

【处方】连翘、芒硝各100克，芍药、射干、升麻、防己、杏仁、黄芩、大黄、柴胡、甘草各150克

【用法用量】上十一味，㕮咀，以水9升，煮取2.5升，分三服。

【功能主治】治妒乳乳痈方。

🌿 蒺藜丸

【处方】蒺藜子、大黄各50克，败酱0.5克，薏苡仁、桂心、人参、附子、黄芪、黄连、鸡骨、当归、芍药、枳实、通草各1.5克。

【用法用量】上十四味为末，蜜丸，和梧子大，未食饮服3丸，不知益，至5丸，日三，无所忌。（一方无大黄、败酱、黄连、通草为散，酒服方寸匕。）

【功能主治】治妇人乳肿痛，除热方。

🌿 排脓散

【处方】苁蓉、铁精、桂心、细辛、黄芩、芍药、人参、防己一作防风、当归、芎䓖、干姜各1克。甘草2.5克。

【用法用量】上十二味，治下筛，酒服方寸匕，日三夜一，服药十日，脓血出多勿怪。

【功能主治】治乳痈，除恶肉方。

五痔第三

🌿 槐子丸

【处方】槐子、干漆、秦艽、吴茱萸根、白皮各200克，白芷、桂心、黄芩、黄芪、白蔹、牡蛎、龙骨雷丸、丁香、木香、蒺藜子、附子各100克。

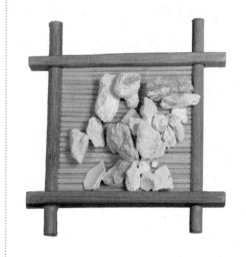

【用法用量】上十六味为末，蜜丸，如梧子大，饮服20丸，日三。（《千金翼》无白蔹。深师无黄。）

【功能主治】治燥湿痔，痔有雄雌皆主之方。

第十七章 痔漏方

小槐实丸

【处方】 槐子 1.5 千克，白糖 1 千克，矾石、硫黄各 500 克，大黄、干漆、龙骨各 500 克。

【用法用量】上七味，以四味捣筛，其两种石细切，及糖纳铜器中，100 升米下蒸之，以绵绞取汁以和药末，并手丸如梧子大，阴干，酒服 20 丸，日三，稍增至 30 丸。

【功能主治】治五痔十年者方。

槐子酒

【处方】 槐子 20 升，槐东南枝细锉 100 升，槐东南根细锉 300 升。

【用法用量】上三味，纳大釜中，以 16 斛水，煮取五斛澄取清，更煎取 160 升，炊两斛黍米，上曲 15 千克酿之，搅冷调，封泥七日，酒熟取清饮适性，常令小小醉，合时，更取滓煮取汁，淘米及洗器不得用水，忌生水故也。

【功能主治】 治五痔十年者方。

槐皮膏

【处方】槐皮、楝实各 250 克《外台》作尘豉，白芷、甘草各 100 克，当归 150 克，桃仁 61 枚，赤小豆 0.2 升。

【用法用量】 上七味，㕮咀，以成煎猪膏 500 克，微火煎白芷色黄，膏成取摩疮上，日再，并导下部。

【功能主治】治谷道痒痛，痔疮方。

疥癣第四

菌茹膏

【处方】菌茹、野狼牙、青葙、地榆、藜芦、当归、萹蓄、羊蹄根各 100 克，蛇床子、白蔹各 3 克，漏芦 1 克。

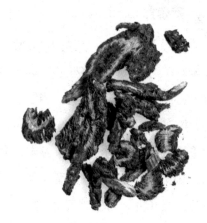

【用法用量】 上十一味捣，以苦酒渍一宿，明旦以成煎猪膏 4 升煎之，三上三下，膏成绞去滓，纳后药如下。

【功能主治】 治一切恶疮疥癣，疽漏方。

九江散

【处方】 当归 3.5 克，石南 3 克，附子、踯躅、秦艽、菊花、干姜、防

282

风、雄黄、丹砂、麝香、斑蝥各8克，蜀椒、连翘、鬼箭羽各0.5克，石长生、知母各4克，鬼臼5.5克，人参、王不留行、石斛、天雄、乌头、独活、防己、莽草各6克，水蛭百枚，蜈蚣3枚，虻虫、地胆各10枚。

【用法用量】 上三十味，诸虫皆去足翅，熬炙令熟为散，酒服方寸匕，日再。其病入发，令发白，服之百日愈，发还黑。

【功能主治】 治白癜风，及260种大风方。

恶疾大风第五

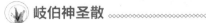

岐伯神圣散

【处方】天雄、附子、茵芋《外台》作莴草、踯躅、细辛、乌头、石南、干姜各50克，蜀椒、防风、菖蒲各100克，白术、独活各150克。

【用法用量】 上十三味，治下筛，酒服方寸匕，日三，勿增之。

【功能主治】 治万病，痈疽，癞疹癣，风瘘，骨肉疽败，百节痛、眉

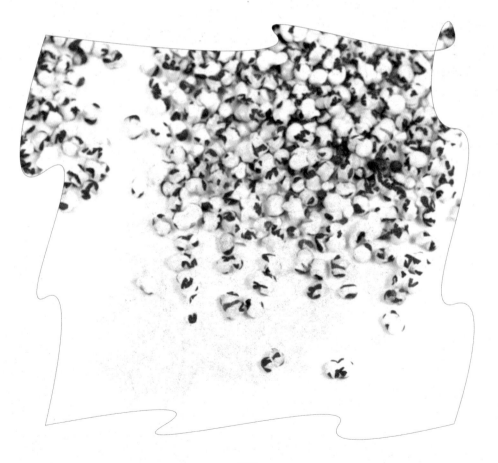

毛发落，身体淫淫跃跃痛痒、目痛烂，耳聋齿龋，痔方。

野狼毒散

【处方】 野狼毒、秦艽各等分。

【用法用量】 上二味，治下筛，酒服方寸匕，日三，服五十日愈。

【功能主治】 治恶疾方。

锻石酒

【处方】 锻石100升水拌湿蒸，令气足，松脂成炼5千克为末，上曲12升，黍米100升。

【用法用量】 上四味，先于大锅中炒锻石，以木札着灰中，火出为度，以枸杞根锉50升，水150升，煮取90升，去滓，以淋锻石三遍澄清，以锻石汁和渍曲，用汁多少一如酿酒法，讫封四七日开服，常令酒气相及为度，百无所忌，不得触风，其米泔及饭糟，一事以上，不得使人、畜、犬、鼠食之，皆令深埋却，此酒九月作，二月止。恐膈上热者，服后进冷饭三五口压之。妇人不能饮食，黄瘦积年及蜃风，不过一石即瘥。其松脂末初酿酒，摊饭时均散着饭上，待饭冷乃投之，此酒、饭宜冷，不尔即醋，宜知之。

【功能主治】 主生毛发须眉，去大风方。

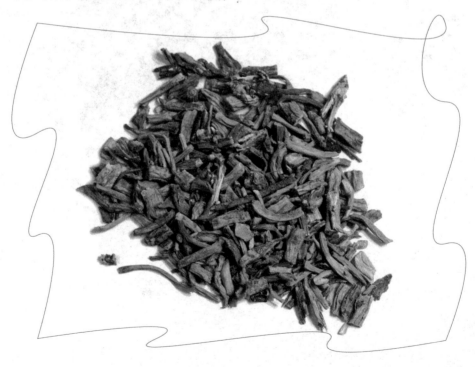

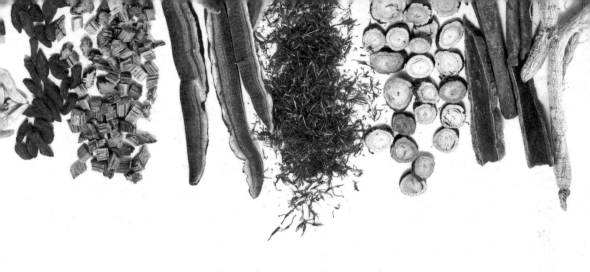

第十八章 解毒杂治方

 解百药毒第一

 鸡肠草散

【处方】 鸡肠草1.5克，荠苨、升麻各2克，芍药、当归、甘草各0.5克，垩土0.5克，蓝子0.1升。

【用法用量】 上八味，治下筛，水服方寸匕，多饮水为佳。

若为蜂、蛇等毒虫所螫，以针刺螫上，血出，着药如小豆许于疮中，令湿，瘥。

若为射罔箭所中，削竹如钗股长一尺五寸，以绵缠绕，水沾湿，取药纳疮中，随疮深浅令至底止，有好血出即休。

若服药有毒，水服方寸匕，毒解痛止愈。

 解毒药散方

【处方】荠苨0.5克，蓝井花，1克。

【用法用量】 七月七日取花，阴干捣筛，水服方寸匕，日三。

又方：取秦燕毛二七枚，烧灰服。

解鸩毒及一切毒药不止烦懑方：甘草、蜜各2克，粱米粉1升。上三味，以水5升煮甘草，取2升，去滓，歇大热，纳粉汤中，搅匀调，纳蜜更煎，令熟如薄粥，适寒温饮1升。

治食莨菪，闷乱如卒中风，或似热盛狂病，服药即剧方：饮甘草汁、蓝青汁即愈。

治野葛毒已死口噤者方：取青竹

去两节，柱两胁脐上，纳冷水注之，暖即易，须臾口开，开即服药立活，唯须数易水。

治钩吻毒，困欲死，面青口噤，逆冷身痹方：《肘后方》云：钩吻、茱萸、食芹相似，而荠400克，咀，以水6升，煮取3升，冷如人体，服五合，日三夜二。

解五石毒第二

葱白豉汤

【处方】葱白250克，豉2升，甘草150克，人参150克《外台》用吴茱萸1升。

【用法用量】上四味，先以水15升，煮葱白作汤，澄取8升，纳药煮

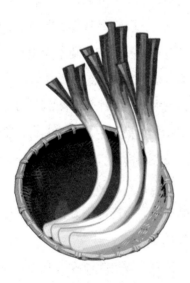

取3升，分三服，才服便使人按摩摇动，口中嚼物，然后仰卧，覆以暖衣，汗出去衣，服汤，热歇即便冷，淘饭燥脯而已。若服此不解，复服甘草汤。

【功能主治】凡钟乳对术，又对栝楼，其治主肺上通头胸。术动钟乳，胸塞短气。钟乳动术，头痛目疼。又钟乳虽不对海蛤，海蛤能动钟乳，钟乳动则目疼短气。有时术动钟乳，直头痛胸塞，然钟乳与术为患不过此也。虽所患不同，其治一也。发动之始，要有所由，始觉体中有异，与上患相应，宜速服此方。

甘草汤方

【处方】甘草150克，桂心100克，豉2升，葱白250克。

【用法用量】上四味，合服如上法。若服此已解，肺家犹有客热余气，复服桂心汤。

杜仲汤

【处方】杜仲150克，枳实、甘草、李核仁各100克，香豉2升，栀子仁24枚。

【用法用量】上六味，合服如上法。若不能解，复服大麦奴汤。

【功能主治】硫黄对防风，又对

细辛，其治主脾肾通主腰脚。防风动硫黄，烦热脚疼腰痛，或嗔忿无常，或下利不禁。防风、细辛能动硫黄，而硫黄不能动彼，始觉发便服此方。

大麦奴汤方

【处方】大麦奴 200 克，甘草、人参、芒硝、桂心各 100 克，麦门冬 250 克。

【用法用量】上六味，合服如上法。若服已解，脾肾犹有余热气或冷，复服人参汤。